中国居民营养与健康状况监测报告之十一：2010—2013年

中国6～17岁学龄儿童营养与健康状况

主　编　张　倩　胡小琪
副主编　王　竹　何宇纳
编写人员　（以姓氏笔画为序）
王璐璐　甘　倩　刘爱玲　许　娟　李　荔　李　敏
杨丽琛　杨媞媞　吴景欢　张　宇　房红芸　胡贻椿
宫伟彦　徐培培　曹　薇　潘　慧

人民卫生出版社

图书在版编目(CIP)数据

中国居民营养与健康状况监测报告之十一：2010—2013年中国6～17岁学龄儿童营养与健康状况/张倩，胡小琪主编. —北京：人民卫生出版社，2018
ISBN 978-7-117-27370-1

Ⅰ. ①中… Ⅱ. ①张… ②胡… Ⅲ. ①居民－合理营养－调查报告－中国－2010-2013②居民－健康状况－调查报告－中国－2010-2013③青少年－合理营养－调查报告－中国－2010-2013④青少年－健康状况－调查报告－中国－2010-2013 Ⅳ. ①R151.4②R194.3

中国版本图书馆CIP数据核字(2018)第257352号

中国居民营养与健康状况监测报告之十一：2010—2013年
中国6～17岁学龄儿童营养与健康状况

主　　编：张　倩　胡小琪
出版发行：人民卫生出版社（中继线 010-59780011）
地　　址：北京市朝阳区潘家园南里19号
邮　　编：100021
E - mail：pmph @ pmph.com
购书热线：010-59787592　010-59787584　010-65264830
印　　刷：北京画中画印刷有限公司
经　　销：新华书店
开　　本：787 × 1092　1/16　　印张：18
字　　数：438千字
版　　次：2018年12月第1版　2018年12月第1版第1次印刷
标准书号：ISBN 978-7-117-27370-1
定　　价：78.00元
打击盗版举报电话：010-59787491　E-mail：WQ @ pmph.com
（凡属印装质量问题请与本社市场营销中心联系退换）

序

国民营养与健康状况是反映国家经济与社会发展、卫生保健水平和人口素质的重要指标，也是制定国家公共卫生及疾病预防控制政策不可或缺的信息基础。定期开展具有全国代表性的人群营养健康状况监测，收集国民食物消费和营养素摄入状况、身体指数等信息，是分析国民营养与健康状况的重要手段，对提高全民族健康素养、推进健康中国建设具有重要意义。

近年来，我国社会经济快速发展，国民营养健康水平有所改善，对营养健康的需求也越来越高。但与此同时，工业化、城镇化、人口老龄化进程加快，以及生态环境、生活方式、膳食结构等的不断变化，也对居民营养与健康状况造成一系列新的影响。为及时获取这一关键时期我国居民膳食模式信息，全面掌握我国城乡居民营养健康水平和营养相关慢性疾病的现况及变化规律，2010 年原卫生部疾控局将过去 10 年开展一次的中国居民营养与健康状况调查变换为常规性的营养监测，于 2010—2013 年，由中国疾病预防控制中心营养与健康所在全国组织实施。

“2010—2013 年中国居民营养与健康状况监测”覆盖全国 31 个省（自治区、直辖市）约 25 万人群，涵盖居民膳食与营养、体格发育状况、主要营养相关慢性病患病情况等。结果显示，近十年来我国营养素需要量基本得到满足，膳食质量有所提高，人群营养状况得到进一步改善。但居民膳食结构仍然不尽合理，微量营养素缺乏和营养失衡的现象依然存在，超重肥胖问题凸显，高血压、糖尿病等营养相关慢性病患病率持续增加。

当前，国民营养及健康状况日益受到政府相关部门及公众关注，《“健康中国 2030”规划纲要》指出，推进健康中国建设，是全面建成小康社会、基本实现社会主义现代化的重要基础，是全面提升中华民族健康素质、实现人民健康与经济社会协调发展的国家战略，是积极参与全球健康治理、履行 2030 年可持续发展议程国际承诺的重大举措。为全力推进健康中国建设，我们要进一步加强国民营养工作，对不同地区、不同人群进行有针对性的营养干预，不断改善国民营养素养，为实现中华民族伟大复兴的中国梦和推动人类文明进步做出更大贡献。

原卫生部副部长
中华预防医学会会长
中国工程院院士

2018 年 8 月

前　言

“少年强则国强，营养好则少年强”。6～17 岁儿童正处在生长发育的关键时期，在此期间获得合理的膳食营养、养成健康的饮食行为，对于保证他们的身体和智力发育至关重要，也将为其一生的健康奠定基础。同时，儿童的营养与健康状况也反映着一个国家或地区社会经济发展、卫生保健水平和人口素质，是制定相关公共卫生政策不可或缺的基本信息。《国民营养计划（2017—2030）》也提出了要“定期开展人群营养状况监测”的要求。

2010—2013 年，原国家卫生计生委疾控局组织 31 个省（自治区、直辖市）150 个监测点，收集具有全国代表性 6 岁及以上居民营养与健康状况。本书分析了其中约 3.6 万 6～17 岁儿童的数据，观察到与 2002 年全国居民营养与健康调查相比，我国儿童的膳食结构、营养与健康水平都有较大的变化，且存在明显的地区差异。本次调查还发现，谷薯类仍是我国儿童的主食，禽畜肉蛋摄入地区差异明显；儿童存在膳食结构不合理的现象，如蔬菜水果类、奶及奶制品、大豆及其制品的摄入较少；儿童膳食能量摄入充足，城市儿童的脂肪供能比高，如大城市高达 38.7%，而贫困农村儿童蛋白质质量相对较差，来自动物性食物的比例仅为 20.6%。同时，我国部分儿童生活方式依然不健康，如 13.9% 的儿童不能保证每天吃早餐，且早餐质量有待改善，儿童在外就餐日益普遍。另外，儿童身体活动不足现象也普遍存在。在多种因素作用下，我国儿童仍然存在一定比例的营养不良，贫困农村地区儿童营养不良率达到 18.4%。另一方面，大城市儿童的超重肥胖率达到 22.1%，儿童微量营养素，如维生素 A、维生素 C、钙等，摄入不足的问题依然存在。建议卫生、教育等多部门要加强合作，并在学校及社区开展宣传教育，培养学龄儿童从小养成健康生活方式，促进他们健康成长。

本书中涉及的监测数据是在 31 个省（自治区、直辖市）相关部门、调查队员及调查对象的大力支持下完成的，书稿编写过程得到了各级领导、学生营养领域专家以及其他科室职工的大力支持，在此表示由衷的感谢。由于编者水平所限，书中不足之处在所难免，敬请批评指正。

张　倩　胡小琪

2018 年 8 月

监测现场工作组成员

（按照姓氏笔画排序）

丁钢强　于文涛　于冬梅　马冠生　王　寻　王　杰　王　睿　王志宏　王丽娟
王京钟　王惠君　毛德倩　田　园　付　萍　朴建华　刘开泰　刘爱玲　许晓丽
孙　静　苏　畅　杜文雯　李　敏　李　婕　李卫东　李文仙　李丽祥　杨丽琛
杨艳华　杨振宇　杨晓光　何　丽　何宇纳　宋鹏坤　张　伋　张　宇　张　坚
张　兵　张　倩　张继国　陈　竞　庞学红　房红芸　孟丽萍　赵　彤　赵文华
赵丽云　胡小琪　胡贻椿　荫士安　段一凡　贾凤梅　贾珊珊　徐海泉　郭齐雅
黄　建　赖建强　满青青　霍军生

目录

第一章 背景与目的

一、调查背景

6～17岁的儿童处在人生的关键时期，不仅生长发育迅速，还承担着繁重的学习任务，对能量和营养素的需求远高于成人。同时，这一时期也是儿童行为习惯和生活方式形成和发展的重要阶段。因此，此时获得合理的膳食营养，养成健康的饮食行为，对于保证儿童的身体和智力发育至关重要，将为其一生的健康奠定基础。

儿童的营养与健康状况也是反映一个国家或地区社会经济发展、卫生保健水平和人口素质的重要指标，是制定相关公共卫生政策不可或缺的基本信息。很多国家都会定期开展全国性的儿童营养与健康状况调查或监测，颁布儿童营养与健康状况报告，并据此制定或调整相关公共卫生政策，以改善儿童营养和健康状况，促进社会经济的持续稳定发展。我国分别于1959年、1982年、1992年和2002年开展了四次有全国代表性的居民营养调查，对于了解我国儿童的膳食结构变迁、营养与健康水平和相关疾病及变化规律发挥了积极的作用，也为政府制定儿童营养健康政策与措施提供了重要科学依据。

近十年来，随着我国社会经济的快速发展，儿童的营养与健康状况也有了迅速变化。2010—2012年，原国家卫生计生委疾控局组织31个省、直辖市、自治区的150个监测点，开展6岁及以上居民营养与健康状况监测，完成约21.2万样本量、具有全国代表性的膳食营养与健康调查。本报告依据该监测中约3.6万6～17岁儿童的数据，分析了他们的食物与营养素摄入、体质与营养状况、行为和生活方式等信息。

二、调查目的

通过分析我国31个省（自治区、直辖市）150个监测点6～17岁儿童的营养与健康监测数据，了解他们的食物与营养素摄入量、膳食结构、体格发育及营养性疾病的流行状况，发现存在的营养健康问题，建立我国6～17岁儿童营养与健康状况信息数据库，为制定儿童营养改善政策与措施提供基础信息。

1. 掌握我国城乡6～17岁儿童膳食营养摄入状况。
2. 掌握我国城乡6～17岁儿童饮食行为和生活方式。
3. 掌握我国城乡6～17岁儿童营养状况。

第二章
调 查 方 法

一、调查对象

（一）来源

本报告的调查对象来自2010—2012年中国居民营养与健康状况监测中6～17岁儿童。整个人群监测的调查对象来自全国31个省（自治区、直辖市）（不含香港、澳门特别行政区及台湾省）的150个监测点，分为大城市、中小城市、普通农村和贫困农村。每个监测点要求6～17岁各个年龄段人数不低于20人，以达到240名儿童样本量的要求。调查对象是抽中样本住户的常住人口，包括居住并生活在一起（时间在6个月以上）的家庭成员和非家庭成员（如亲戚、保姆等其他人）。住户样本量不足时，调查对象中的儿童在当地的中小学学校进行补充。

（二）抽样设计

整个人群的监测采用分层多阶段与人口成比例的整群随机抽样（PPS），通过样本估计总体。由国家统计局应用2009年人口普查数据，完成样本县（市、区）和村（居）委会的抽样工作。由县（区）级项目工作组按照统一抽样原则完成样本户和补充学校的抽样。抽取的样本具有全国代表性，并具有大城市、中小城市、普通农村和贫困农村四层代表性。

1. 县（区）级行政单位分层　中国居民营养与健康状况监测将全国所有县（区）级行政单位（包括县、县级市、区）分为四层：大城市、中小城市、普通农村、贫困农村。各层的定义如下：

（1）大城市：直辖市、计划单列市、城区人口100万以上省会城市的中心城区。

（2）中小城市：上述大城市中心城区之外的所有的区、地级市城区和县级市。

（3）贫困农村：《2001—2010年国家农村扶贫开发纲要》确定的扶贫开发重点县。

（4）普通农村：贫困农村以外的县。

按国家标准地址码排队建立县（区）级行政单位抽样框，分别抽取34个大城市、41个中小城市、45个普通农村和30个贫困农村，共150个监测点。

2. 样本量确定　整个人群的监测样本量约16万。全国确定150个监测点，根据城市每户平均2.5人，农村平均2.6人，每个监测点调查户数平均为450户。

每个监测点共抽取6个居（村）委会。大城市监测点只抽取居委会。在中小城市和普通农村，6个调查点[居（村）委会]的城镇和乡村分配与每个监测点城镇和乡村常住人口比例

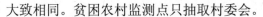

大致相同。贫困农村监测点只抽取村委会。

每个抽中的村（居）委会中随机抽取 75 户。根据本村（居）委会住户分布的实际情况，按地理位置（楼群 / 村民小组）分成每 25 户为一群；按简单随机抽样原则，每个村（居）委会随机抽取 3 个群组成调查样本：第 1 群的 25 户和第 3 群的前 5 户（共 30 户）作为 3 天 24 小时膳食回顾调查人群；第 2 群的 25 户作为食物频率法调查人群。

每个监测点要求 6～17 岁各个年龄段人数不低于 20 人，共 12 个年龄段，达到每个监测点 240 名儿童样本量的要求，男女各半。住户样本量不足时，在当地的中小学学校进行补充。

二、调查方法

包括询问调查、体格检查、实验室检测和膳食调查四个部分。现场调查实施前，研究方案通过了中国疾病预防控制中心营养与健康所伦理委员会评审，且调查对象签署了知情同意书。

（一）询问调查

询问调查包括家庭询问调查和社区基本信息收集两方面内容。

1. 家庭询问调查问卷包括家庭基本情况登记表、个人健康情况问卷、身体活动调查问卷。

（1）家庭基本情况调查内容包括家庭成员基本情况、经济收入、调查对象一般情况（年龄、民族、教育等）。

（2）个人健康状况问卷内容包括：主要疾病及家族史；吸烟、饮酒等。

（3）身体活动调查问卷主要询问锻炼、家务、睡眠等活动情况。

询问调查采用问卷调查的方法，由培训合格的调查员入户开展面对面询问调查。

2. 每个监测县 / 区完成一份社区基本信息调查表，收集内容包括本县 / 区所辖区内人口、经济、社会及医疗卫生保健等方面的基本信息，由调查员按照要求，通过查阅资料、走访当地统计、卫生等部门进行询问和记录。

（二）体格检查

由经过培训合格的调查员采用标准方法、统一设备，测量所有 6～17 岁儿童的身高和体重。

1. 身高　测量以厘米（cm）为单位，使用国家项目组指定身高测量仪（南通悦健体侧器材有限公司 SG-210 型），精确度为 0.1cm。测量一次。

2. 体重　测量以千克（kg）为单位，使用国家项目组指定体重秤（无锡衡器厂有限公司 RGT-14-RT 杠杆式体重秤），精确度为 0.1kg。测量一次。

（三）实验室检测

采集 6～17 岁儿童晨起的空腹静脉血 6ml，置于真空采血管，离心后分离血清，放入 −70～−20℃冷冻保持。血样分装和运送过程中注意保持避光。

测定相关指标如下：

1. 全血血红蛋白　由监测点疾控中心负责，采用氰化高铁法在调查现场测定。

2. 血清维生素A　按照中国居民营养与健康状况监测项目（CNHS 2010—2012）实验室工作手册要求，由省级实验室，采用高效液相色谱法完成血清视黄醇样品测定反映维生素A的营养状况。检测条件：流动相为甲醇：蒸馏水（94：6v/v），流速设定0.95ml/min，柱温25℃，检测波长325nm，进样量10μl，检测时间6min/个。内标选择：维生素A醋酸酯。

3. 血清维生素D　由国家实验室，采用放射免疫法（DiaSorin RIA; DiaSorin Inc., Stillwater, MN, Canada）统一检测血清中25-羟基维生素D[25-（OH）D]含量，评价维生素D的营养状况。

（四）膳食调查

膳食调查由经过培训的调查员进行入户访问调查。每个居委会抽取30户进行连续3天24小时膳食询问和家庭调味品称重调查：对6岁以上调查对象采用询问调查的方式，让被调查者回忆调查前24小时内的进食情况，记录在家和在外吃的所有食物，包括主食、副食、零食、水果、酒、饮料等，连续3天入户询问进食情况，同时记录营养素补充剂的摄入情况。其中，12岁以下儿童由家长或主要看护人协助完成。家庭调味品称重调查采用称重记录法，调查家庭3天各种食用油、盐、味精等主要调味品的摄入量。

每个居委会抽取25户，对家中所有6岁及以上家庭成员进行食物频率法问卷调查。利用统一的食物频率调查问卷，收集调查户中6岁及以上调查对象在过去12个月内各种食物摄入频率及摄入量。监测点6～17岁补充人群的膳食调查采用食物频率法问卷调查。

三、统计方法

（一）数据分析

1. 数据录入清理　采用统一编制的“中国居民营养与健康状况监测系统平台”进行数据录入。上报数据为ACCESS格式，统一转换为SAS格式进行清理。清理后异常值返回原监测点进行核查，进行进一步修正，建立最终标准数据库。

数据清理一般原则如下：

（1）检验变量间的逻辑关系。

（2）分析变量的频数分布。

（3）查找变量的异常值和极值，将数据中的连续变量的1%～5%的数值作为极值加以查验。

（4）考虑年龄、性别差异后，确定变量的取值范围。

2. 统计分析　6～17岁个体来自抽样人群和补充人群，连续变量采用均数描述，分类变量采用率描述。各地区、年龄组、性别合计的食物和营养素摄入量，身体活动、身高、体重、贫血、营养不良和超重肥胖的均值和率，使用2009年国家统计局公布的全国6岁及以上人口数据进行复杂抽样加权。

采用SAS 9.4进行统计分析。加权估计采用SURVEYFREQ过程或SURVEYMEANS过程实现。

（二）膳食数据分析原则

1. 能量和营养素摄入量　以3天24小时回顾调查收集到的所有食物摄入为基础，结合食物成分表数据库，计算3天的能量和营养素摄入总量；将其除以调查期间的就餐比例，得到除调味品以外的日均能量和营养素摄入量。在此基础上加上家庭调味品称重调查中个人调味品的能量和营养素的摄入量，得到个人日均能量和营养素摄入量。上述分析剔除了3天膳食调查期间膳食记录不足1天的个体。

2. 各类食物摄入量　以3天24小时回顾调查收集到的所有食物摄入为基础，根据《中国居民膳食指南（2016）》将食物分为谷薯杂豆、蔬菜水果、禽畜肉蛋鱼、奶类大豆制品及坚果、饮料和其他食物。根据《中国食物成分表（2002）》将各类食物进行细分，谷薯杂豆包括米及其制品、面及其制品、其他谷类、薯类、杂豆；蔬菜水果包括蔬菜（深色蔬菜、浅色蔬菜、菌藻、腌菜）和水果；禽畜肉蛋鱼包括禽畜肉（猪肉、其他畜肉、动物内脏、禽肉）、蛋类和水产类；奶类大豆制品及坚果包括奶及奶制品（液态奶、酸奶、奶酪、奶粉、其他奶制品）、大豆及其制品和坚果。不适宜列入上述食物的称为其他食物，包括小吃甜品、速食和糖蜜饯类。将饮料独立列为一类食物。其中奶及奶制品、大豆及其制品根据蛋白质含量换算为牛乳和黄豆（大豆）的含量。计算连续3天调查对象各类食物摄入量，结合就餐比例，分析每人每天各类食物摄入量。

3. 食物摄入频率　以食物频率调查问卷收集100种食物摄入信息为基础，将食物分成以下几类：

（1）谷薯杂豆：包括米面杂粮（杂豆、玉米面、大米及制品、小麦面粉及制品、其他谷类及制品）和薯类。

（2）蔬菜水果：包括蔬菜菌藻类[鲜豆类蔬菜、茄果类蔬菜、瓜类蔬菜、葱蒜类、茎类蔬菜、块根类、甘蓝类蔬菜、叶类蔬菜、酱腌制蔬菜类、酱腌制蔬菜类（散装）、食用菌非蘑菇类、食用菌蘑菇类、紫菜、海带]和水果类[柑橘类水果、仁果类、核果类、小水果浆果类、热带水果（皮不可食）、热带水果（皮可食）、瓜类水果]。

（3）禽畜肉蛋鱼：包括禽畜肉类[鲜（冻）猪肉、鲜（冻）牛肉、鲜（冻）羊肉、鲜（冻）禽肉、其他鲜冻肉类，熟制猪肉、熟制牛肉、熟制羊肉、熟制禽肉、熟制其他畜禽肉类、肉制品，猪肝、猪肾、其他动物内脏]，水产类（鲫鱼、鲢鱼、草鱼、罗非鱼、其他淡水鱼，黄花鱼、鲳鱼、带鱼、其他海水鱼，虾、蟹、软体动物类），蛋类（鲜蛋、咸鸭蛋、皮蛋）。

（4）奶类、大豆及坚果：包括奶及奶制品（全脂液体奶、低脂脱脂液体奶、全脂奶粉、低脂奶粉、酸奶、奶酪），大豆及其制品（大豆、豆浆、豆腐、腐乳、即食豆制品、其他豆制品、腐竹类），坚果类（白南瓜子、花生、其他坚果），其中奶及奶制品又细分为液态奶（全脂液体奶、低脂脱脂液体奶）、奶粉（全脂奶粉、低脂奶粉）、酸奶和奶酪。

（5）其他食物：包括油炸食品（油条、油饼、其他油炸面食、方便面），休闲食品（面包、饼干、奶油蛋糕、其他糕点、巧克力、油炸小食品、膨化食品、蜜饯、凉果、果脯、话梅、九制陈皮、其他话化类、果丹类、果膏类）。

（6）饮料：包括碳酸饮料、鲜榨果蔬汁、果蔬汁饮料、乳饮料（乳酸菌饮料、配制型乳饮料）、咖啡、茶饮料。

四、指标定义与评价标准

1. 膳食营养素参考摄入量（DRIs） DRIs是为了保证人体合理摄入营养素而设定的每日平均膳食营养素摄入量的一组参考值，主要包括平均需要量（EAR）、推荐摄入量（RNI）、适宜摄入量（AI）、可耐受最高摄入量（UL）和宏量营养素可接受范围（AMDR）等。EAR可用于评估群体中摄入不足的发生率。ADMR推荐的脂肪理想摄入范围为提供总能量的20%～30%，碳水化合物提供总能量的50%～65%。

2. 体质指数（BMI） 用来衡量人体胖瘦程度的指标，BMI=体重（kg）/身高（m）^{2}。

3. 营养不良 营养不良包括生长迟缓和消瘦。采用分性别和年龄的身高和BMI，根据卫生行业标准《学龄儿童少年营养不良筛查》（WS/T 456—2014）进行判断。先采用身高判断是否是生长迟缓；除生长迟缓阳性外，再采用BMI筛查消瘦；两者合计为营养不良。

4. 超重和肥胖 用分性别和年龄的BMI，去除营养不良的儿童后，根据国家标准《学生健康检查技术规范》（GB/T 26343—2010）筛查超重肥胖。

5. 贫血 采用氰化高铁法测定全血血红蛋白含量，经海拔高度调整后计算贫血患病率。以WHO制定的贫血诊断标准作为参考值（表2-0-1）。对于海拔1000m及以上地区生活的调查对象，贫血的判断依据2001年WHO建议的贫血判断标准进行校正（表2-0-2）。

表2-0-1 血红蛋白含量界值

年龄	界值（g/L）
5～11岁儿童	115
12～14岁儿童	120
15～17岁男性	130
15～17岁女性（非孕妇）	120

表2-0-2 WHO贫血诊断标准的校正

海拔高度（m）	血红蛋白界值增加量（g/L）
<1000	0
1000～	+2
1500～	+5
2000～	+8
2500～	+13
3000～	+19
3500～	+27
4000～	+35
4500～	+45

6. 维生素A缺乏 依据WHO推荐标准，儿童维生素A缺乏为血清视黄醇浓度<0.70μmol/L；边缘性维生素A缺乏为0.70μmol/L≤血清视黄醇浓度<1.05μmol/L；维生素A

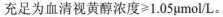

充足为血清视黄醇浓度≥1.05μmol/L。

7. 维生素D缺乏 维生素D缺乏的判定目前国际上尚无统一标准，主要有两种观点，美国内分泌协会推荐的标准为血清中25-（OH）D≥30ng/ml为充足，≥50ng/ml有过量风险；而美国医学研究所则推荐≥20ng/ml为充足。由于标准的不统一，因此报告中直接以含量20ng/ml、30ng/ml、50ng/ml三个切点分别进行描述。

8. 饮酒率 过去12个月内有饮酒行为的人所占调查人群的比例。

9. 现在吸烟率 现在吸烟者是指一生中连续或累计吸烟6个月及以上，且在调查之日前30天内有吸烟行为的人。现在吸烟率为现在吸烟者占调查人群的比例。

10. 被动吸烟率 被动吸烟者指不吸烟者在1周内有1天及以上，吸入吸烟者呼出的烟雾至少15分钟的人。被动吸烟者在不吸烟者中占的比例为被动吸烟率。

11. 出行方式 指调查对象最近3个月主要的出行方式，包括上下学、所有外出购物、走亲访友和去公园郊游的路途中采用的出行方式。

12. 出行时间 指调查对象所有出行方式共花费的时间，包括上下学途中、所有外出购物、走亲访友和去公园郊游的路途中花费的出行行程时间，但除外在商场里选购物品和在公园里游玩的时间。

13. 体育锻炼比例 体育锻炼是指为了维持或改善自身健康状况、增强身体素质，而有计划地经常进行某些身体活动。体育锻炼比例是指闲暇时进行体育锻炼的人数占调查人群的比例。

14. 10分钟中等强度及以上锻炼 平均每周闲暇时进行每次至少10分钟中等强度及以上的锻炼，如快步走、舞蹈、跑步、游泳、跳绳、滑冰、打球（篮球、乒乓球、羽毛球等）、跆拳道、跳房子、丢沙包、跳皮筋等室外游戏等。中等强度身体活动是指需要花费中等力气完成，呼吸较平常稍微增强的活动。

15. 20分钟重强度及以上锻炼 平均每周闲暇时进行每次至少20分钟重强度的锻炼，如跑步、跳绳、滑（旱）冰、游泳、羽毛球（比赛）、打篮球（比赛）、排球（比赛）、踢足球（比赛）、跆拳道、爬山等。重强度身体活动是指需要花费大力气完成，呼吸较平常明显增强的活动。

16. 做家务比例 指在家洗衣服、洗碗、擦地等做家务的人数占人群的比例。

17. 静坐 指除学校上课以外的静坐，包括阅读、使用电脑、看电视、写作业等。

18. 睡眠不足 6～11岁儿童睡眠时间不足10小时，12～14岁儿童睡眠时间不足9小时，15～17岁儿童睡眠时间不足8小时，定义为睡眠不足。

五、质量控制的组织与实施

（一）质量控制组织和技术措施

1. 加强质量控制工作的组织领导 为了加强监测的组织领导和保证监测质量，在卫计委领导下，中国疾病预防控制中心营养与健康所成立了技术执行组和专家组，全面负责组织、协调、落实有关工作，从组织上保证调查方案的实施。

2. 组成专门质量控制队伍 由中国疾病预防控制中心营养与健康所组成国家质量控

制工作队，负责确定监测的质量控制方法，统一监测方法和调查表格，组织各省（市）调查工作队培训、现场调查技术指导及调查全过程的质量控制。各省（市）成立本省（市）质量控制工作组，各组设立省级质控员，按项目质量控制工作规范及方法，负责并配合国家质量控制工作队完成本省监测全过程的质量控制。监测点设立专人负责质量控制工作，并在省（市）质量控制工作组的领导下做好监测点的质量控制工作。

3. 统一方法　在抽样、询问调查、医学体检、实验室检测、膳食调查、数据清理等各环节、各阶段确定质量控制方法。技术执行组和专家组对调查方案进行反复论证，于2010年3月确定了2010—2012年中国居民营养与健康状况监测的总体方案。

总体方案实行了五个统一：统一提供全部调查表格及调查手册；统一提供专用条形码标记，标识所有调查对象，并要求每个数据录入点统一购置了条形码识别器；统一提供符合计量标准的体重秤、身高计；要求到国家技术执行组指定的厂家统一购置现场所需全部试剂、标准的采血针、注射器、进口的负压抗凝离心管、血液样品储存管等；为每个监测点统一提供直接影响测定精确度的关键器材，如10μl毛细管及20μl定量取样器。

4. 调查人员的培训　项目组制订了统一的培训计划和培训手册，2010年、2011年和2012年分别在全国举办了4期、3期和3期国家级培训班，培训来自全国31个省、自治区、直辖市150个监测点的1500余名省级和县（区）级技术骨干人员。国家级培训班直接培训到省级和各监测点的技术负责人和骨干，调查人员调查技术一致性达到95%以上。省级疾控中心和监测点（县区级）实验室的200多名相关人员参加了国家级血红蛋白测定的培训，血红蛋白考核一次考核优良率在73.3%～86.4%之间。所有实验室人员通过学习和操作最终都通过了实习考核。培训后经过考核合格的人员作为师资力量再回到当地培训所有调查员。所有参加监测的调查员必须参加统一培训、通过统一考试。

（二）质量控制的内容和结果评价

对现场调查、实验室检测、数据录入及分析等各个过程的质量检查记录表及其他质量控制结果进行分析，结果评价如下：

1. 询问调查质量控制　2010年、2011年和2012年三次现场调查的质量控制分为省级和国家级两部分，三年内省级质控队共对63 536份问卷质量进行检查，漏项问卷占9.7%、逻辑错误占5.5%、填写不清占4.1%；三年内国家级质控组共对1235份问卷质量进行检查，漏项问卷占5.8%、逻辑错误占7.2%、填写不清占4.7%。

2. 医学体检项目的质量控制

身高、体重：2010年、2011年和2012年三年省级和国家质控组均到调查现场对调查员的部分测量结果进行复核。三年合计结果显示，以省级质控员测量结果为标准，身高与质控员比较≤±1cm有4766人，占90.7%；体重与质控员比较≤±0.2kg有4766人，占81.0%。无论省级或国家级，三项指标分年度的复核合格率均高于70%，最高达到100%。

3. 实验室检测质量控制

（1）血红蛋白检测质控：国家实验室向各监测点实验室发出考核样品，测定3次以上，求出均值并上报国家实验室。国家实验室采用偏离指数（DI）法进行评分。偏离尺度为靶值的5%，即当偏离靶值5%时，DI=1.0。考核标准为：

DI≤0.5 为优秀　　　　　0.5<DI≤1.0 为良好

1.0<DI≤1.6 为及格　　DI>1.6 为不及格

142 个监测点实验室共计完成 7621 份质控样品的测定，通过 DI 评分，优良率为 78.4%，及格率为 90.0%。现场血红蛋白检测中共有 2 个水平的盲样，其中共检测盲样 4755 份，通过 DI 评分，优良率为 49.6%，及格率为 66.0%。

（2）血清维生素 A：血清维生素 A 实验室检测的质控：采用外部质量控制血清（美国疾病预防控制中心营养研究室）和内部质量控制血清（中国疾病预防控制中心营养与健康所自制），建立血清视黄醇均值质控图和范围质控图，同时进行 10% 的双样测定。以相对标准偏差（relative standard deviation，RSD）考核精密度，要求日内 RSD<5%，日间 RSD<10%。通过加标回收率试验考核准确度（90%～110%）。以维生素 A 醋酸酯为内标进行校准，降低由前处理过程中损失造成的结果偏差。

（3）血清维生素 D：血清维生素 D 实验室检测的质控采用放射免疫法测定血清中 25-（OH）D 浓度。在检测时，24.8nmol/L 和 57.5nmol/L 两个浓度的批间变异系数（CVS）分别为 3.8% 和 3.5%。

第三章
主 要 结 果

第一节 基 本 情 况

一、样本分布（详见附表 1-1-1～1-1-9）

2010—2012 年中国居民营养与健康状况监测共调查 44 306 名 6～17 岁儿童，其中大城市儿童为 8957 名，占 20.2%；中小城市儿童 11 848 名，占 26.7%；普通农村儿童 14 352 名，占 32.4%，贫困农村儿童 9149 名，占 20.6%。

本报告分析了 36 056 名我国 6～17 岁儿童身高和体重数据，包括男生 18 171 名（50.4%）、女生 17 885 名（49.6%）。6～8 岁、9～11 岁、12～14 岁和 15～17 岁儿童人数分别为 8711 名（24.2%）、9447 名（26.2%）、9622 名（26.7%）和 8276 名（22.9%）。其中，大城市儿童人数为 7942 名，占 22.0%；中小城市儿童 10 042 名，占 27.9%；普通农村儿童 11 348 名，占 31.5%；贫困农村儿童 6724 名，占 18.6%（表 3-0-1）。

表 3-0-1 2010—2012 年中国城乡 6～17 岁儿童各指标样本量分布

	体格	血红蛋白	食物摄入频率	食物和营养素摄入量	血清视黄醇	血清 25-（OH）D	身体活动	吸烟饮酒
合计	36 056	33 015	29 320	5819	10 045	14 473	39 543	6581
男生	18 171	16 721	14 729	3092	5103	7288	20 065	3357
女生	17 885	16 294	14 591	2727	4942	7185	19 478	3224
年龄								
6～8 岁	8711	7903	6802	1741	2461	3405	9759	—
9～11 岁	9447	8689	7406	1748	2568	3632	10 430	—
12～14 岁	9622	8794	7851	1404	2664	3928	10 401	—
15～17 岁	8276	7629	7261	926	2352	3508	8953	—
地区								
大城市	7942	6859	7049	977	450	3188	8735	483
中小城市	10 042	9729	8407	1408	3717	4514	10 970	1910
普通农村	11 348	10 501	8665	2040	3637	4015	12 422	2553
贫困农村	6724	5926	5199	1394	2241	2756	7416	1635

采用食物频率法收集 29 320 名 6～17 岁儿童的食物摄入频次和摄入频率分布，包括男生 14 729 名（50.2%）、女生 14 591 名（49.8%）；6～8 岁、9～11 岁、12～14 岁和 15～17 岁儿童人数分别为 6802（23.2%）、7406（25.3%）、7851（26.8 %）、7261（24.8%）。大城市儿童 7049 名，占 24%；中小城市 8407 名，占 28.7%；普通农村 8665 名，占 29.6%；贫困农村 5199 名，占 17.7%。

采用连续 3 天 24 小时膳食回顾询问法，了解我国 6～17 岁儿童食物摄入量。采用连续 3 天 24 小时膳食询问和家庭调味品称重调查相结合的方式，了解儿童膳食能量和主要营养素的摄入，并进一步分析食物来源。纳入分析的 6～17 岁儿童样本数为 5819 名，其中男生 3092 名（53.1%）、女生 2727 名（46.9%）；6～8 岁、9～11 岁、12～14 岁和 15～17 岁儿童人数分别为 1741（29.9 %）、1748（30.0%）、1404（24.1%）、926（15.9%）。来自大城市儿童 977 名（16.8%），中小城市 1408 名（24.2%），普通农村 2040 名（35.1%），贫困农村 1394 名（23.9%）。

本结果分析了我国 33 015 名 6～17 岁儿童的全血血红蛋白水平、10 045 名儿童血清视黄醇含量、14 473 名儿童血清 25-（OH）D 含量，了解微量营养素缺乏情况；分析 29 522 名 6～17 岁儿童的饮食行为和 39 543 名儿童的身体活动状况，并了解 6581 名 15～17 岁儿童吸烟和饮酒状况。

二、**体格发育**（详见附表 1-2-1～1-2-3）

（一）身高

2010—2012 年我国 6～17 岁儿童身高逐渐增加，男生 6 岁平均身高 120.1cm，17 岁平均为 169.5cm；女生 6 岁平均身高为 119.0cm，17 岁为 158.7cm。同性别、同年龄组城市儿童平均身高高于农村儿童；大城市和中小城市同性别、同年龄组平均身高无差异，但普通农村高于贫困农村（图 3-1-1～3-1-2）。

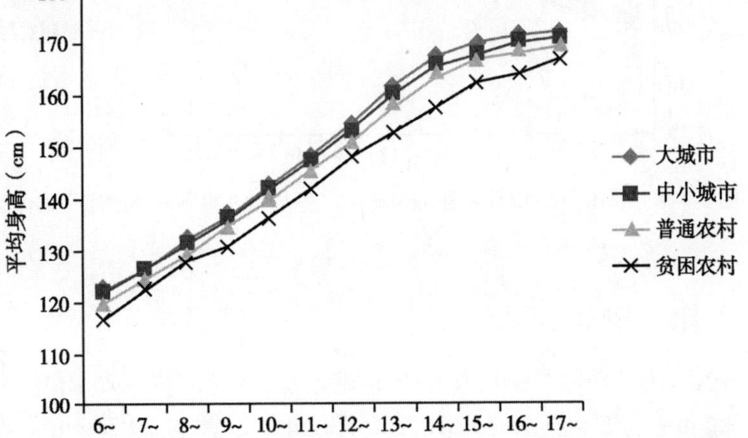

图 3-1-1 2010—2012 年中国城乡 6～17 岁男性儿童不同年龄组平均身高

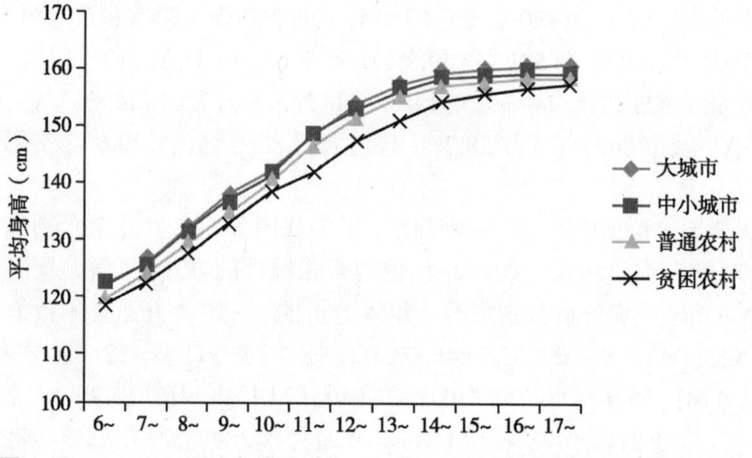

图 3-1-2　2010—2012 年中国城乡 6 ~ 17 岁女性儿童不同年龄组平均身高

（二）体重

2010—2012 年我国 6～17 岁儿童体重逐渐增加，男生 6 岁平均体重 23.4kg，17 岁平均为 59.7kg；女生 6 岁平均体重为 22.4kg，17 岁为 52.1kg。城乡各年龄组男生平均体重均高于女生。城市同性别、同年龄组儿童平均体重高于农村；大城市同性别、同年龄组平均体重高于中小城市，普通农村高于贫困农村（图 3-1-3）。

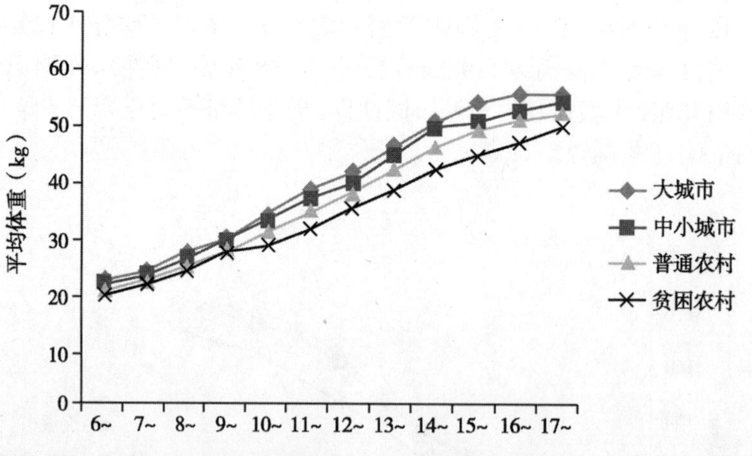

图 3-1-3　2010—2012 年中国城乡 6 ~ 17 岁男性儿童不同年龄组平均体重

（三）体质指数（BMI）

2010—2012 年我国 6～17 岁儿童 BMI 逐渐增加，男生 6 岁平均 BMI 为 16.1kg/m^2，17 岁平均为 20.7kg/m^2；女生 6 岁平均 BMI 为 15.7kg/m^2，17 岁为 20.7kg/m^2。城市同性别、同年龄组 BMI 均值高于农村（图 3-1-4）。

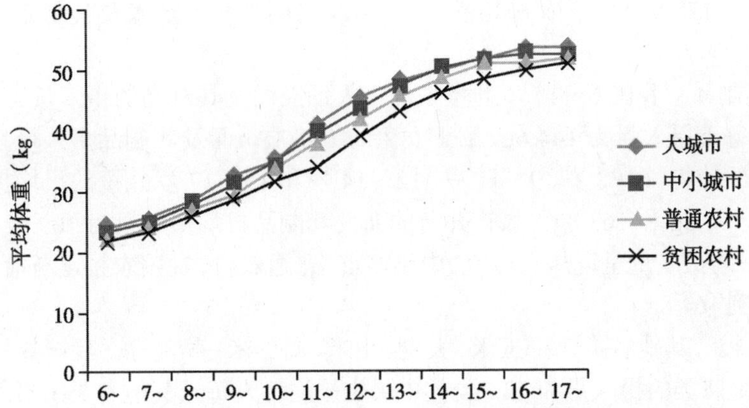

图 3-1-4　2010—2012 年中国城乡 6～17 岁女性儿童不同年龄组平均体重

第二节　食物摄入

我国 6～17 岁学龄儿童米面杂粮、禽畜肉类摄入量和摄入频率较高，而蔬菜菌藻类、水果类、蛋类和奶及奶制品的摄入量和摄入频率较低。参考《中国学龄儿童膳食指南 2016》，我国 6～17 岁儿童蔬菜菌藻类、水果类、水产类、奶及奶制品、豆类及豆制品和坚果平均每人每天摄入量不足相应年龄儿童推荐摄入量的 1/2。

蔬菜菌藻类、蛋类、豆类、奶及奶制品和油炸食品的摄入量和摄入频率呈现明显的年龄变化趋势。蔬菜菌藻类、水果类、蛋类、豆类、禽畜肉类、奶及奶制品、水产类和坚果类食物的摄入量和摄入频率均呈现明显的地区差异，城市地区摄入频率高于农村地区；而男、女生各类食物的摄入没有明显差别。

一、谷薯杂豆（详见附表 2-1-1～2-1-10）

（一）谷薯杂豆摄入量

我国 6～17 岁儿童平均每人每天谷薯杂豆类食物的摄入量为 364.0g，其中米及其制品 181.5g，面及其制品 130.7g，其他谷类 13.3g，薯类 36.5g，杂豆 2.1g。男生平均每人每天谷薯杂豆的摄入量为 389.3g，高于女生的 334.9g。谷薯杂豆摄入量呈现随年龄增长摄入量逐渐增高的趋势，6～8 岁、9～11 岁、12～14 岁和 15～17 岁的日均谷薯杂豆摄入量分别为 282.9g、327.4g、390.1g 和 432.5g。城市儿童的日均谷薯杂豆摄入量为 327.7g，低于农村儿童的 397.4g，呈现随大城市、中小城市、普通农村、贫困农村摄入量逐渐增高的趋势，贫困农村儿童达到每人每天 464.7g。

1. 米及其制品摄入量　我国 6～17 岁儿童平均每人每天米及其制品的摄入量为 181.5g，其中男生平均每人每天的米及其制品摄入量为 190.8g，高于女生的 170.7g。米及其制品呈现随年龄增长摄入量逐渐增高的趋势，6～8 岁、9～11 岁、12～14 岁和 15～17 岁儿童的日均米及其制品摄入量分别为 147.8g、165.9g、199.6g 和 204.7g。城市儿童米及其制品的日均摄入量为173.8g，低于农村儿童的188.6g，贫困农村儿童米及其制品日均摄入量最高，为226.2g。

2. 面及其制品　我国6～17岁儿童平均每人每天面及其制品的摄入量为130.7g，其中男生平均每人每天摄入量为144.6g，高于女生的114.7g。面及其制品摄入量呈现随年龄增长而逐渐增高的趋势，6～8岁、9～11岁、12～14岁和15～17岁儿童的日均摄入量分别为97.6g、113.3g、136.8g和163.8g。城市儿童的面及其制品日均摄入量为109.0g，低于农村儿童的150.6g，日均摄入量呈现从大城市、中小城市、普通农村、贫困农村逐渐增加的趋势，贫困农村儿童达到164.8g。

3. 其他谷类　其他谷类包括玉米、大麦、小米、高粱米、荞麦等。我国6～17岁儿童平均每人每天其他谷类的摄入量为13.3g，其中男生平均每人每天其他谷类的摄入量为14.1g，女生为12.4g。6～8岁、9～11岁、12～14岁和15～17岁儿童其他谷类的日均摄入量分别为10.9g、12.6g、14.8g和14.5g。城市儿童其他谷类的日均摄入量为13.4g，与农村儿童的13.2g基本持平，贫困农村儿童摄入量最高，为14.0g。

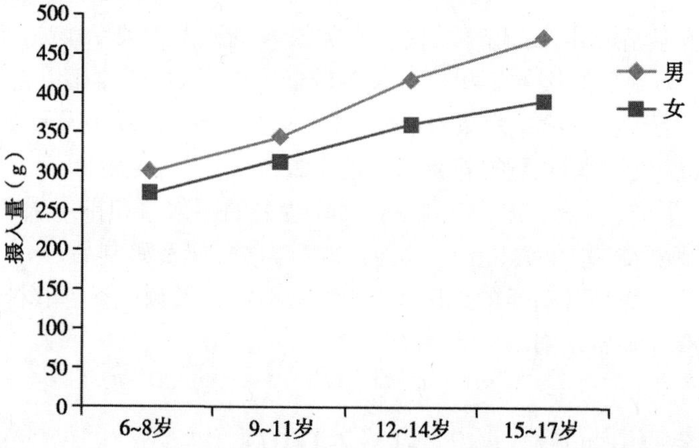

图3-2-1　2010—2012年中国城乡6～17岁儿童不同年龄组谷薯杂豆摄入量

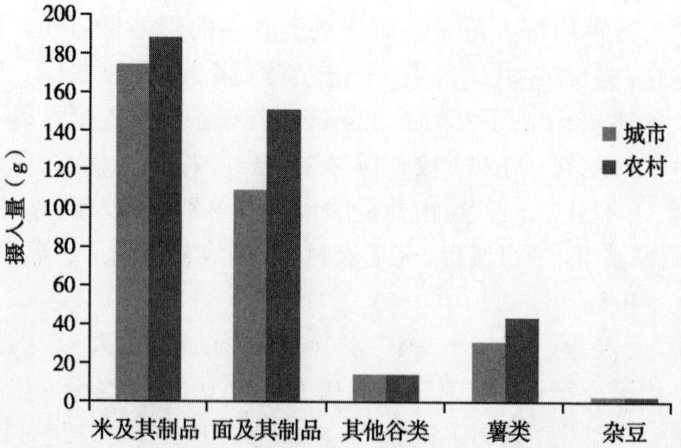

图3-2-2　2010—2012年中国城乡6～17岁儿童谷薯杂豆摄入量

4. 薯类摄入量 我国6～17岁儿童平均每人每天薯类的摄入量为36.5g，其中男生平均每人每天的摄入量为37.7g，女生为35.0g。薯类呈现随年龄增长摄入量逐渐增高的趋势，6～8岁、9～11岁、12～14岁和15～17岁儿童薯类的日均摄入量分别为25.3g、33.5g、36.4g和47.3g。城市儿童薯类的日均摄入量为29.8g，低于农村儿童的42.7g，贫困农村儿童薯类摄入量最高，为58.1g。

5. 杂豆摄入量 我国6～17岁儿童平均每人每天杂豆的摄入量为2.1g，其中男生平均每人每天杂豆的摄入量为2.1g，女生为2.0g。6～8岁、9～11岁、12～14岁和15～17岁儿童杂豆的日均摄入量分布为1.3g、2.1g、2.6g和2.3g。城市儿童杂豆的日均摄入量为1.8g，低于农村儿童的2.3g，贫困农村儿童杂豆摄入量最低，为1.6g。

（二）谷薯杂豆摄入频次

1. 米面杂粮摄入频次 我国6～17岁儿童平均每周摄入米面、杂粮等主食的频次为19.7次。男生和女生摄入频次相同；不同年龄段之间差异不大；农村摄入频次高于城市，分别为20.0次/周和19.4次/周，大城市、中小城市、普通农村和贫困农村的摄入频次分别为19.3次/周、19.4次/周、20.4次/周和19.4次/周。

2. 薯类摄入频次 我国6～17岁儿童薯类摄入的平均频次为每周2.1次。男生为2.0次/周，女生为2.1次/周；不同年龄组之间比例差别不大，6～8岁、9～11岁、12～14岁和15～17岁儿童的摄入频次分别为1.9次/周、2.0次/周、2.2次/周和2.1次/周。大城市、中小城市、普通农村和贫困农村的摄入频次分别为1.9次/周、1.9次/周、1.8次/周和2.9次/周。

（三）谷薯杂豆摄入频率分布

1. 米面杂粮摄入频率分布 我国6～17岁儿童中，48.6%摄入米面杂粮的频率达到每天3次以上，还有2.6%的儿童每天食用米面杂粮的频率不足1次。男生食用米面杂粮的频率达到每天3次以上的比例与女生相当，分别为49.0%和48.1%。6～8岁、9～11岁、12～14岁和15～17岁儿童食用频率达到每天3次以上的比例分别为48.3%、47.3%、49.2%和49.3%。城市和农村儿童食用频率达到每天3次以上的比例不同，分别为43.5%和54.2%，大城市、中小城市、普通农村和贫困农村儿童食用频率达到每天3次以上的比例分别为39.5%、46.9%、58.0%和47.7%。

2. 薯类摄入频率分布 我国6～17岁儿童薯类摄入频率较低，仅有15.8%的儿童达到每周4次以上。其中，6～8岁、9～11岁、12～14岁和15～17岁儿童食用频率达到每周4次以上的比例分别为13.9%、14.8%、17.3%和17.1%；农村高于城市，摄入频率分别为18.3%和13.6%，贫困农村最高，为28.4%，大城市、中小城市和普通农村摄入频率分别为13.6%、13.6%和12.2%。

二、蔬菜水果（详见附表2-2-1～2-2-10）

（一）蔬菜水果摄入量

1. 蔬菜摄入量 我国6～17岁儿童平均每人每天蔬菜的摄入量仅为185.8g，其中深色蔬菜只有61.6g，浅色蔬菜为117.8g，菌藻类为4.6g，腌菜为1.8g。男生平均每人每天蔬菜的摄入量为190.4g，女生为180.5g。蔬菜摄入量呈现随年龄增长逐渐增高的趋势，6～8岁、9～11岁、12～14岁和15～17岁儿童的日均摄入量分别为146.1g、173.9g、195.5g和217.1g。城市儿童蔬菜的日均摄入量为194.1g，高于农村儿童的178.2g，儿童蔬菜的日均摄入量呈现随大城市、中小城市、普通农村、贫困农村摄入量逐渐降低的趋势，贫困农村儿童蔬菜的摄入量仅为每人每天155.7g（图3-2-3）。

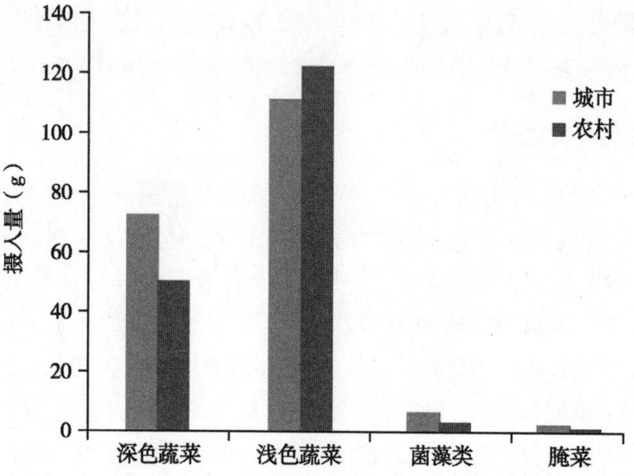

图3-2-3 2010—2012年中国城乡6～17岁儿童蔬菜摄入量

（1）深色蔬菜摄入量：我国6～17岁儿童平均每人每天深色蔬菜的摄入量为61.6g，其中男生平均每人每天深色蔬菜的摄入量为61.8g，女生为61.3g，并呈现随年龄增长摄入量逐渐增高的趋势，6～8岁、9～11岁、12～14岁和15～17岁儿童深色蔬菜日均摄入量分别为49.4g、56.2g、64.9g和72.3g。城市儿童深色蔬菜的日均摄入量为73.3g，高于农村儿童的50.8g，且呈现随大城市、中小城市、普通农村、贫困农村逐渐降低的趋势，贫困农村儿童深色蔬菜的摄入量为每人每天38.9g（图3-2-4）。

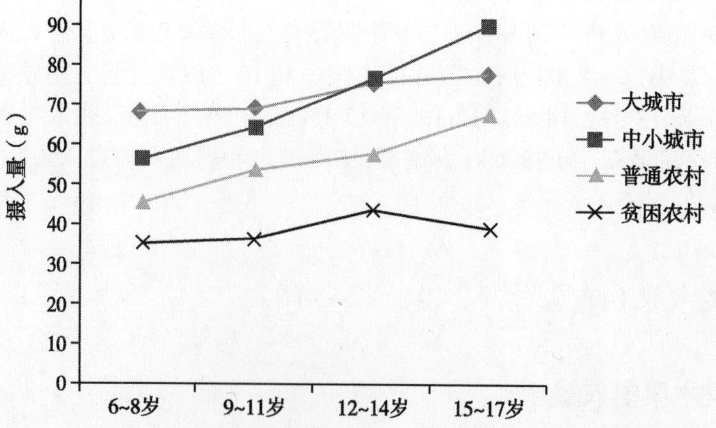

图3-2-4 2010—2012年中国城乡6～17岁儿童不同年龄组深色蔬菜摄入量

(2) 浅色蔬菜摄入量：我国 6～17 岁儿童平均每人每天浅色蔬菜的摄入量为 117.8g，其中男生平均每人每天浅色蔬菜的摄入量为 122.0g，高于女生的 112.8g，并呈现随年龄增长摄入量逐渐增高的趋势，6～8 岁、9～11 岁、12～14 岁和 15～17 岁儿童浅色蔬菜的日均摄入量分别为 91.9g、110.9g、123.1g 和 138.3g。城市儿童浅色蔬菜的日均摄入量为 111.9g，低于农村儿童的 123.1g，中小城市儿童浅色蔬菜的摄入量最低，为每人每天 109.9g。

(3) 菌藻类摄入量：我国 6～17 岁儿童平均每人每天菌藻的摄入量为 4.6g，男生与女生持平。6～8 岁、9～11 岁、12～14 岁和 15～17 岁儿童菌藻类日均摄入量分别为 3.2g、5.1g、5.6g 和 4.6g。城市儿童菌藻的日均摄入量为 6.4g，高于农村儿童的 3.0g，且摄入量呈现随大城市、中小城市、普通农村、贫困农村逐渐降低的趋势；大城市儿童菌藻的日均摄入量最高，达到每人每天 9.2g。

(4) 腌菜摄入量：我国 6～17 岁儿童平均每人每天腌菜的摄入量为 1.8g，其中男生平均每人每天腌菜的摄入量为 1.9g，女生为 1.7g，并呈现随年龄增长摄入量逐渐增高的趋势，6～8 岁、9～11 岁、12～14 岁和 15～17 岁儿童腌菜日均摄入量分别为 1.7g、1.7g、1.9g 和 2.0g。城市儿童腌菜的日均摄入量为 2.5g，高于农村儿童的 1.2g；中小城市儿童腌菜的日均摄入量较高，为 2.6g。

2. 水果摄入量　我国 6～17 岁儿童平均每人每天水果的摄入量仅为 45.9g，其中男生平均每人每天水果的摄入量为 43.0g，低于女生的 49.3g；6～8 岁、9～11 岁、12～14 岁和 15～17 岁儿童水果日均摄入量分别为 38.9g、51.2g、51.0g 和 43.6g。城市儿童水果的日均摄入量为 48.6g，高于农村儿童的 43.4g，大城市儿童每人每天水果的摄入量最高，为 77.4g，贫困农村日均摄入量最低，仅为 31.4g。

(二) 蔬菜水果摄入频次

1. 蔬菜摄入频次　我国 6～17 岁儿童平均每周摄入蔬菜菌藻类食物的频次为 19.1 次，女生（19.3 次 / 周）高于男生（18.8 次 / 周），该数值随年龄增长逐渐升高，从 6～8 岁、9～11 岁、12～14 岁到 15～17 岁分别为 17.3 次 / 周、18.6 次 / 周、19.8 次 / 周和 20.3 次 / 周，城市和农村分别为 20.9 次 / 周和 17.0 次 / 周，从大城市、中小城市、普通农村到贫困农村摄入频次逐步降低，大城市为 23.0 次 / 周，贫困农村仅为 16.2 次 / 周（图 3-2-5）。

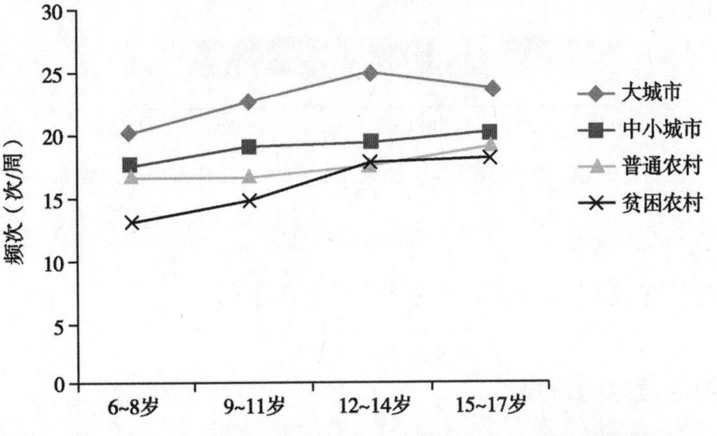

图 3-2-5　2010—2012 年中国城乡 6～17 岁儿童不同年龄组蔬菜摄入频次

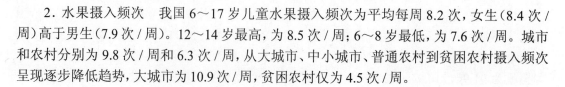

2．水果摄入频次　我国6～17岁儿童水果摄入频次为平均每周8.2次，女生(8.4次/周)高于男生(7.9次/周)。12～14岁最高，为8.5次/周；6～8岁最低，为7.6次/周。城市和农村分别为9.8次/周和6.3次/周，从大城市、中小城市、普通农村到贫困农村摄入频次呈现逐步降低趋势，大城市为10.9次/周，贫困农村仅为4.5次/周。

(三)蔬菜水果摄入频率分布

1．蔬菜摄入频率分布　有32.3%的能够每天摄入3次以上蔬菜菌藻，女生高于男生，女生为33.3%，男生为31.3%。该比例随年龄增长逐渐升高，从6～8岁、9～11岁、12～14岁到15～17岁分别为28.0%、31.1%、34.0%和35.7%；城市和农村分别为38.1%和25.9%，从大城市、中小城市、普通农村到贫困农村呈现逐步降低趋势，大城市为44.2%，贫困农村仅为25.4%。尚有13.2%的儿童蔬菜菌藻摄入频率达不到每天1次，其中男生与女生分别为13.9%和12.4%，6～8岁最高，为16.0%，城市和农村分别为9.8%和16.9%，从大城市、中小城市、普通农村到贫困农村逐步升高，大城市为5.7%，贫困农村为21.9%。

2．水果摄入频率分布　有40.8%的儿童每天摄入1次及以上新鲜水果，男生和女生分别为39.3%和42.3%，6～8岁、9～11岁、12～14岁和15～17岁年龄组分别为39.9%、42.8%、41.0%和39.3%，城市和农村分别为52.5%和27.7%，从大城市、中小城市、普通农村到贫困农村呈现逐步降低的趋势，大城市为57.9%，贫困农村仅为17.4%。

还有1.8%的儿童几乎不摄入新鲜水果，男生和女生分别为1.9%和1.6%，6～8岁、9～11岁、12～14岁和15～17岁年龄组分别为1.1%、1.6%、2.3%和2.0%，农村(2.3%)高于城市(1.3%)，贫困农村比例最高，达到4.3%(图3-2-6)。

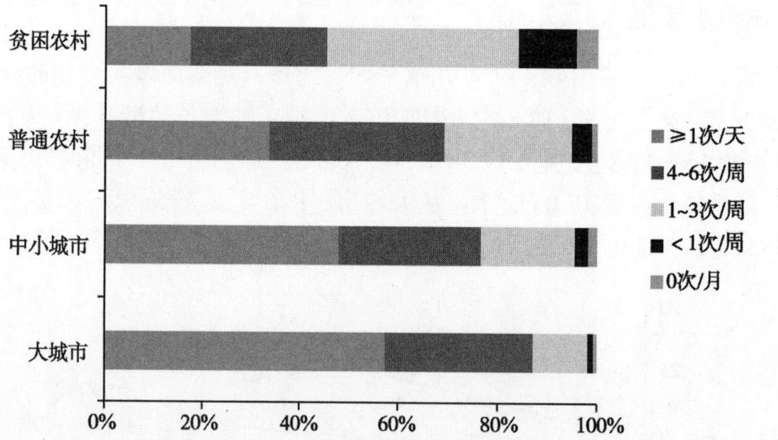

图3-2-6　2010—2012年中国城乡6～17岁儿童水果摄入频率分布

三、禽畜肉蛋鱼(详见附表2-3-1～2-3-13)

(一)禽畜肉蛋鱼摄入量

1．禽畜肉摄入量　我国6～17岁儿童平均每人每天畜禽肉的摄入量为80.3g，其中猪肉摄入量52.9g，其他畜肉8.1g，禽肉16.8g，动物内脏2.5g。男生平均每人每天畜禽肉的摄入量为84.9g，高于女生的74.9g，整体呈现随年龄增长摄入量逐渐增高的趋势，6～8岁、9～11岁、12～14岁和15～17岁儿童禽畜肉日均摄入量分别为65.0g、78.3g、85.2g和89.6g。城市儿童畜禽肉的日均摄入量为90.4g，高于农村儿童的71.0g，呈现随大城市、中小城市、普通农村、贫困农村摄入量逐渐降低的趋势，大城市儿童畜禽肉的摄入量达到每人每天125.4g，贫困农村儿童仅为55.8g（图3-2-7～3-2-8）。

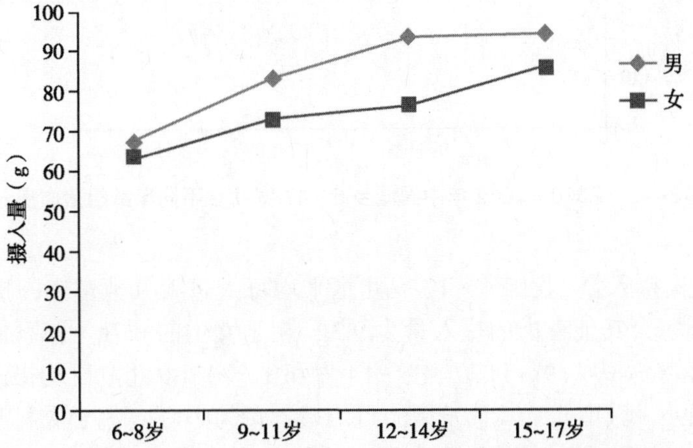

图3-2-7　2010—2012年中国城乡6～17岁儿童不同年龄组禽畜肉摄入量

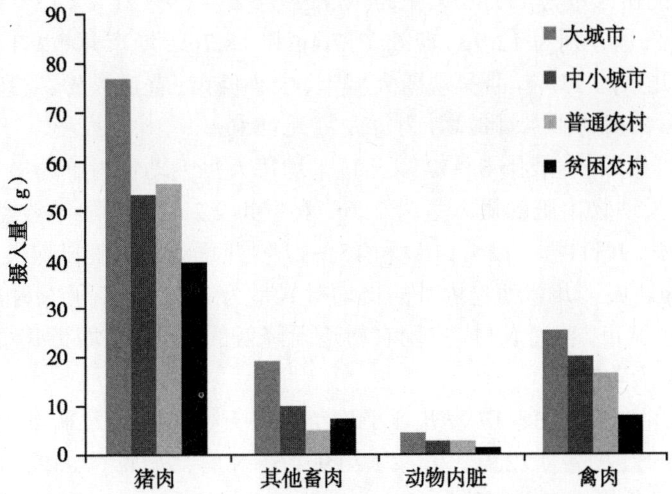

图3-2-8　2010—2012年中国城乡6～17岁儿童禽畜肉摄入量

（1）猪肉摄入量：我国6～17岁儿童平均每人每天猪肉的摄入量为52.9g，其中男生平均每人每天猪肉的摄入量为55.4g，高于女生的50.2g，且呈现随年龄增长摄入量逐渐增高的趋势，6～8岁、9～11岁、12～14岁和15～17岁儿童猪肉的日均摄入量分别为45.5g、51.6g、56.7g和56.7g。城市儿童猪肉的日均摄入量为56.3g，高于农村儿童的49.8g，且呈现随大城市、中小城市、普通农村、贫困农村逐渐降低的趋势，大城市儿童猪肉的摄入量达到每人每天76.7g（图3-2-9）。

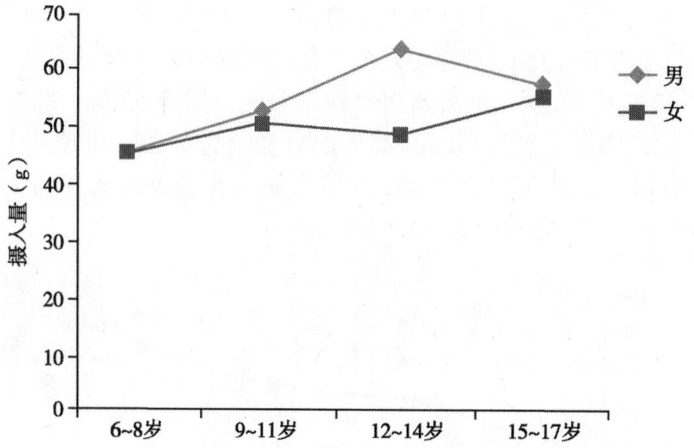

图 3-2-9 2010—2012 年中国城乡 6～17 岁儿童不同年龄组猪肉摄入量

（2）其他畜肉摄入量：我国 6～17 岁儿童平均每人每天其他畜肉的摄入量为 8.1g，其中男生平均每人每天其他畜肉的摄入量为 9.2g，高于女生的 6.7g，呈现随年龄增长摄入量逐渐增高的趋势，6～8 岁、9～11 岁、12～14 岁和 15～17 岁儿童日均摄入量分别为 5.1g、7.0g、8.2g 和 10.9g。城市儿童其他畜肉的日均摄入量为 10.7g，高于农村儿童的 5.6g，大城市儿童其他畜肉的摄入量达到每人每天 19.1g。

（3）禽肉摄入量：我国 6～17 岁儿童平均每人每天禽肉的摄入量为 16.8g，其中男生平均每人每天禽肉的摄入量为 17.6g，女生为 15.8g；6～8 岁、9～11 岁、12～14 岁和 15～17 岁儿童禽肉日均摄入量分别为 12.9g、17.6g、17.4g 和 18.7g。城市儿童禽肉的日均摄入量为 20.5g，高于农村儿童的 13.4g，且呈现随大城市、中小城市、普通农村、贫困农村逐渐降低的趋势，大城市儿童禽肉的摄入量最高，为每人每天 25.0g。

（4）动物内脏摄入量：我国 6～17 岁儿童平均每人每天动物内脏的摄入量为 2.5g，其中男生平均每人每天动物内脏的摄入量为 2.7g，女生为 2.2g，呈现随年龄增长摄入量逐渐增高的趋势，6～8 岁、9～11 岁、12～14 岁和 15～17 岁儿童动物内脏日均摄入量分别为 1.4g、2.2g、2.9g 和 3.2g。城市儿童动物内脏的日均摄入量为 2.8g，略高于农村儿童的 2.2g，且呈现随大城市、中小城市、普通农村、贫困农村逐渐降低的趋势，大城市儿童动物内脏的摄入量最高，为每人每天 4.5g。

2. 蛋类摄入量　我国 6～17 岁儿童平均每人每天蛋类的摄入量为 22.0g，其中男生平均每人每天蛋类的摄入量为 22.9g，女生为 20.9g；6～8 岁、9～11 岁、12～14 岁和 15～17 岁儿童每人每天蛋类的摄入量分别为 22.8g、21.6g、22.5g 和 21.1g。城市儿童蛋类的日均摄入量为 27.3g，高于农村儿童的 17.1g，且呈现随大城市、中小城市、普通农村、贫困农村逐渐降低的趋势，大城市儿童蛋类的摄入量为每人每天 34.9g（图 3-2-10）。

3. 水产类摄入量　我国 6～17 岁儿童平均每人每天水产类的摄入量为 19.4g，其中男生平均每人每天水产类的摄入量为 20.2g，高于女生的 18.5g，6～8 岁、9～11 岁、12～14 岁和 15～17 岁儿童水产类日均摄入量分别为 16.4g、19.4g、18.0g 和 22.9g。城市儿童水产类的日均摄入量为 29.6g，高于农村儿童的 10.1g，且呈现随大城市、中小城市、普通农村、贫困农村逐渐降低的趋势，大城市儿童水产类的摄入量最高，为每人每天 33.8g（图 3-2-11）。

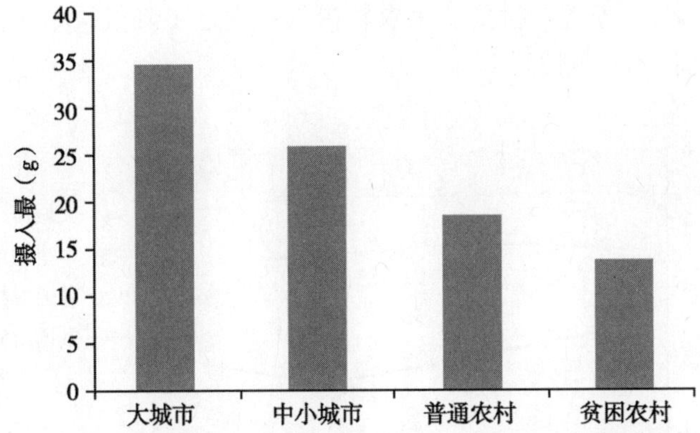

图 3-2-10　2010—2012 年中国城乡 6～17 岁儿童蛋类摄入量

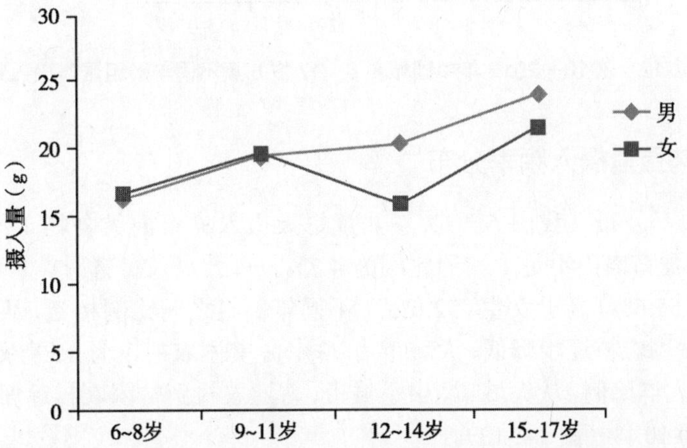

图 3-2-11　2010—2012 年中国城乡 6～17 岁儿童不同年龄组水产类摄入量

（二）禽畜肉蛋鱼摄入频次

1. 禽畜肉摄入频次　我国儿童食用肉类的频次为平均每周 9.2 次，男生（9.6 次 / 周）高于女生（8.8 次 / 周），随年龄增长摄入频次逐渐增加，从 6～8 岁、9～11 岁、12～14 岁到 15～17 岁分别为 8.4 次 / 周、9.0 次 / 周、9.6 次 / 周和 9.9 次 / 周，城市和农村分别为 11.0 次 / 周和 7.2 次 / 周，从大城市、中小城市、普通农村到贫困农村摄入频次呈现逐步降低的趋势，大城市为 12.4 次 / 周，贫困农村为 5.8 次 / 周。

2. 蛋类摄入频次　我国儿童蛋类的摄入频次为平均每周 4.3 次，男生和女生没有差别，该频次随年龄增长逐渐降低，从 6～8 岁、9～11 岁、12～14 岁到 15～17 岁分别为 4.5 次 / 周、4.5 次 / 周、4.2 次 / 周和 4.1 次 / 周，城市和农村分别为 4.9 次 / 周和 3.7 次 / 周，从大城市、中小城市、普通农村到贫困农村摄入频次逐步降低，大城市为 5.3 次 / 周，贫困农村仅为 3.0 次 / 周。

3. 水产类摄入频次　水产类食物的摄入频次为平均每周 2.7 次，男生与女生分别为 2.7 次 / 周和 2.6 次 / 周，12～14 岁最高，为 2.9 次 / 周，城市和农村分别为 3.6 次 / 周和 1.7 次 /

周，从大城市、中小城市、普通农村到贫困农村摄入频次逐步降低，大城市为 4.1 次 / 周，贫困农村仅为 0.8 次 / 周（图 3-2-12）。

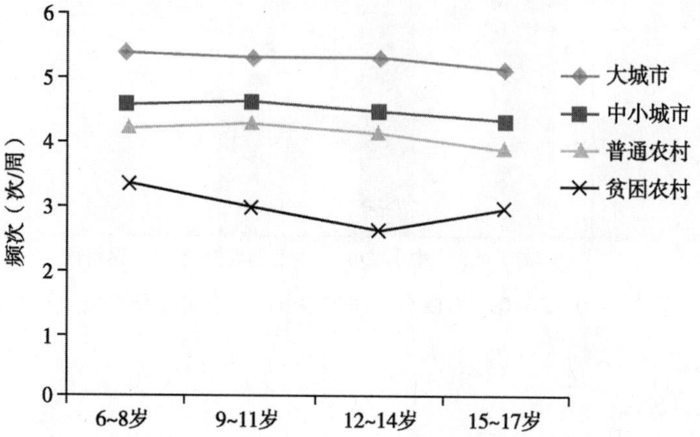

图 3-2-12　2010—2012 年中国城乡 6 ~ 17 岁儿童不同年龄组蛋类摄入频次

（三）禽畜肉蛋鱼摄入频率分布

1．禽畜肉频率分布　我国 6～17 岁儿童每天摄入禽畜肉类食物 1 次以上的比例为 53.8%，每周摄入禽畜肉类不足 1 次的比例为 4.7%。每天摄入禽畜肉类食物 1 次以上的人群中，男生比例（55.6%）高于女生（52.0%），不同年龄组之间比例相当，从大城市、中小城市、普通农村到贫困农村逐步降低，大城市为 73.4%，贫困农村仅为 31.8%。每周摄入禽畜肉类不足 1 次的人群比例，从大城市、中小城市、普通农村到贫困农村逐渐升高，大城市为 1.4%，贫困农村为 10.1%（图 3-2-13）。

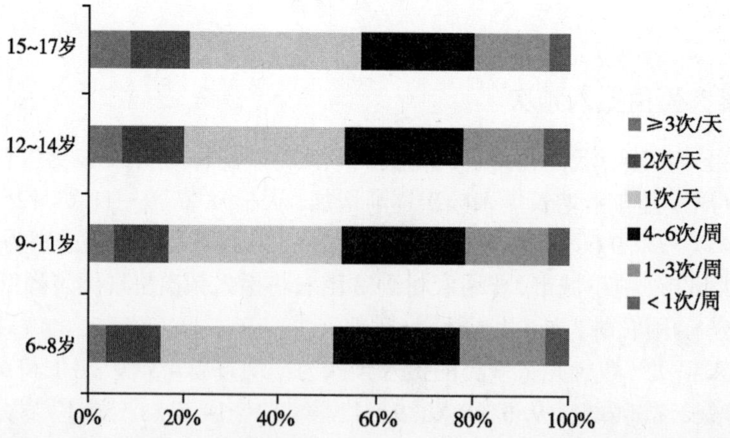

图 3-2-13　2010—2012 年中国城乡 6 ~ 17 岁儿童不同年龄组禽畜肉摄入频率分布

2．蛋类频率分布　我国不同地区 6～17 岁儿童中，31.3% 每天摄入 1 次及以上蛋类，4.2% 几乎不摄入蛋类。能够每天摄入 1 次及以上蛋类的儿童中，男生与女生比例相当，随年龄增长逐渐降低，从 6～8 岁、9～11 岁、12～14 岁到 15～17 岁比例分别为 35.1%、33.2%、

30.1 和 27.1%，城市（37.6%）高于农村（24.3%），从大城市、中小城市、普通农村到贫困农村频率逐渐降低，大城市为 44.7%，贫困农村为 17.7%（图 3-2-14）。

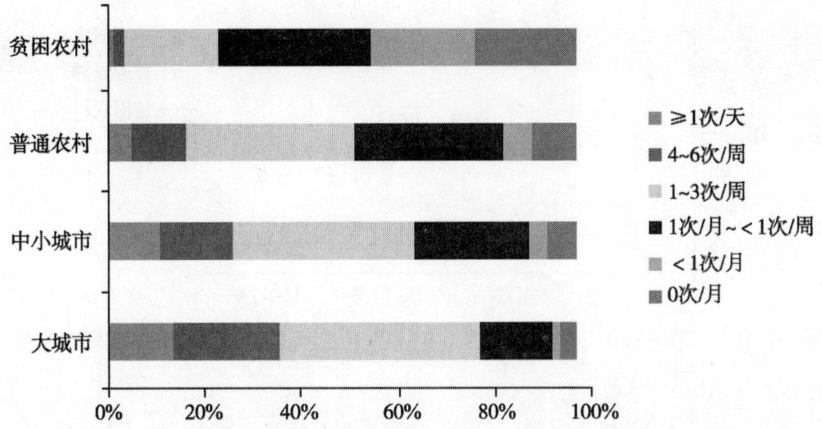

图 3-2-14 2010—2012 年中国城乡 6～17 岁儿童水产类摄入频率分布

3. 水产类频率分布 我国儿童能够每天吃 1 次以上水产类食物的比例为 8.7%，男生与女生比例相当，分别为 8.6% 和 8.7%，6～8 岁、9～11 岁、12～14 岁到 15～17 岁分别为 7.7%、8.3%、9.9% 和 8.5%，城市（12.8%）高于农村（4.1%），从大城市、中小城市、普通农村到贫困农村逐渐降低，大城市为 14.4%，贫困农村为 1.2%。还有 9.1% 的儿童几乎不食用水产类食物，该比例从大城市、中小城市、普通农村到贫困农村逐渐升高，大城市为 3.4%，贫困农村达 21.6%。

四、奶类、大豆制品及坚果（详见附表 2-4-1～2-4-19）

（一）奶类、大豆制品及坚果摄入量

1. 奶及奶制品摄入量 我国 6～17 岁儿童平均每人每天奶及奶制品的摄入量为 34.5g，其中男生平均每人每天奶及奶制品的摄入量为 33.9g，女生为 35.3g，整体呈现随年龄增长摄入量逐渐降低的趋势，6～8 岁、9～11 岁、12～14 岁和 15～17 岁儿童奶及奶制品日均摄入量分别为 39.5g、37.8g、35.8g 和 27.3g。城市儿童奶及奶制品的日均摄入量为 51.5g，高于农村儿童的 18.9g，且呈现随大城市、中小城市、普通农村、贫困农村降低的趋势，大城市儿童奶及奶制品的日均摄入量最高，为 105.0g，贫困农村儿童的日均摄入量仅为 12.1g（图 3-2-15）。

（1）液态奶摄入量：我国 6～17 岁儿童平均每人每天液态奶的摄入量为 29.4g，其中男生平均每天液态奶的摄入量为 28.8g，女生为 30.0g；整体呈现随年龄增长逐渐降低的趋势，6～8 岁、9～11 岁、12～14 岁和 15～17 岁儿童日均摄入量分别为 32.3g、31.6g、30.2g 和 24.8g。城市儿童液态奶的日均摄入量为 45.4g，高于农村儿童的 14.6g，且呈现随大城市、中小城市、普通农村、贫困农村逐渐降低的趋势，贫困农村儿童液态奶的摄入量仅为每人每天 8.1g（图 3-2-16）。

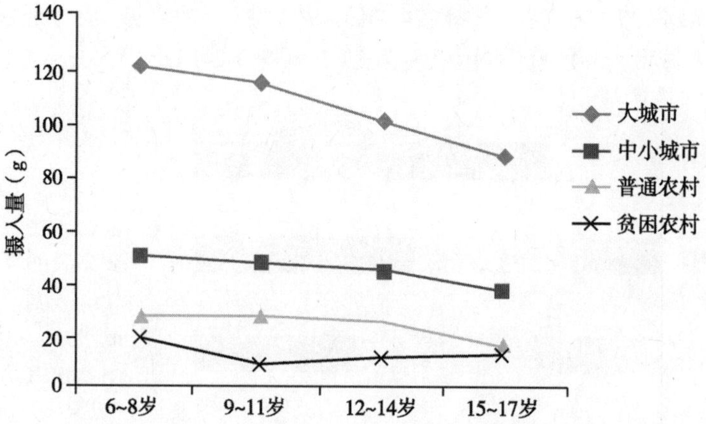

图 3-2-15 2010—2012 年中国城乡 6～17 岁儿童不同年龄组奶及奶制品摄入量

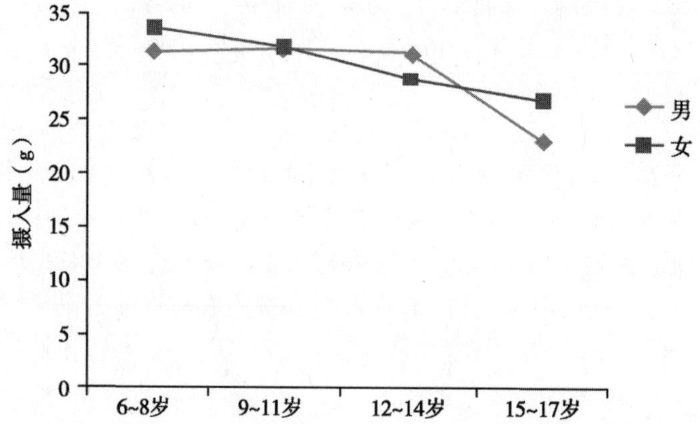

图 3-2-16 2010—2012 年中国城乡 6～17 岁儿童不同年龄组液态奶摄入量

（2）酸奶摄入量：我国 6～17 岁儿童平均每人每天酸奶的摄入量为 4.1g，其中男生平均每人每天酸奶的摄入量为 3.8g，女生为 4.4g；整体呈现随年龄增长逐渐降低的趋势，6～8 岁、9～11 岁、12～14 岁和 15～17 岁儿童日均摄入量分别为 5.9g、4.7g、4.3g 和 2.1g。城市儿童酸奶的日均摄入量为 5.3g，高于农村儿童的 3.0g，且呈现随大城市、中小城市、普通农村、贫困农村逐渐降低的趋势，贫困农村儿童酸奶的摄入量仅为每人每天 2.1g。

2. 大豆及其制品摄入量　我国 6～17 岁儿童平均每人每天大豆及其制品的摄入量仅为 8.3g，其中男生平均每人每天大豆及其制品的摄入量为 8.0g，女生为 8.7g；并呈现随年龄增长摄入量逐渐增高的趋势，6～8 岁、9～11 岁、12～14 岁和 15～17 岁儿童日均摄入量分别为 7.0g、7.9g、8.6g 和 9.4g。城市儿童的大豆及其制品日均摄入量为 8.5g，农村儿童为 8.1g，大城市儿童大豆及其制品日均摄入量最高，为 9.4g（图 3-2-17）。

3. 坚果摄入量　我国 6～17 岁儿童平均每人每天坚果的摄入量为 3.0g，其中男生平均每人每天坚果的摄入量为 3.1g，女生为 3.0g。6～8 岁、9～11 岁、12～14 岁和 15～17 岁儿童坚果日均摄入量分别为 2.4g、3.2g、3.3g 和 3.2g。城市儿童坚果的日均摄入量为 2.9g，农村儿童为 3.1g，普通农村儿童坚果的摄入量最高，为每人每天 3.4g，贫困农村儿童坚果的摄入量最低，为每人每天 2.5g。

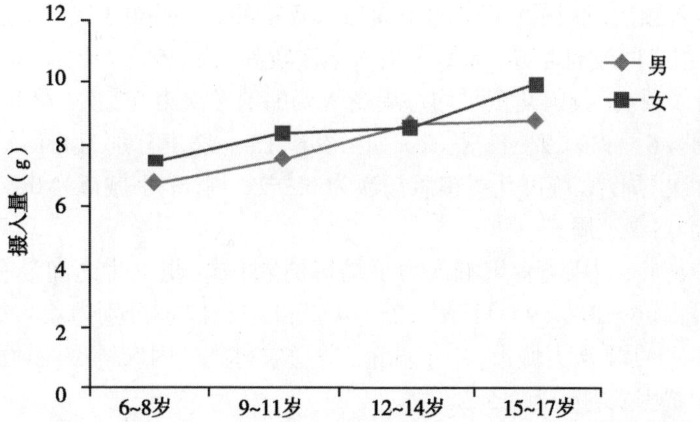

图 3-2-17 2010—2012 年中国城乡 6 ~ 17 岁儿童不同年龄组大豆及其制品摄入量

（二）奶类、大豆制品及坚果摄入频次

1. 奶及奶制品摄入频次 我国儿童喝奶的频次为 5.2 次 / 周，男生女生没有差别，随年龄增长摄入频次逐渐降低，6～8 岁、9～11 岁、12～14 岁和 15～17 岁分别为 5.4 次 / 周、5.4 次 / 周、5.1 次 / 周和 4.9 次 / 周，从大城市、中小城市、普通农村到贫困农村摄入频次呈现逐渐降低，分别为 7.8 次 / 周、5.7 次 / 周、4.1 次 / 周和 2.6 次 / 周。

（1）液态奶摄入频次：我国 6～17 岁儿童平均每周摄入液态奶的频次为 2.7 次，男生和女生差别不大，分别为 2.7 次 / 周和 2.6 次 / 周，6～8 岁最高，为 3.0 次 / 周，从大城市（4.0 次 / 周）、中小城市（3.1 次 / 周）、普通农村（2.0 次 / 周）到贫困农村（1.2 次 / 周）每周摄入频次逐渐降低（图 3-2-18）。

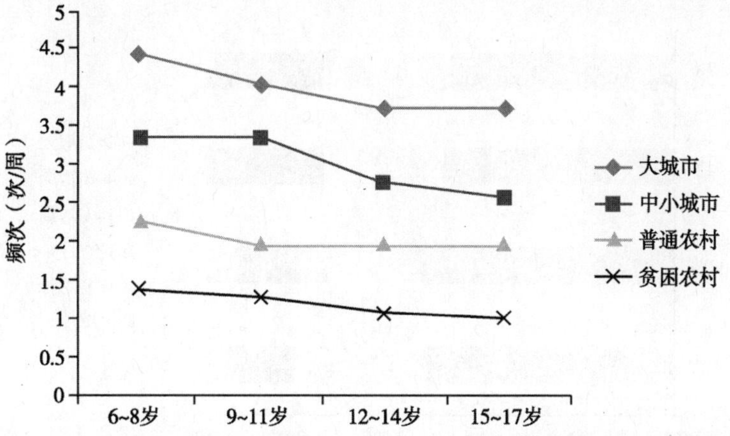

图 3-2-18 2010—2012 年中国城乡 6 ~ 17 岁儿童不同年龄组液态奶摄入频次

（2）酸奶摄入频次：我国 6～17 岁儿童平均每周摄入酸奶的频次为 2.1 次，男生和女生差别不大，分别为 2.0 次 / 周和 2.2 次 / 周，6～8 岁、9～11 岁、12～14 岁和 15～17 岁分别为 2.0 次 / 周、2.1 次 / 周、2.1 次 / 周和 2.0 次 / 周，从大城市（3.0 次 / 周）、中小城市（2.2 次 / 周）、普通农村（1.7 次 / 周）到贫困农村（1.2 次 / 周）每周摄入频次逐渐降低。

（3）奶粉摄入频次：我国儿童平均每周摄入奶粉的频次为 0.3 次，男生和女生摄入频次相同，不同年龄组之间没有差异，大城市摄入频次较高，为 0.5 次 / 周。

（4）奶酪摄入频次：我国儿童平均每周摄入奶酪的频次为 0.2 次，女生（0.2 次 / 周）高于男生（0.1 次 / 周），6～8 岁、9～11 岁、12～14 岁和 15～17 岁分别为 0.1 次 / 周、0.2 次 / 周、0.2 次 / 周和 0.1 次 / 周，大城市儿童摄入频次为 0.3 次 / 周，中小城市为 0.2 次 / 周，普通农村和贫困农村均为 0.1 次 / 周。

2．豆类摄入频次　豆类食用频次为平均每周 5.3 次，男女生之间没有差别，该数值随年龄增长逐渐升高，6～8 岁、9～11 岁、12～14 岁和 15～17 岁分别为 4.8 次 / 周、5.3 次 / 周、5.4 次 / 周和 5.5 次 / 周，从大城市、中小城市、普通农村到贫困农村摄入频次逐渐降低，大城市为 7.0 次 / 周，贫困农村仅为 3.5 次 / 周。

3．坚果类摄入频次　我国 6～17 岁儿童平均每周食用坚果的频次为 1.5 次，男生和女生没有差别，6～8 岁、9～11 岁、12～14 岁和 15～17 岁分别为 1.4 次 / 周、1.6 次 / 周、1.5 次 / 周和 1.6 次 / 周，城市和农村分别为 1.8 次 / 周和 1.1 次 / 周，从大城市、中小城市、普通农村到贫困农村摄入频次逐渐降低，大城市为 2.0 次 / 周，贫困农村为 1.0 次 / 周。

（三）奶类、大豆制品及坚果摄入频率分布

1．奶及奶制品摄入频率分布　35.9% 的学龄儿童每天摄入 1 次及以上奶及奶制品，13.0% 的儿童几乎不摄入奶类。每天摄入 1 次及以上奶及奶制品的儿童比例，男生与女生分别为 36.2% 和 35.5%；随年龄增长逐渐降低，6～8 岁、9～11 岁、12～14 岁到 15～17 岁摄入频率分别为 39.3%、37.9%、34.5% 和 32.1%；城市和农村分别为 48.1% 和 22.3%，从大城市、中小城市、普通农村到贫困农村摄入频率逐步降低，大城市为 58.7%，贫困农村为 14.9%（图 3-2-19）。

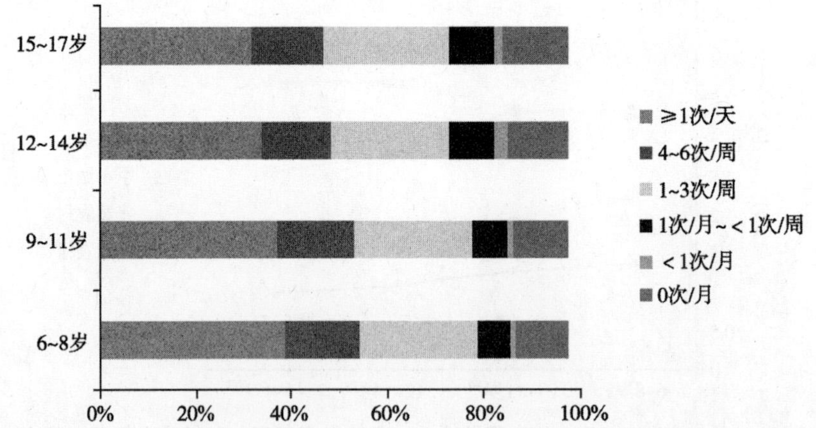

图 3-2-19　2010—2012 年中国城乡 6～17 岁儿童不同年龄组奶及奶制品摄入频率分布

（1）液态奶摄入频率分布：我国 6～17 岁儿童每天饮用 1 次以上液态奶的比例为 22.4%，其中男生为 23.6%，女生为 21.2%；随年龄增长摄入频率逐渐降低，6～8 岁、9～11 岁、12～14 岁和 15～17 岁分别为 26.6%、24.2%、20.4% 和 18.9%；城市和农村分别为 30.9%

和 12.9%，从大城市、中小城市、普通农村到贫困农村逐渐降低，大城市为 38.0%，贫困农村为 7.8%。几乎不饮用液态奶的儿童比例为 41.8%，从大城市、中小城市、普通农村到贫困农村逐渐升高，大城市为 28.9%，贫困农村高达 60.0%。

（2）酸奶摄入频率分布：我国儿童每天饮用 1 次以上酸奶的比例为 13.5%，其中女生为 14.2%，男生为 12.8%；6～8 岁、9～11 岁、12～14 岁和 15～17 岁分别为 13.0%、13.8%、14.3% 和 12.7%；从大城市、中小城市、普通农村到贫困农村摄入频率逐渐降低，大城市为 23.1%，贫困农村仅为 6.2%。几乎不饮用酸奶的儿童比例为 30.4%，从大城市、中小城市、普通农村到贫困农村逐渐升高，大城市为 20.6%，贫困农村为 41.2%。

（3）奶粉摄入频率分布：我国儿童每天摄入 1 次以上奶粉的比例为 2.1%，几乎不食用奶粉的儿童比例为 89.4%。每天能够摄入 1 次以上奶粉的儿童比例，男生和女生比例相当，男生为 2.0%，女生为 2.2%；6～8 岁、9～11 岁、12～14 岁和 15～17 岁分别为 1.8%、2.3%、2.0% 和 2.2%，从大城市、中小城市、普通农村到贫困农村摄入频率逐渐降低，大城市为 3.2%，贫困农村为 0.9%。

（4）奶酪摄入频率分布：我国儿童每天摄入 1 次以上奶酪的比例为 0.8%，每周摄入 1 次以上奶酪的比例为 5.4%。几乎不食用奶酪的比例为 87.5%。每周能够摄入 1 次以上奶酪的儿童比例，男生和女生比例相当，男生为 5.2%，女生为 5.7%，12～14 岁最高，为 6.2%。

2. 豆类摄入频率分布　我国有 24.8% 的 6～17 岁儿童每天摄入豆类食物 1 次以上，有 9.0% 的儿童每周食用豆类食物少于 1 次，4.8% 的儿童几乎不食用豆类食物。每天摄入豆类食物 1 次以上的男生和女生比例相近，男生为 24.9%，女生为 24.7%，15～17 岁年龄组最高，为 26.7%，从大城市、中小城市、普通农村到贫困农村摄入频率逐渐降低，大城市为 38.1%，贫困农村仅为 13.6%。几乎不食用豆类食物的比例，贫困农村最高，为 9.7%（图 3-2-20）。

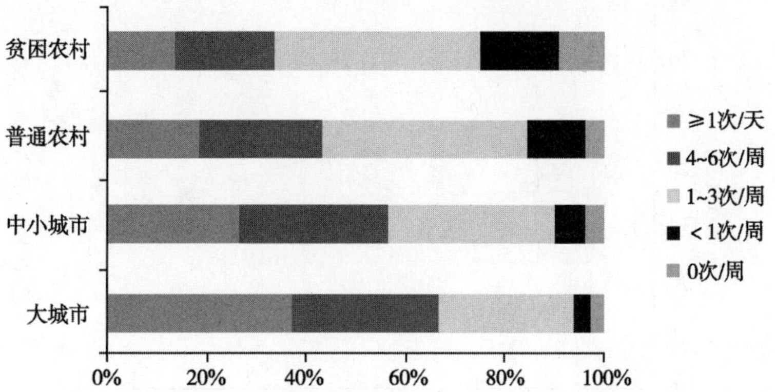

图 3-2-20　2010—2012 年中国城乡 6～17 岁儿童豆类摄入频率分布

3. 坚果类摄入频率分布　我国 6～17 岁儿童坚果类的摄入频率达到每周 4 次以上的比例为 10.4%，男生与女生没有差别，随着年龄增长逐渐升高，6～8 岁、9～11 岁、12～14 岁到 15～17 岁分别为 9.2%、10.3%、10.9% 和 11.4%，从大城市、中小城市、普通农村到贫困农村摄入频率逐渐降低，大城市为 15.4%，贫困农村仅为 5.7%（图 3-2-21）。

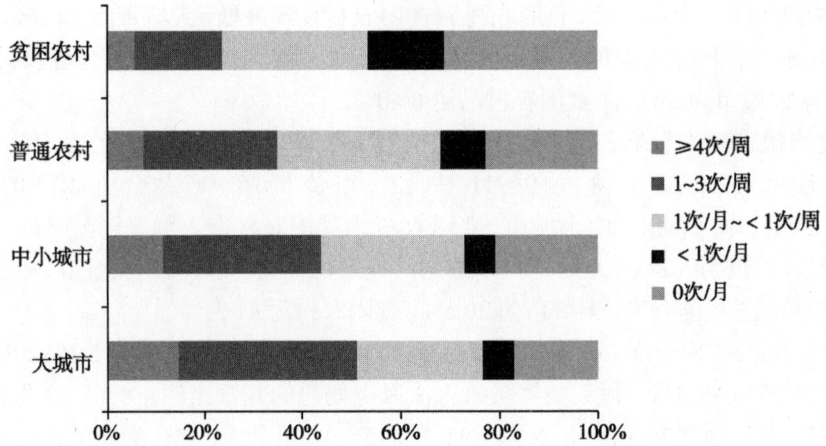

图 3-2-21 2010—2012 年中国城乡 6～17 岁儿童坚果类摄入频率分布

五、饮料（详见附表 2-5-1～2-5-15）

（一）饮料摄入量

我国 6～17 岁儿童平均每人每天饮料的摄入量为 21.0g，其中男生平均每人每天饮料的摄入量为 23.1g，高于女生的 18.5g；从 9～11 岁开始，饮料的日均摄入量随年龄增长而增高，6～8 岁、9～11 岁、12～14 岁到 15～17 岁儿童分别 19.8g、16.1g、22.5g、24.3g。城市儿童饮料的日均摄入量为 19.0g，农村儿童为 22.8g，其中大城市儿童日均摄入量为 43.4g，普通农村 26.8g，中小城市 15.4g，贫困农村 14.9g（图 3-2-22）。

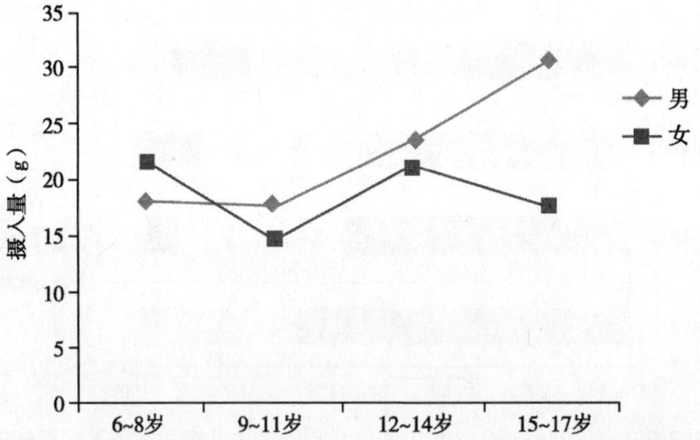

图 3-2-22 2010—2012 年中国城乡 6～17 岁儿童不同年龄组饮料摄入量

（二）饮料摄入频次

我国 6～17 岁儿童饮料摄入频次为平均每周 3.9 次，男生为 4.1 次 / 周，女生为 3.8 次 / 周。随着年龄的增长，饮料的摄入频次逐渐增加，从 6～8 岁、9～11 岁、12～14 岁到 15～17

岁饮料的摄入频次分别为 3.1 次 / 周、3.5 次 / 周、4.2 次 / 周和 4.8 次 / 周，城市和农村的儿童饮料的摄入频次分别为 4.9 次 / 周和 2.8 次 / 周，从大城市、中小城市、普通农村到贫困农村，儿童饮料的摄入频次依次降低，大城市儿童为每周 5.9 次，贫困农村为 1.9 次（图 3-2-23）。

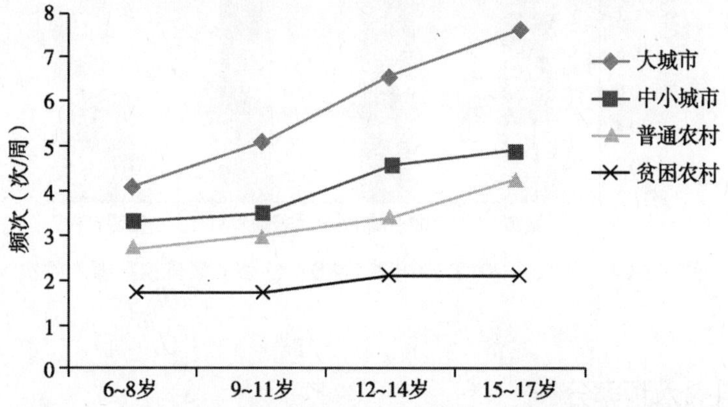

图 3-2-23　2010—2012 年中国城乡 6 ~ 17 岁儿童不同年龄组饮料摄入频次

（1）碳酸饮料摄入频次：我国 6～17 岁儿童碳酸饮料摄入频次为平均每周 1.0 次，男生（1.1 次 / 周）略高于女生（0.9 次 / 周）。随着年龄的增长，碳酸饮料的摄入频次逐渐增加，6～8 岁、9～11 岁、12～14 岁到 15～17 岁碳酸饮料的摄入频次分别为 0.8 次 / 周、0.8 次 / 周、1.1 次 / 周和 1.2 次 / 周，城市和农村儿童碳酸饮料的摄入频次分别为 1.1 次 / 周和 0.8 次 / 周，从大城市、中小城市、普通农村到贫困农村，儿童饮料的摄入频次依次降低，大城市儿童为 1.4 次 / 周，贫困农村为 0.6 次 / 周。

（2）鲜榨蔬果汁摄入频次：我国 6～17 岁儿童鲜榨蔬果汁摄入频次为平均每周 0.4 次，男生和女生摄入频次相同。从 6～8 岁、9～11 岁、12～14 岁到 15～17 岁鲜榨果蔬汁的摄入频次分别为 0.3 次 / 周、0.4 次 / 周、0.5 次 / 周和 0.5 次 / 周。城市和农村儿童鲜榨果蔬汁的摄入频次分别为 0.6 次 / 周和 0.2 次 / 周。

（3）果蔬汁饮料摄入频次：我国 6～17 岁儿童果蔬汁饮料摄入频率为平均每周 0.6 次，男生和女生摄入频次相同，从 6～8 岁、9～11 岁、12～14 岁到 15～17 岁果蔬汁饮料的摄入频次分别为 0.5 次 / 周、0.5 次 / 周、0.6 次 / 周和 0.6 次 / 周，城市和农村儿童果蔬汁饮料的摄入频次分别为 0.7 次 / 周和 0.4 次 / 周。

（4）乳饮料摄入频次：我国 6～17 岁儿童乳饮料摄入频次为平均 1.2 次 / 周，男生和女生每周摄入频次相同。从 6～8 岁、9～11 岁、12～14 岁到 15～17 岁乳饮料的摄入频次分别为 1.2 次 / 周、1.2 次 / 周、1.2 次 / 周和 1.3 次 / 周。城市和农村儿童乳饮料的摄入频次分别为 1.4 次 / 周和 1.0 次 / 周（图 3-2-24）。

（5）咖啡摄入频次：我国 6～17 岁儿童咖啡摄入频次为平均每周 0.2 次，男生和女生每周摄入频次相同。从 6～8 岁、9～11 岁、12～14 岁到 15～17 岁咖啡的摄入频次分别为 0 次 / 周、0.1 次 / 周、0.3 次 / 周和 0.4 次 / 周。城市和农村儿童咖啡的摄入频次分别为 0.3 次 / 周和 0.1 次 / 周。

（6）茶饮料摄入频次：我国 6～17 岁儿童茶饮料摄入频次为平均每周 0.5 次，男生为 0.6 次 / 周，女生为 0.5 次 / 周，6～8 岁、9～11 岁、12～14 岁到 15～17 岁茶饮料的摄入频次分别为 0.3 次 / 周、0.4 次 / 周、0.6 次 / 周和 0.8 次 / 周。城市和农村儿童茶饮料的摄入频次分别为 0.7 次 / 周和 0.3 次 / 周。

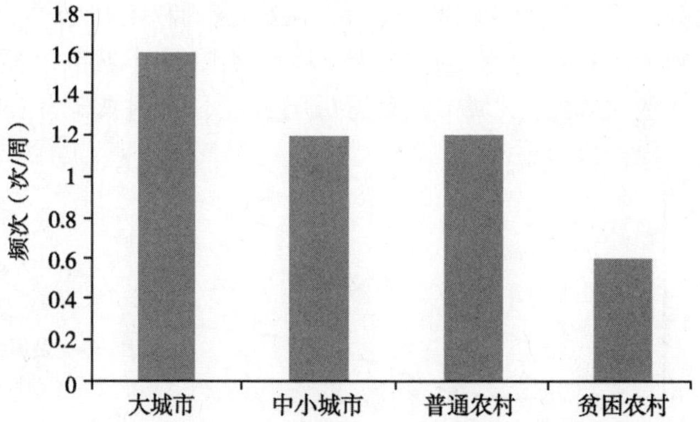

图 3-2-24 2010—2012 年中国城乡 6～17 岁儿童乳饮料摄入频次

（三）饮料摄入频率分布

饮料包括碳酸饮料、鲜榨果蔬汁、果蔬汁饮料、乳饮料、咖啡和茶饮料等。我国 6～17 岁儿童中，有 11.3% 不喝饮料，摄入达到每周 3 次及以上的比例为 42.9%，男生与女生比例相当，随年龄增长饮料摄入频率增加，6～8 岁、9～11 岁、12～14 岁到 15～17 岁分别为 36.0%、38.5%、45.9% 和 50.2%。儿童对饮料的摄入频率达到每周 3 次及以上的比例城市（51.1%）高于农村（32.5%），从大城市、中小城市、普通农村摄入频率依次降低，大城市为 57.8%，贫困农村为 20.9%。

（1）碳酸饮料摄入频率分布：我国 6～17 岁儿童中，有 30.1% 从不饮用碳酸饮料，摄入达到每周 1 次及以上的比例为 37.7%，男生摄入比例（41.1%）略高于女生（34.3%），随年龄增长碳酸饮料摄入频率逐渐增加，从 6～8 岁、9～11 岁、12～14 岁到 15～17 岁分别为 31.9%、33.6%、41.0% 和 43.8%。儿童对碳酸饮料的摄入频率达到每周 1 次及以上的比例城市（42.6%）高于农村（32.2%），从大城市、中小城市、普通农村到贫困农村摄入频率依次降低，大城市为 48.8%，贫困农村为 24.5%（图 3-2-25）。

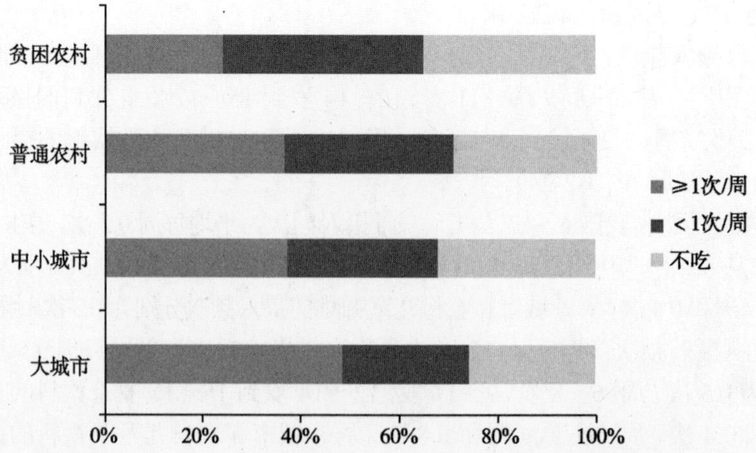

图 3-2-25 2010—2012 年中国城乡 6～17 岁儿童碳酸饮料摄入频率分布

（2）鲜榨果蔬汁摄入频率分布：我国 6～17 岁儿童中，有 66.4% 不喝鲜榨果蔬汁，对鲜榨果蔬汁的摄入频率达到每周 1 次及以上的比例为 17.1%，女生与男生比例相当，从 6～8 岁、9～11 岁、12～14 岁到 15～17 岁比例分别为 14.6%、16.6%、18.4% 和 18.7%。儿童鲜榨果蔬汁的摄入频率城市（23.7%）达到每周 1 次及以上的比例高于农村（9.7%），从大城市、中小城市、普通农村到贫困农村依次降低，大城市为 30.0%，贫困农村仅为 6.6%。

（3）果蔬汁饮料摄入频率分布：我国 6～17 岁儿童中，有 53.6% 不喝果蔬汁饮料，对果蔬汁饮料的摄入频率达到每周 1 次及以上的比例为 22.7%，女生与男生比例相当，从 6～8 岁、9～11 岁、12～14 岁到 15～17 岁摄入比例分别为 19.8%、21.5%、23.9% 和 25.5%。儿童果蔬汁饮料的摄入频率达到每天 1 次及以上的比例城市（28.3%）高于（16.[illegible]%），从大城市、中小城市、普通农村到贫困农村摄入频率依次降低，大城市为 33.3%，贫困农村仅为 10.5%。

（4）乳饮料摄入频率分布：我国 6～17 岁儿童中，有 45.1% 不喝乳饮料，摄入频率达到每周 3 次及以上的比例为 10.5%，女生和男生比例相当，从 6～8 岁、9～11 岁、12～14 岁到 15～17 岁摄入比例分别为 10.2%、9.9%、10.3% 和 11.5%。儿童乳饮料摄入频率达到每周 3 次及以上的比例城市（12.9%）高于农村（7.7%），从大城市、中小城市、普通农村到贫困农村摄入频率依次降低，大城市为 15.1%，贫困农村仅为 4.3%。

（5）咖啡摄入频率分布：我国 6～17 岁儿童中，有 84.0% 不喝咖啡，对咖啡的摄入达到每周 1 次及以上的比例为 7.2%，女生与男生比例相当，随着年龄的增长，儿童对咖啡的摄入增加，从 6～8 岁、9～11 岁、12～14 岁到 15～17 岁比例分别为 1.8%、3.5%、9.1% 和 14.2%。儿童咖啡的摄入频率达到每周 1 次及以上的比例城市（10.4%）高于农村（3.6%），从大城市、中小城市、普通农村到贫困农村摄入频率依次降低，大城市为 14.3%，贫困农村仅为 1.4%。

（6）茶饮料摄入频率分布：我国 6～17 岁儿童中，有 64.3% 从不喝茶饮料，摄入达到每周 1 次及以上的比例为 18.1%，男生摄入频率达到每周 1 次及以上的比例（19.6%）略高于女生（16.6%），随着年龄的增长儿童对茶饮料的摄入也增加，从 6～8 岁、9～11 岁、12～14 岁到 15～17 岁比例分别为 9.9%、14.4%、21.0% 和 26.3%。儿童茶饮料的摄入频率达到每周 1 次及以上的比例城市（23.5%）高于农村（11.9%），从大城市、中小城市、普通农村到贫困农村依次降低，大城市儿童为 29.0%，贫困农村仅为 7.0%。

六、其他食物（详见附表 2-6-1～2-6-17）

（一）其他食物摄入量

1. 小吃甜品摄入量　本类食物包括各种传统的特色或风味小吃和甜点，如月饼、酥饼等。我国 6～17 岁儿童平均每人每天小吃甜品的摄入量为 8.9g，男生平均每人每天小吃甜品的摄入量为 9.4g，女生为 8.3g，摄入量随年龄增长而逐渐增高，6～8 岁、9～11 岁、12～14 岁和 15～17 岁分别为 7.3g、7.7g、9.7g、10.3g。城市和农村的儿童小吃甜品的日均摄入量分别为 11.7g 和 6.3g，从大城市、中小城市、普通农村到贫困农村日均摄入量依次降低，大城市儿童小吃甜食的日均摄入量为 14.0g，贫困农村仅为 3.2g（图 3-2-26）。

2. 速食摄入量　速食食品包括快餐食品、方便食品及休闲食品。我国 6～17 岁儿童平均每人每天速食的摄入量为 33.8g，其中男生的速食食品日均摄入量为 34.5g，女生为 33.1g；6～8

岁、9～11 岁、12～14 岁和 15～17 岁儿童速食的日均摄入量分别为 31.2g、32.4g、37.4g 和 34.2g。城市和农村儿童速食的日均摄入量分别为 44.5g 和 24.0g，从大城市、中小城市、普通农村到贫困农村摄入量依次降低，大城市儿童速食食品的日均摄入量为 69.0g，贫困农村仅为 17.6g。

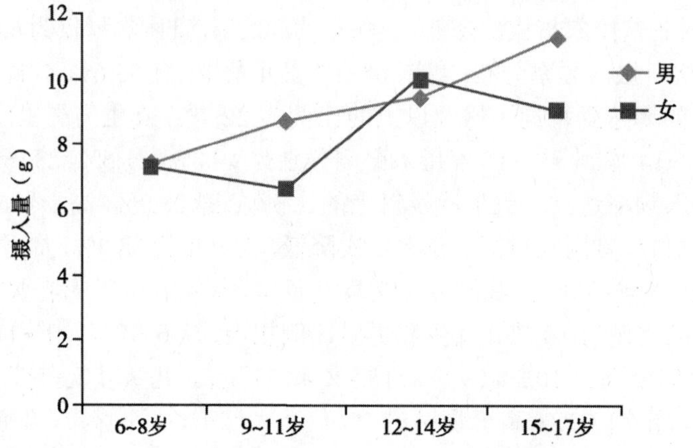

图 3-2-26 2010—2012 年中国城乡 6～17 岁儿童不同年龄组小吃甜品摄入量

3．糖、蜜饯类摄入量 该类食物包括糖、糖果及蜜饯类。我国 6～17 岁儿童平均每人每天糖、蜜饯类的摄入量为 0.7g，其中男生的糖、蜜饯类日均摄入量为 0.6g，女生为 0.8g，6～8 岁、9～11 岁、12～14 岁和 15～17 岁儿童速食的日均摄入量分别为 0.6g、0.8g、0.9g、0.6g。城市和农村儿童糖、蜜饯的摄入量分别为 0.9g 和 0.5g；从大城市、中小城市、普通农村到贫困农村摄入量依次降低，大城市儿童糖、蜜饯类日均摄入量为 1.0g，贫困农村仅为 0.2g。

（二）其他食物摄入频次

1．油炸食品摄入频次 我国 6～17 岁儿童每周食用油炸食品（如油条等）的频次达 2.3 次，男生和女生没有差别，从 6～8 岁、9～11 岁、12～14 岁到 15～17 岁儿童的油炸类食物摄入频次为 1.9 次 / 周、2.0 次 / 周、2.5 次 / 周、2.7 次 / 周。城市和农村食用油炸类食物的频次没有差别（图 3-2-27）。

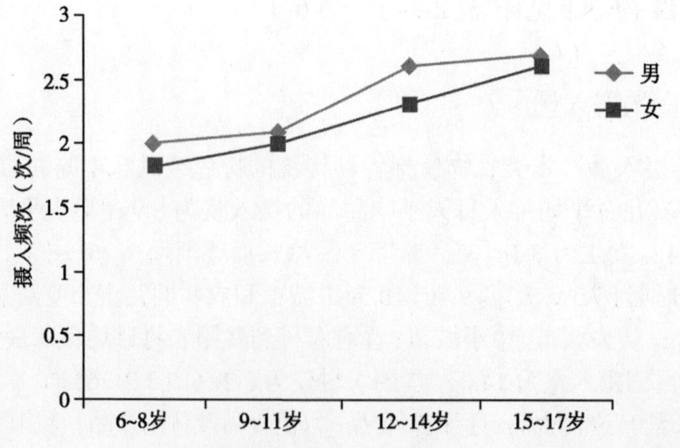

图 3-2-27 2010—2012 年中国城乡 6～17 岁儿童不同年龄组油炸类食物摄入频次

2. 休闲食品摄入频次 我国6～17岁儿童糕点、巧克力、油炸小食品、膨化食品、蜜饯等休闲食品的摄入比较普遍，达到平均每周8.7次。女生每周休闲食品的摄入频次略高于男生。6～8岁、9～11岁、12～14岁到15～17岁儿童休闲食品的摄入频次分别为7.6次/周、8.5次/周、9.4次/周和9.3次/周。城市和农村的儿童休闲食品的摄入频次分别为每周10.5次/周和6.7次/周。从大城市、中小城市、普通农村到贫困农村，儿童休闲食品的摄入频次依次降低，大城市儿童为12.2次/周，贫困农村为5.3次/周（图3-2-28～3-2-29）。

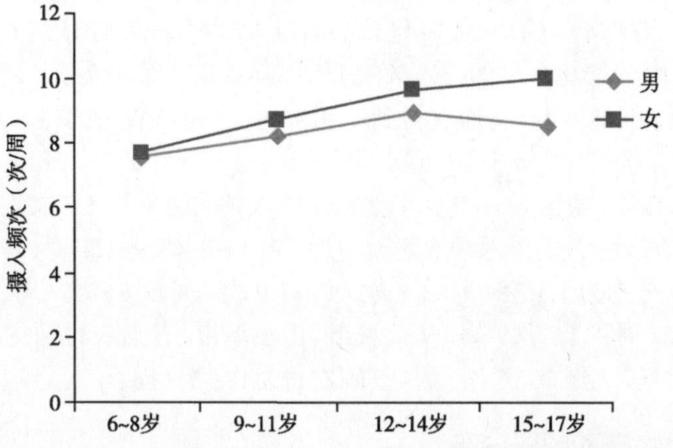

图3-2-28 2010—2012年中国城乡6～17岁儿童不同年龄组休闲食品摄入频次(性别分组)

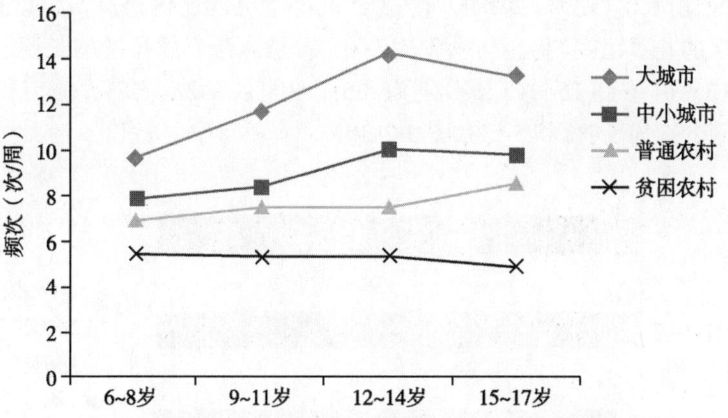

图3-2-29 2010—2012年中国城乡6～17岁儿童不同年龄组休闲食品摄入频次(城乡分组)

（1）糕点摄入频次：我国6～17岁儿童糕点摄入频次为平均4.1次/周，男生和女生没有差别，该频次随年龄增长逐渐增加，6～8岁、9～11岁、12～14岁到15～17岁儿童糕点的摄入频次分别为3.8次/周、4.0次/周、4.2次/周和4.3次/周。城市和农村的儿童糕点摄入频次分别为4.8次/周和3.2次/周；从大城市、中小城市、普通农村到贫困农村，儿童糕点的摄入频次依次降低，大城市儿童为5.5次/周，贫困农村为2.5次/周。

（2）巧克力摄入频次：我国6～17岁儿童巧克力摄入频次为平均0.8次/周，男生和女生没有差别，从6～8岁、9～11岁、12～14岁到15～17岁儿童巧克力的摄入频次分别为0.6次/周、0.7次/周、0.9次/周和0.8次/周。城市和农村儿童巧克力的摄入频次分别为每周

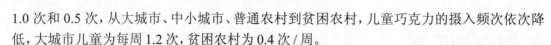

1.0 次和 0.5 次，从大城市、中小城市、普通农村到贫困农村，儿童巧克力的摄入频次依次降低，大城市儿童为每周 1.2 次，贫困农村为 0.4 次 / 周。

（3）油炸小食品摄入频次：我国 6～17 岁儿童油炸小食品摄入频次为平均 1.0 次 / 周，女生和男生摄入频次相同。随着年龄的增长，油炸小食品的摄入频次略有增加，从 6～8 岁、9～11 岁、12～14 岁到 15～17 岁儿童油炸小食品的摄入频次分别为 0.9 次 / 周、0.9 次 / 周、1.1 次 / 周和 1.0 次 / 周。城市和农村分别为 1.1 次 / 周和 0.9 次 / 周。

（4）膨化食品摄入频次：我国 6～17 岁儿童膨化食品摄入频次为平均 0.8 次 / 周，男生和女生没有差异。随着年龄的增长，膨化食品的摄入频次逐渐增加，从 6～8 岁、9～11 岁、12～14 岁到 15～17 岁膨化食品的摄入频次分别为 0.6 次 / 周、0.7 次 / 周、0.9 次 / 周和 0.9 次 / 周。从大城市、中小城市、普通农村到贫困农村，儿童巧克力的摄入频次依次降低，大城市儿童为每周 1.0 次，贫困农村为 0.6 次 / 周。

（5）蜜饯摄入频次：我国 6～17 岁儿童蜜饯摄入频次为平均 1.7 次 / 周，女生略高于男生。随着年龄的增长，蜜饯的摄入频次逐渐增加，从 6～8 岁、9～11 岁、12～14 岁到 15～17 岁蜜饯的摄入频次分别为 1.3 次 / 周、1.8 次 / 周、1.9 次 / 周和 1.8 次 / 周。城市和农村摄入频次分别为 2.2 次 / 周和 1.2 次 / 周，从大城市、中小城市、普通农村到贫困农村，儿童蜜饯的摄入频次依次降低，大城市 2.7 次 / 周，贫困农村为 0.8 次 / 周。

（三）其他食物摄入频率分布

1．油炸食品摄入频率分布　吃油炸食品频率超过每天 1 次的儿童比例为 5.2%，几乎不吃油炸类食物的比例为 15.2%，每周吃 1～3 次油炸食品的比例最高，为 43.6%。每天吃油炸食品超过 1 次的儿童比例，男生与女生比例相当，摄入频率随年龄增长逐渐升高，从 6～8 岁、9～11 岁、12～14 岁到 15～17 岁分别为 3.5%、3.8%、6.6%、6.8%，城市和农村儿童油炸食品的摄入比例分别为 5.4% 和 5.1%（图 3-2-30）。

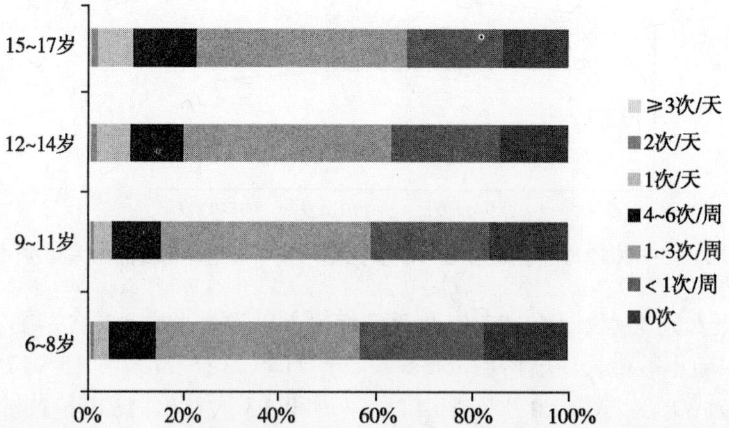

图 3-2-30　2010—2012 年中国城乡 6～17 岁儿童不同年龄组油炸食品摄入频率分布

2．休闲食品摄入频率分布　我国 6～17 岁儿童对休闲食品的摄入比较普遍，达到每天 1 次及以上的比例为 43.4%；仅有 4.9% 的儿童从不食用此类食品，男生与女生比例相当。从 6～8 岁、9～11 岁、12～14 岁到 15～17 岁儿童达到每天 1 次及以上的比例为分别为

40.8%、44.2%、43.9%、44.2%。城市和农村儿童休闲食品的摄入频率达到每天1次以上的比例分别为53.3%和32.1%，从大城市、中小城市、普通农村到贫困农村摄入频率依次降低，大城市为61.6%，贫困农村为仅为23.5%。

（1）糕点摄入频率分布：我国6～17岁儿童对糕点的摄入达到每天1次及以上的比例为17.2%，仅有8.3%的儿童从不食用糕点，女生与男生比例相当，随着年龄的增长对糕点的摄入略有增加，从6～8岁、9～11岁、12～14岁到15～17岁儿童比例分别为14.9%、16.6%、18.4%、18.6%。城市和农村儿童的摄入频率达到每天1次的比例分别为22.5%和11.2%，从大城市、中小城市、普通农村到贫困农村，摄入频率依次降低，大城市为27.8%，贫困农村为仅为9.0%。

（2）巧克力摄入频率分布：我国6～17岁儿童中，有39.2%不吃巧克力，摄入达到每周1次及以上的比例为28.1%，女生和男生比例相当，从6～8岁、9～11岁、12～14岁到15～17岁儿童巧克力的摄入频率比例分别为26.0%、28.3%、30.7%、27.1%。城市儿童达到每周一次以上的比例（34.4%）高于农村（21.0%），从大城市、中小城市、普通农村到贫困农村摄入频率依次降低，大城市为41.1%，贫困农村仅为13.9%。

（3）油炸小食品摄入频率分布：我国6～17岁儿童中，有35.5%不吃油炸小食品，摄入频率达到每周1次及以上的比例为36.5%，女生与男生比例相当，从6～8岁、9～11岁、12～14岁到15～17岁，儿童油炸小食品的摄入频率比例分别为35.1%、35.1%、38.7%、36.9%。摄入频率达到每周1次以上的比例城市（39.3%）高于农村（33.3%），从大城市、中小城市、普通农村到贫困农村逐渐降低，大城市为43.1%，贫困农村则为28.4%。

（4）膨化食品摄入频率分布：我国6～17岁儿童中，有50.1%不吃膨化食品，对膨化食品的摄入达到每周1次及以上的比例为28.3%，女生与男生比例相当，随着年龄的增长儿童对膨化食品的摄入增高，从6～8岁、9～11岁、12～14岁到15～17岁，儿童膨化食品的摄入频率达到每周1次及以上的比例分别为25.2%、26.0%、30.1%、31.6%。城市和农村儿童膨化食品的摄入频率分别为30.4%和25.9%，从大城市、中小城市、普通农村到贫困农村逐渐降低，大城市为33.6%，贫困农村则为19.3%。

（5）蜜饯摄入频率分布：我国6～17岁儿童中，有45%不吃蜜饯，对蜜饯的摄入频率达到每周3次及以上的比例约为16.3%，女生（18.3%）高于男生（14.4%），随着年龄的增长对蜜饯的摄入频率比例增高，从6～8岁、9～11岁、12～14岁到15～17岁，儿童蜜饯的摄入频率比例分别为12.8%、16.3%、17.6%、18.2%。城市和农村的儿童蜜饯摄入频率达到每周3次及以上的比例分别为21.9%和10.2%，从大城市、中小城市、普通农村、贫困农村依次降低，大城市为26.8%，贫困农村仅为6.4%。

七、主要食物摄入量分布（详见附表2-7-1～2-7-18）

（一）谷薯杂豆摄入量占推荐摄入量的比例

我国6～17岁儿童平均每人每天谷薯杂豆的摄入量达到推荐摄入量的164.5%，男生的摄入量达到推荐量的173.3%，女生达到推荐量的154.4%。6～8岁、9～11岁、12～14岁和15～17岁儿童谷薯杂豆的摄入量分别达到推荐摄入量的165.2%、173.0%、158.1%

和156.6%。城市儿童的摄入量达到推荐量的142.7%，低于农村儿童的179.6%，呈现随大城市、中小城市、普通农村、贫困农村逐渐增高的趋势，贫困农村儿童比例最高，达到205.7%。

有21.8%的6～17岁儿童谷薯杂豆的摄入量达到推荐量的80%～120%，67.1%的儿童达到推荐量的120%以上，男生达到120%以上的比例（71.3%）高于女生（62.4%），6～8岁、9～11岁、12～14岁和15～17岁儿童该比例分别为66.8%、71.2%、65.4%和62.5%。城市达到120%以上的比例（57.0%）低于农村（74.2%），贫困农村最高（82.2%）。

（二）蔬菜摄入量占推荐摄入量的比例

我国6～17岁儿童平均每人每天蔬菜摄入量占推荐摄入量的48.2%，男生的摄入量占推荐量的49.4%，女生占推荐量的46.7%。6～8岁、9～11岁、12～14岁和15～17岁儿童蔬菜摄入量分别占推荐摄入量的48.3%、52.2%、44.8%和45.3%。城市儿童的摄入量达到推荐量的51.3%，高于农村儿童的46.0%，呈现随大城市、中小城市、普通农村、贫困农村逐渐降低的趋势，大城市儿童比例最高，为54.4%，贫困农村儿童比例最低，为41.7%。

仅有13.7%的6～17岁儿童蔬菜的摄入量达到推荐量的80%以上，男生该比例为14.9%，女生为12.3%，6～8岁、9～11岁、12～14岁和15～17岁儿童该比例分别为13.7%、16.8%、11.3%和11.4%。城市儿童蔬菜摄入达到推荐量80%以上的比例为15.2%，农村地区为12.7%，呈现随大城市、中小城市、普通农村、贫困农村依次降低的趋势，大城市最高，为16.7%，贫困农村最低（10.7%）。

（三）水果摄入量占推荐摄入量的比例

我国6～17岁儿童平均每人每天水果摄入量占推荐摄入量的22.2%，男生的摄入量占推荐量的22.0%，女生占推荐量的22.3%。6～8岁、9～11岁、12～14岁和15～17岁儿童水果摄入量分别占推荐摄入量的24.1%、26.1%、19.5%和15.3%。城市儿童的摄入量达到推荐量的26.6%，高于农村儿童的19.0%。

仅有8.6%的6～17岁儿童水果的摄入量达到推荐量的80%以上，男生该比例为8.5%，女生为8.8%，6～8岁、9～11岁、12～14岁和15～17岁儿童该比例分别为9.7%、11.7%、6.4%和4.3%。城市儿童水果摄入达到推荐量80%以上的比例为10.5%，农村地区为7.3%，大城市最高，为14.5%，贫困农村最低（6.0%）。

（四）禽畜肉摄入量占推荐摄入量的比例

我国6～17岁儿童平均每人每天禽畜肉摄入量达到推荐摄入量的168.1%，男生的摄入量达到推荐量的178.5%，高于女生的156.2%。6～8岁、9～11岁、12～14岁和15～17岁儿童禽畜肉摄入量分别达到推荐摄入量的162.6%、184.5%、162.0%和156.4%。城市儿童的摄入量达到推荐量的205.8%，高于农村儿童的141.8%，呈现随大城市、中小城市、普通农村、贫困农村逐渐降低的趋势，大城市儿童比例最高，为251.0%，贫困农村儿童比例最低，为113.2%。

有12.6%的6～17岁儿童禽畜肉的摄入量达到推荐量的80%～120%，52.2%的儿童达到推荐量的120%以上，男生达到120%以上的比例（54.5%）高于女生（49.5%），6～8岁、

9～11岁、12～14岁和15～17岁儿童该比例分别为51.0%、55.5%、51.2%和49.5%。城市达到120%以上的比例（63.2%）高于农村（44.5%），呈现随大城市、中小城市、普通农村、贫困农村逐渐依次降低的趋势，大城市儿童禽畜肉摄入达到推荐量120%以上的比例最高，为75.5%，贫困农村最低，为35.9%。

（五）水产类摄入量占推荐摄入量的比例

我国6～17岁儿童平均每人每天水产类摄入量占推荐摄入量的37.8%，男生的摄入量达到推荐量的39.0%，女生为36.5%。6～8岁、9～11岁、12～14岁和15～17岁儿童水产类摄入量分别达到推荐摄入量的37.2%、40.8%、34.5%和38.2%。城市儿童的摄入量占推荐量的61.5%，高于农村儿童的21.4%，呈现随大城市、中小城市、普通农村、贫困农村逐渐降低的趋势，大城市儿童比例最高，为67.5%，贫困农村儿童比例最低，为16.5%。

我国仅有17.4%的6～17岁儿童水产品的摄入量达到推荐量的80%以上，其中男生该比例为18.0%，女生为16.7%，6～8岁、9～11岁、12～14岁和15～17岁儿童该比例分别为17.1%、18.7%、15.1%和19.1%。城市儿童水产品摄入达到推荐量80%以上的比例为27.6%，农村地区为10.3%，呈现随大城市、中小城市、普通农村、贫困农村逐渐依次降低的趋势，大城市最高为30.8%，贫困农村最低为7.7%。

（六）蛋类摄入量占推荐摄入量的比例

我国6～17岁儿童平均每人每天蛋类摄入量占推荐摄入量的57.7%，男生的摄入量占推荐量的60.2%，高于女生的54.9%。6～8岁、9～11岁、12～14岁和15～17岁儿童蛋类摄入量分别占推荐摄入量的69.9%、59.0%、48.2%和46.9%。城市儿童的摄入量占推荐量的75.7%，高于农村儿童的45.2%，呈现随大城市、中小城市、普通农村、贫困农村逐渐降低的趋势，大城市儿童比例最高，为88.1%，贫困农村儿童比例最低，为38.1%。

有11.7%的6～17岁儿童蛋类的摄入量达到推荐量的80%～120%，17.2%的儿童达到推荐量的120%以上，男生达到120%以上的比例为18.6%，女生为15.5%。6～8岁、9～11岁、12～14岁和15～17岁儿童该比例分别为22.9%、18.6%、12.6%和10.7%。城市达到120%以上的比例（24.0%）高于农村（12.4%），呈现随大城市、中小城市、普通农村、贫困农村逐渐依次降低的趋势，大城市儿童蛋类摄入达到推荐量120%以上的比例最高，为29.2%，贫困农村最低，为9.7%。

（七）奶及奶制品摄入量占推荐摄入量的比例

我国6～17岁儿童平均每人每天奶及奶制品摄入量占推荐摄入量的13.5%，男生的摄入量占推荐量的13.7%，女生的摄入量占推荐量的13.2%。6～8岁、9～11岁、12～14岁和15～17岁儿童奶及奶制品摄入量分别占推荐摄入量的14.3%、13.3%、13.3%和12.6%。城市儿童的摄入量占推荐量的23.4%，高于农村儿童的6.6%，呈现随大城市、中小城市、普通农村、贫困农村逐渐降低的趋势，大城市儿童比例最高，为35.5%，贫困农村儿童比例最低，为4.1%。

仅有4.2%的6～17岁儿童奶及奶制品的摄入量达到推荐量的80%以上，男生该比例为4.6%，女生为3.8%，6～8岁、9～11岁、12～14岁和15～17岁儿童该比例分别为4.4%、

3.6%、4.6% 和 4.3%。城市儿童奶及奶制品摄入达到推荐量 80% 以上的比例为 8.4%，农村地区为 1.3%，呈现随大城市、中小城市、普通农村、贫困农村逐渐依次降低的趋势，大城市最高为 13.9%，贫困农村最低为 1.0%。

（八）大豆及其制品摄入量占推荐摄入量的比例

我国 6～17 岁儿童平均每人每天大豆及其制品摄入量占推荐摄入量的 7.3%，男生的摄入量占推荐量的 7.0%，女生摄入量占推荐量的 7.5%。6～8 岁、9～11 岁、12～14 岁和 15～17 岁儿童大豆及其制品摄入量分别占推荐摄入量的 6.7%、7.6%、7.6% 和 7.0%。城市儿童的摄入量占推荐量的 7.6%，农村儿童为 7.0%，大城市儿童比例最高，为 8.0%，普通农村儿童比例最低，为 6.4%。

仅有 0.7% 的 6～17 岁儿童大豆及其制品的摄入量达到推荐量的 80% 以上，男生与女生该比例均为 0.7%，6～8 岁、9～11 岁、12～14 岁和 15～17 岁儿童该比例分别为 0.4%、0.9%、0.9% 和 0.5%。城市儿童大豆及其制品摄入达到推荐量 80% 以上的比例为 0.5%，农村地区为 0.8%，贫困农村最高为 1.2%，中小城市最低为 0.4%。

（九）坚果摄入量占推荐摄入量的比例

我国 6～17 岁儿童平均每人每天坚果摄入量占推荐摄入量的 31.3%，男生的摄入量占推荐量的 29.8%，低于女生的 33.0%。6～8 岁、9～11 岁、12～14 岁和 15～17 岁儿童坚果摄入量分别占推荐摄入量的 29.8%、33.6%、32.0% 和 28.6%。城市儿童的摄入量占推荐量的 32.8%，农村儿童的比例为 30.2%，中小城市儿童比例最高，为 33.8%，贫困农村儿童比例最低，为 28.2%。

我国有 9.1% 的 6～17 岁儿童坚果的摄入量达到推荐量的 80% 以上，男生该比例为 8.8%，女生为 9.4%，6～8 岁、9～11 岁、12～14 岁和 15～17 岁儿童该比例分别为 9.3%、10.0%、8.5% 和 7.8%。城市儿童坚果摄入达到推荐量 80% 以上的比例为 10.8%，农村地区为 7.9%，中小城市最高为 11.1%，贫困农村最低为 6.7%。

第三节　能量及主要营养素摄入

我国 6～17 岁儿童能量、蛋白质和脂肪摄入量基本达到推荐的范围，部分微量营养素摄入不足的问题依然存在。绝大部分儿童膳食钙摄入不足，大部分儿童存在维生素 A、硫胺素、核黄素和维生素 C 摄入不足；仍有部分儿童铁和锌也摄入不足。各营养素的摄入量男女性别差异不大，摄入量随年龄增长呈现逐渐增加的趋势。城乡不同地区儿童营养素摄入水平存在一定差异。

一、能量和主要营养素摄入量（详见附表 3-1-1～3-1-14）

（一）能量摄入量

我国 6～17 岁儿童膳食能量摄入量为平均每人每天 1766.4kcal，男生平均为每人每天

1861.2kcal，高于女生的1657.6kcal。儿童的能量摄入量随年龄增长而增加，6～8岁、9～11岁、12～14岁和15～17岁分别为1464.9kcal、1652.3kcal、1910.1kcal和1971.0kcal。城市儿童的能量摄入量平均为每人每天1646.1kcal，低于农村的1876.3kcal，贫困农村最高，达到1981.1kcal，中小城市最低，为1613.6kcal（图3-3-1）。

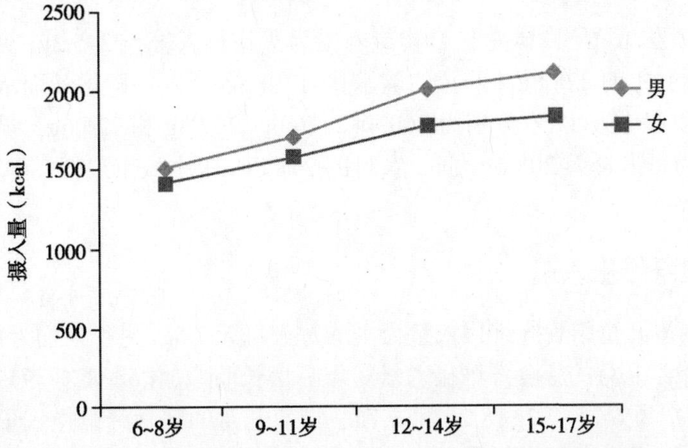

图3-3-1 2010—2012年中国城乡6～17岁儿童不同年龄组能量摄入量

（二）蛋白质摄入量

我国6～17岁儿童膳食蛋白质摄入量为平均每人每天53.6g，男生平均为每人每天56.3g，高于女生的50.5g。儿童的蛋白质摄入量随年龄增长而增加，6～8岁、9～11岁、12～14岁和15～17岁分别为44.3g、50.7g、56.8g和60.5g。城市儿童的蛋白质摄入量平均为每人每天54.4g，农村为52.9g，大城市最高，达到65.9g，中小城市和普通农村最低，为52.7g（图3-3-2）。

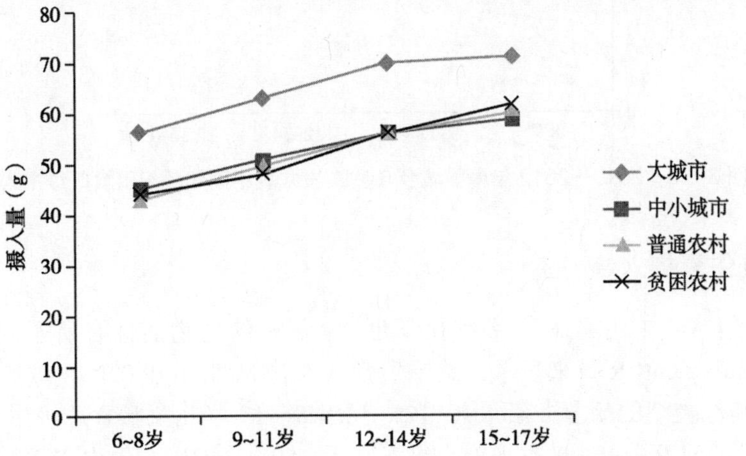

图3-3-2 2010—2012年中国城乡6～17岁儿童不同年龄组蛋白质摄入量

（三）脂肪摄入量

我国6～17岁儿童膳食脂肪摄入量为平均每人每天65.3g，男生平均为每人每天68.3g，高于女生的 61.9g。儿童的脂肪摄入量随年龄增长而增加，6～8 岁、9～11 岁、12～14 岁和 15～17 岁分别为 55.5g、62.2g、70.3g 和 71.3g。城市儿童的脂肪摄入量平均为每人每天 67.8g，高于农村的 63.0g，大城市最高，达到 80.5g；贫困农村最低，为 57.7g。

（四）碳水化合物摄入量

我国 6～17 岁儿童膳食碳水化合物摄入量为平均每人每天 245.3g，男生平均为每人每天 259.7g，高于女生的 228.8g。儿童的碳水化合物摄入量随年龄增长而增加，6～8 岁、9～11 岁、12～14 岁和 15～17 岁分别为 200.4g、226.6g、267.3g 和 276.6g。城市儿童碳水化合物摄入量平均为每人每天 208.6g，低于农村的 278.8g，中小城市最低，为 206.2g；贫困农村最高，达到 316.6g。

（五）膳食纤维摄入量

我国 6～17 岁儿童膳食纤维摄入量为平均每人每天 7.6g，男生平均为每人每天 7.9g，略高于女生的 7.3g。儿童的膳食纤维摄入量随年龄增长而增加，6～8 岁、9～11 岁、12～14 岁和 15～17 岁分别为 6.1g、7.2g、8.2g 和 8.7g。城市儿童的膳食纤维摄入量平均为每人每天 7.1g，低于农村的 8.1g，贫困农村最高，达到 8.5g；中小城市最低，为 7.0g（图 3-3-3）。

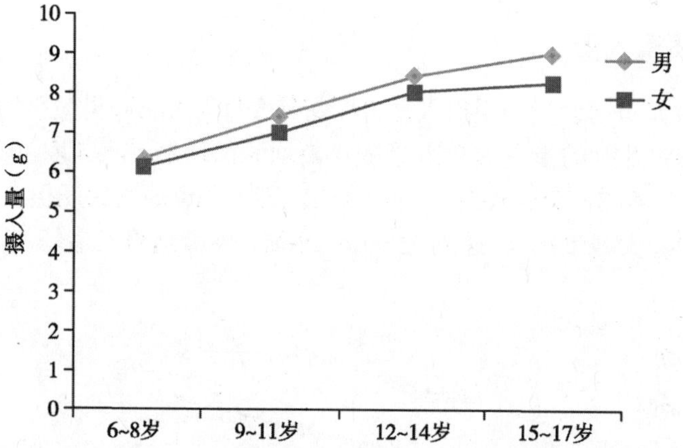

图 3-3-3　2010—2012 年中国城乡 6～17 岁儿童不同年龄组膳食纤维摄入量

（六）维生素摄入量

1．维生素 A　维生素 A 有多种化学形式，每种的生物活性有所不同，用视黄醇当量（retinol equivalent，RE）来表示。总维生素 A 生物活性（μgRE）= 视黄醇（μg）+β- 胡萝卜（μg）/6+ 其他类型的胡萝卜素（μg）/12。我国 6～17 岁儿童膳食总维生素 A 摄入量为平均每人每天 351.9μgRE，男生平均为每人每天 359.9μgRE，女生为 342.8μgRE。儿童的总维生素 A 摄入量随年龄增长而增加，6～8 岁、9～11 岁、12～14 岁和 15～17 岁分别为 286.7μgRE、324.2μgRE、356.9μgRE 和 418.0μgRE。城市儿童的总维生素 A 摄入量均为每人每天 389.1μgRE，高于农村的 317.9μgRE，大城市最高，达到 482.7μgRE，贫困农村最低，为 242.9μgRE（图 3-3-4）。

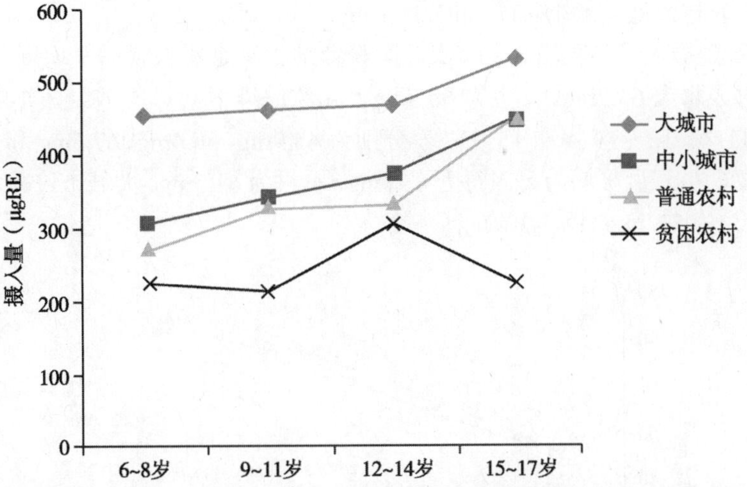

图 3-3-4 2010—2012 年中国城乡 6～17 岁儿童不同年龄组维生素 A 摄入量

2. 硫胺素摄入量　我国 6～17 岁儿童膳食硫胺素摄入量为平均每人每天 0.7mg，男生平均为每人每天 0.8mg，女生为 0.7mg。儿童的硫胺素摄入量随年龄增长而增加，6～8 岁、9～11 岁、12～14 岁和 15～17 岁分别为 0.6mg、0.7mg、0.8mg 和 0.8mg。城市儿童的硫胺素摄入量平均为每人每天 0.7mg，农村为 0.8mg（图 3-3-5）。

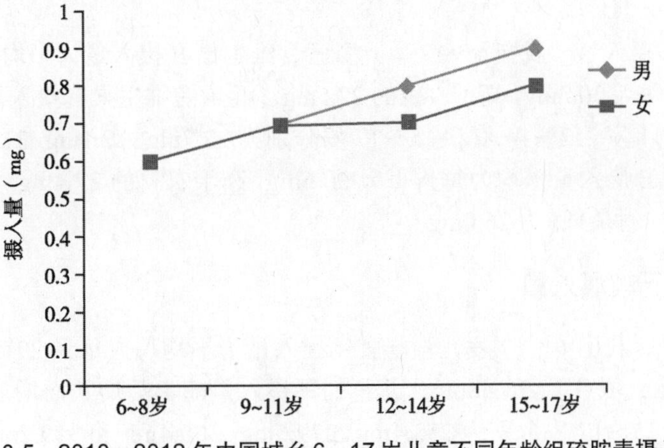

图 3-3-5 2010—2012 年中国城乡 6～17 岁儿童不同年龄组硫胺素摄入量

3. 核黄素摄入量　我国 6～17 岁儿童膳食核黄素摄入量为平均每人每天 0.6mg，男生平均为每人每天 0.7mg，女生为 0.6mg。儿童的硫胺素摄入量随年龄增长略有增加，6～8 岁、9～11 岁、12～14 岁和 15～17 岁分别为 0.5mg、0.6mg、0.7mg 和 0.7mg。城市儿童的核黄素摄入量平均为每人每天 0.7mg，农村为 0.6mg，大城市最高，达到 0.9mg；贫困农村最低，为 0.5mg。

4. 烟酸摄入量　我国 6～17 岁儿童膳食烟酸摄入量为平均每人每天 11.7mg，男生平均为每人每天 12.4mg，高于女生的 11.1mg。儿童的烟酸摄入量随年龄增长而增加，6～8 岁、9～11 岁、12～14 岁和 15～17 岁分别为 9.3mg、11.1mg、12.6mg 和 13.4mg。城市儿童的烟酸摄入量平均为每人每天 12.4mg，高于农村的 11.2mg，大城市儿童最高，达到 15.2mg；普通农村和贫困农村最低，分别为11.2mg、11.1mg。

5. 维生素C摄入量 我国6～17岁儿童膳食维生素C摄入量为平均每人每天62.1mg，男生平均为每人每天63.2mg，女生为60.9mg。儿童的维生素C摄入量随年龄增长而增加，6～8岁、9～11岁、12～14岁和15～17岁分别为45.9mg、56.4mg、67.6mg和74.5mg。城市儿童的维生素C摄入量平均为每人每天63.0mg，农村为61.3mg，大城市最高，达到75.2mg；贫困农村最低，为59.7mg（图3-3-6）。

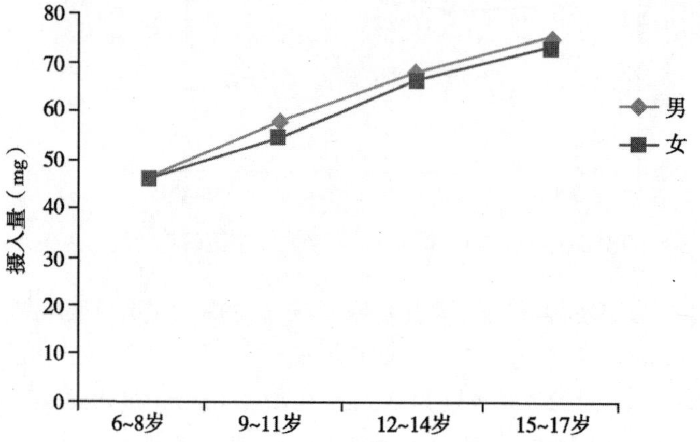

图3-3-6 2010—2012年中国城乡6～17岁儿童不同年龄组维生素C摄入量

6. 维生素E摄入量 我国6～17岁儿童膳食维生素E摄入量为平均每人每天28.9mg，男生平均为每人每天30.2mg，高于女生的27.5mg。儿童的维生素E摄入量随年龄增长而增加，6～8岁、9～11岁、12～14岁和15～17岁分别为22.7mg、27.1mg、31.4mg、33.1mg。城市儿童的维生素E摄入量平均为每人每天30.6mg，高于农村的27.4mg，中小城市最高，达到30.9mg；普通农村最低，为26.0mg。

（七）宏量元素摄入量

1. 钙摄入量 我国6～17岁儿童膳食钙摄入量为平均每人每天291.6mg，男生平均为每人每天298.5mg，女生为283.8mg。儿童的钙摄入量随年龄增长而增加，6～8岁、9～11岁、12～14岁和15～17岁分别为253.4mg、279.6mg、305.4mg和319.2mg。城市儿童的钙摄入量平均为每人每天328.8mg，高于农村的257.6mg，大城市最高，达到422.4mg；贫困农村最低，为240.6mg（图3-3-7）。

2. 镁摄入量 我国6～17岁儿童膳食镁摄入量为平均每人每天222.9mg，男生平均为每人每天232.9mg，略高于女生的211.5mg。儿童的镁摄入量随年龄增长而增加，6～8岁、9～11岁、12～14岁和15～17岁分别为181.0mg、208.8mg、237.0mg和254.6mg。城市儿童的镁摄入量平均为每人每天215.4mg，略低于农村的229.8mg，大城市最高，为243.5mg；中小城市最低，为211.3mg。

3. 钠摄入量 我国6～17岁儿童膳食钠摄入量为平均每人每天4205.1mg，男生平均为每人每天4417.8mg，高于女生的3961.2mg。儿童的钠摄入量随年龄增长而增加，6～8岁、9～11岁、12～14岁和15～17岁分别为3535.9mg、4031.0mg、4561.6mg和4573.0mg。城市儿童的钠摄入量平均为每人每天4122.0mg，与农村的4281.0mg相近，大城市最高，达到4391.4mg；贫困农村最低，为4160.2mg。

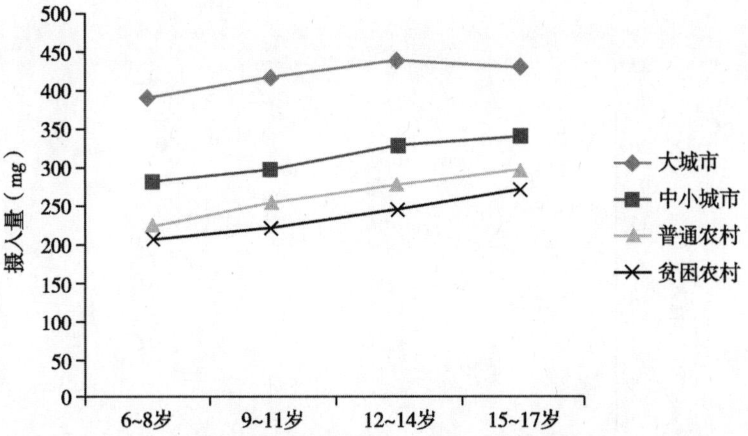

图3-3-7 2010—2012年中国城乡6～17岁儿童不同年龄组钙摄入量

4. 钾摄入量 我国6～17岁儿童膳食钾摄入量为平均每人每天1306.1mg，男生平均为每人每天1347.9mg，高于女生的1258.2mg。儿童的钾摄入量随年龄增长而增加，6～8岁、9～11岁、12～14岁和15～17岁分别为1068.3mg、1244.9mg、1383.7mg和1473.2mg。城市儿童的钾摄入量平均为每人每天1329.5mg，高于农村的1284.7mg，大城市最高，为1649.8mg；贫困农村最低，为1236.1mg。

5. 磷摄入量 我国6～17岁儿童膳食磷摄入量为平均每人每天777.5mg，男生平均为每人每天815.4mg，高于女生的734.0mg。儿童的磷摄入量随年龄增长而增加，从6～8岁、9～11岁、12～14岁和15～17岁分别为643.3mg、731.2mg、826.1mg和876.9mg。城市儿童的磷摄入量平均为每人每天783.2mg，与农村的772.3mg相近，大城市最高，达到919.3mg；普通农村最低，为762.7mg。

（八）微量元素摄入量

1. 铁摄入量 我国6～17岁儿童膳食铁摄入量为平均每人每天17.1mg，男生平均为每人每天18.0mg，略高于女生的16.0mg。儿童的铁摄入量随年龄增长而增加，6～8岁、9～11岁、12～14岁和15～17岁分别为13.6mg、15.9mg、18.3mg和19.7mg。城市儿童的铁摄入量平均为每人每天17.3mg，与农村的16.9mg相近，大城市最高，为19.0mg；普通农村最低，为16.8mg（图3-3-8）。

2. 锌摄入量 我国6～17岁儿童膳食锌摄入量为平均每人每天8.9mg，男生平均为每人每天9.4mg，高于女生的8.3mg。儿童的锌摄入量随年龄增长而增加，6～8岁、9～11岁、12～14岁和15～17岁分别为7.2mg、8.3mg、9.5mg和10.1mg。城市儿童的锌摄入量平均为每人每天8.8mg，与农村的8.9mg相近，大城市最高，为10.3mg；中小城市最低，为8.6mg（图3-3-9）。

3. 硒摄入量 我国6～17岁儿童膳食硒摄入量为平均每人每天37.1μg，男生平均为每人每天39.7μg，高于女生的34.1μg。儿童的硒摄入量随年龄增长而增加，6～8岁、9～11

岁、12～14岁和15～17岁分别为31.2μg、34.4μg、38.8μg和42.3μg。城市儿童的硒摄入量平均为每人每天39.2μg，高于农村的35.2μg，大城市最高，达到45.7μg；贫困农村最低，为33.7μg。

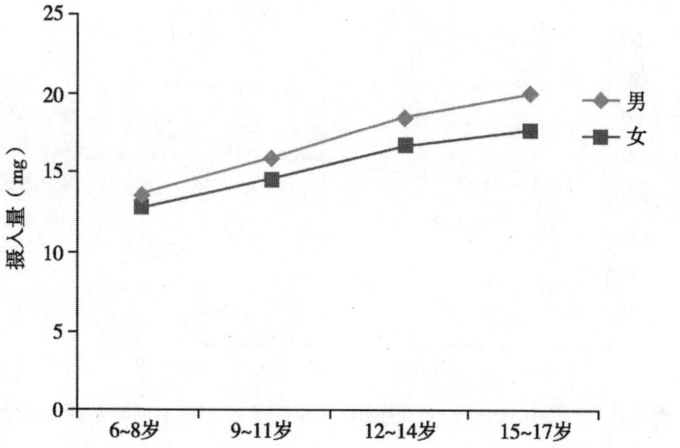

图3-3-8　2010—2012年中国城乡6～17岁儿童不同年龄组铁摄入量

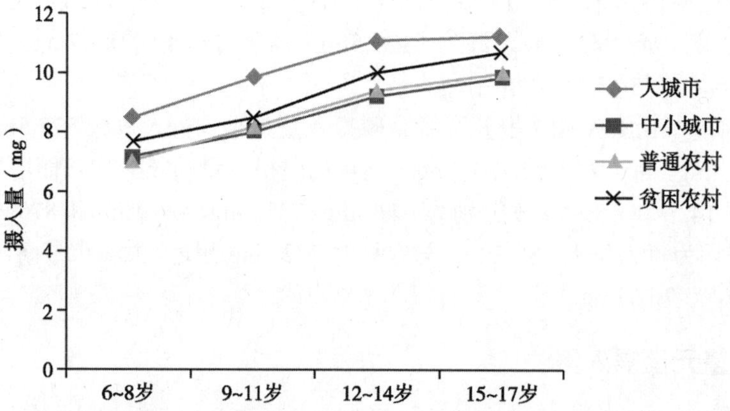

图3-3-9　2010—2012年中国城乡6～17岁儿童不同年龄组锌摄入量

二、营养素的摄入量分布（详见附表3-2-1～3-2-5）

（一）维生素A摄入量分布

儿童存在维生素A摄入不足风险（低于EAR）的比例较高，75.3%的儿童膳食维生素A摄入量低于EAR，男生摄入量低于EAR的比例为75.9%，与女生的74.7%相近。6～8岁、9～11岁、12～14岁和15～17岁儿童摄入量低于EAR的比例分别为71.0%、75.1%、79.0%和78.5%。农村儿童摄入量低于EAR的比例为81.6%，高于城市的66.3%，贫困农村最高，为84.9%；大城市最低，为59.1%（图3-3-10）。

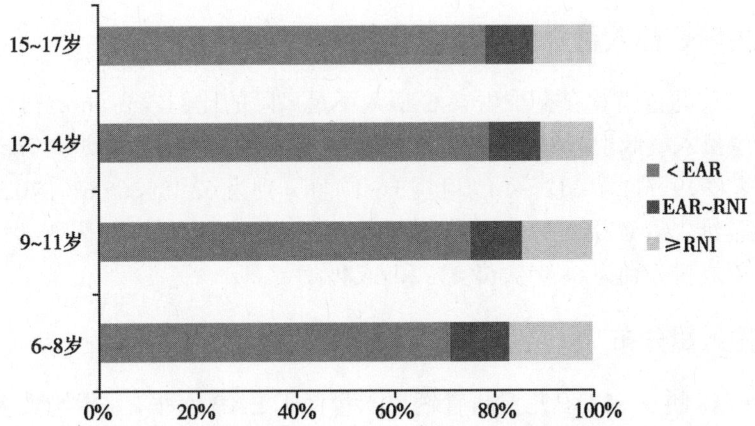

图 3-3-10 2010—2012 年中国城乡 6～17 岁儿童不同年龄组维生素 A 摄入量分布

（二）硫胺素摄入量分布

我国 6～17 岁儿童膳食存在硫胺素摄入不足风险的比例较高，76.1% 的儿童摄入量低于 EAR，男生摄入量低于 EAR 的比例为 73.9%，略低于女生的 78.5%。硫胺素摄入量低于 EAR 的比例随年龄增长而增加，6～8 岁、9～11 岁、12～14 岁和 15～17 岁分别为 69.6%、74.0%、81.9% 和 83.4%。城市硫胺素摄入量低于 EAR 的比例为 78.2%，与农村的 74.6% 相近，中小城市最高，为 82.4%；大城市最低，为 72.2%。

（三）核黄素的摄入量分布

我国 6～17 岁儿童膳食存在核黄素摄入不足风险的比例较高，84.8% 的儿童摄入量低于 EAR，男生摄入量低于 EAR 的比例，与女生相同。核黄素摄入量低于 EAR 的比例随年龄增长而增加，6～8 岁、9～11 岁、12～14 岁和 15～17 岁分别为 79.7%、83.7%、89.4% 和 89.5%。农村儿童核黄素摄入量低于 EAR 的比例为 89.5%，高于城市的 77.9%，贫困农村最高，为 91.5%；大城市最低，为 66.9%（图 3-3-11）。

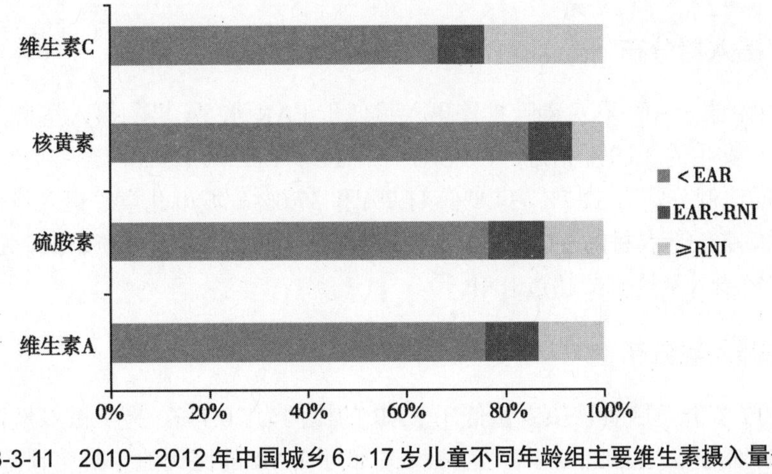

图 3-3-11 2010—2012 年中国城乡 6～17 岁儿童不同年龄组主要维生素摄入量分布

（四）维生素C摄入量分布

我国6～17岁儿童膳食存在维生素C摄入不足风险的比例较高，66.4%的儿童摄入量低于EAR，男生摄入量低于EAR的比例为65.3%，与女生的67.5%相近。该比例随年龄增长而增加，6～8岁、9～11岁、12～14岁和15～17岁分别为62.1%、65.6%、70.3%和69.7%。城市和农村儿童维生素C摄入量低于EAR的比例相近，大城市最低，为58.9%，中小城市、普通农村和贫困农村分别为68.9%、68.1%和66.4%。

（五）钙摄入量分布

我国有98.8%的6～17岁儿童膳食钙摄入量低于EAR水平，显示绝大多数儿童都存在膳食钙摄入不足的风险，男生摄入量低于EAR的比例为98.5%，与女生的99.0%相近。各年龄组儿童之间没有差异，6～8岁、9～11岁、12～14岁和15～17岁分别为98.7%、99.1%、99.2%和97.7%。城市儿童摄入量低于EAR的比例为97.7%，与农村的99.6%相近（图3-3-12）。

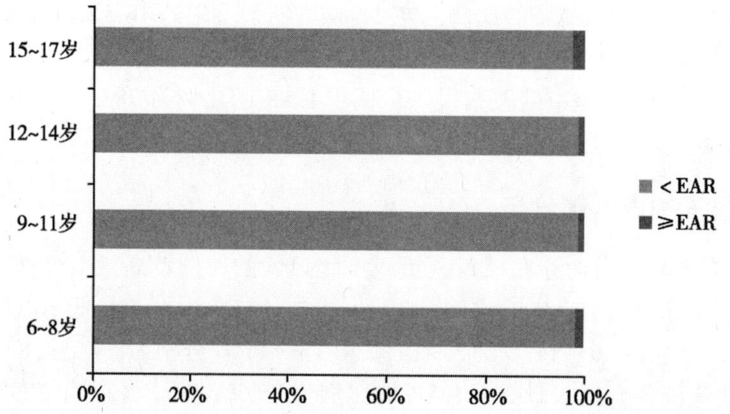

图3-3-12 2010—2012年中国城乡6～17岁儿童不同年龄组钙摄入量分布

（六）锌摄入量分布

我国36.2%的6～17岁儿童膳食锌摄入量低于EAR水平，男生摄入量低于EAR的比例为35.7%，与女生的36.9%相近。6～8岁、9～11岁、12～14岁和15～17岁儿童锌摄入量低于EAR的比例分别为32.7%、34.8%、41.7%和37.0%。城市儿童锌摄入量低于EAR的比例为33.9%，略低于农村的37.9%，中小城市最高，为41.2%；大城市最低，为23.3%。有47.9%的儿童锌摄入量达到或超过RNI。

（七）铁摄入量分布

我国6～17岁儿童膳食铁摄入量低于EAR的比例为20.7%。男生摄入量低于EAR的比例为13.4%，低于女生的28.9%。男生摄入量低于EAR的比例随年龄增长基本上逐渐降低，6～8岁、9～11岁、12～14岁和15～17岁分别为16.3%、13.6%、10.7%和11.1%，而女生在12～14岁最高，6～8岁、9～11岁、12～14岁和15～17岁分别为20.3%、28.2%、38.6%和30.9%。城市儿童摄入量低于EAR的比例为19.2%，略低于农村的21.6%，大城市最低，为16.3%；贫困农村最高，为22.5%。达到或超过RNI水平的儿童为54.8%（图3-3-13）。

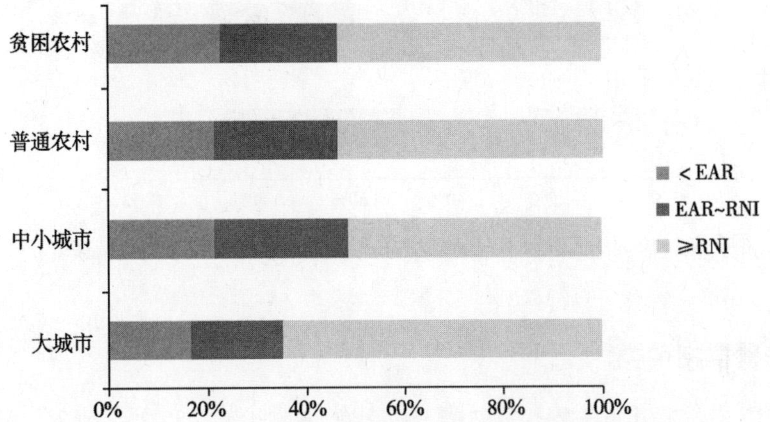

图3-3-13 2010—2012年中国城乡6～17岁儿童铁摄入量分布

第四节 膳食构成

我国6～17岁儿童早餐摄入食物达到三类及以上的比例不到1/2，约三成的儿童早餐摄入了奶类或豆类及其制品。能量和宏量营养素主要来源于午餐和晚餐，早餐所占的比例较低。儿童平均脂肪供能比已超过30%，其中大城市和中小城市均已超过了35%。城市儿童和农村儿童蛋白质的食物来源结构有差异，大城市儿童膳食蛋白质来自动物性食物的比例接近1/2，而贫困农村儿童该比例仅为1/5。来源于奶及奶制品的钙比例不足一成。

一、三餐食物种类（详见附表4-1-1～4-1-3）

（一）早餐食物种类

我国6～17岁学龄儿童早餐摄入3类及以上食物的比例为41.7%，32.8%的儿童早餐摄入2类食物，25.5%的儿童摄入1类及以下。早餐摄入3类及以上的比例随年龄增长逐渐降低，6～8岁、9～11岁、12～14岁和15～17岁儿童的摄入比例分别为45.1%、41.3%、40.9%和37.7%。城市儿童早餐摄入3类及以上食物的比例（45.9%）高于农村儿童（38.8%），大城市儿童摄入3类及以上食物的比例最高（51.9%），贫困农村最低（29.6%）（图3-4-1）。

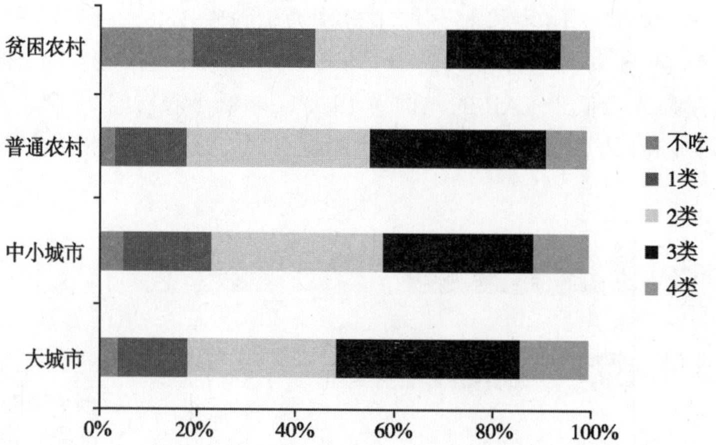

图 3-4-1 2010—2012 年中国城乡 6～17 岁儿童早餐食物摄入种类分布

（二）午餐食物种类

我国 6～17 岁学龄儿童午餐摄入 3 类及以上食物的比例为 82.2%，摄入 2 类食物的儿童占 14.5%，仅有 3.3% 的儿童摄入 1 类及以下。6～8 岁、9～11 岁、12～14 岁和 15～17 岁儿童午餐食物种类摄入 3 类及以上的比例分别为 82.0%、82.3%、82.7% 和 81.9%。城市儿童午餐摄入 3 类及以上食物的比例（91.3%）高于农村儿童（76.0%），大城市儿童摄入 3 类及以上食物的比例最高（93.9%），贫困农村最低（69.1%）。

（三）晚餐食物种类

我国 6～17 岁学龄儿童晚餐摄入 3 类及以上食物的比例为 81.8%，摄入 2 类食物的儿童占 16.2%，仅有 2.1% 的儿童摄入 1 类及以下。6～8 岁、9～11 岁、12～14 岁和 15～17 岁儿童晚餐食物种类摄入 3 类及以上的比例分别为 80.1%、81.2%、83.7% 和 82.9%。城市儿童晚餐摄入 3 类及以上食物的比例（87.7%）高于农村儿童（77.6%），大城市儿童摄入 3 类及以上食物的比例最高（95.4%），贫困农村最低（73.2%）。

二、各类食物三餐及零食食用率（详见附表 4-2-1～4-2-4）

（一）谷薯杂豆三餐食用率

我国 6～17 岁学龄儿童早餐、午餐、晚餐和零食摄入谷薯杂豆的人群比例分别为 88.3%、98.6%、99.6% 和 3.0%。6～8 岁、9～11 岁、12～14 岁和 15～17 岁儿童早餐谷薯杂豆的摄入比例分别为 91.3%、89.5%、88.7% 和 84.7%，午餐的摄入比例分别为 98.9%、99.0%、98.6% 和 98.1%，晚餐的摄入比例分别为 99.6%、99.6%、99.7% 和 99.5%，零食的摄入比例分别为 3.1%、3.1%、3.9%、2.3%，不同年龄段儿童均在晚餐摄入谷薯杂豆的比例最高。城市儿童早餐、午餐、晚餐谷薯杂豆的摄入比例分别为 87.0%、99.2%、99.5%，农村儿童的摄入比例分别为 89.4%、98.0%、99.7%，不同地区儿童在晚餐摄入谷薯杂豆的比例最高（图 3-4-2）。

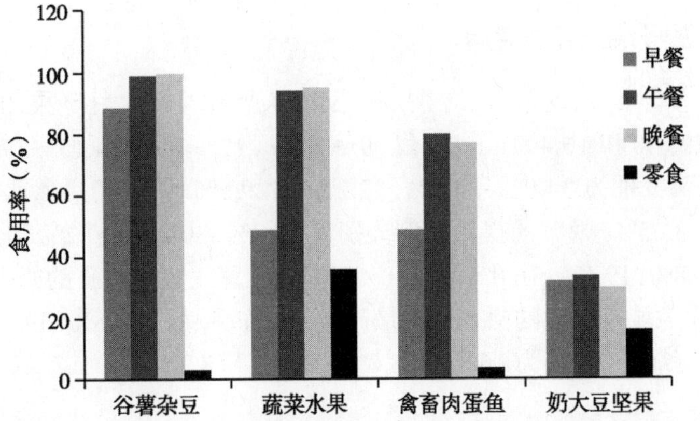

图 3-4-2　2010—2012 年中国城乡 6～17 岁儿童各类食物食用率

（二）蔬菜水果三餐食用率

我国 6～17 岁学龄儿童早餐、午餐、晚餐和零食摄入蔬菜水果的人群比例分别为 48.6%、93.5%、94.7% 和 35.9%。6～8 岁、9～11 岁、12～14 岁和 15～17 岁儿童早餐蔬菜水果的摄入比例分别为 51.5%、46.7%、47.0% 和 49.2%，午餐的摄入比例分别为 93.5%、94.8%、92.6% 和 93.3%，晚餐的摄入比例分别为 93.8%、95.6%、95.4% 和 94.1%，零食的摄入比例分别为 37.7%、40.5%、38.5% 和 29.2%。大城市儿童早餐蔬菜水果摄入比例最低，为 33.6%。

（三）禽畜肉蛋鱼三餐食用率

我国 6～17 岁学龄儿童早餐、午餐、晚餐和零食摄入禽畜肉蛋鱼的人群比例分别为 48.6%、80.1%、77.0% 和 3.6%。6～8 岁、9～11 岁、12～14 岁和 15～17 岁儿童早餐禽畜肉蛋鱼的摄入比例分别为 53.3%、51.8%、48.1% 和 43.2%，午餐的摄入比例分别为 81.5%、81.2%、80.6% 和 77.8%，晚餐的摄入比例分别为 77.0%、78.8%、80.9% 和 78.9%，零食的摄入比例分别为 5.0%、4.3%、3.6% 和 2.1%。大城市儿童早、中、晚餐摄入禽畜肉蛋鱼的比例最高，分别为 62.9%、95.6%、95.7%；贫困农村最低，分别为 32.0%、63.6%、68.8%（图 3-4-3）。

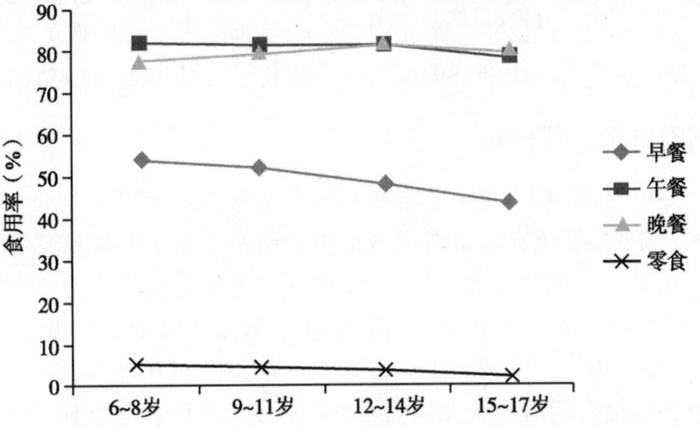

图 3-4-3　2010—2012 年中国城乡 6～17 岁儿童不同年龄组禽畜肉蛋鱼食用率

（四）奶大豆坚果三餐食用率

我国6～17岁学龄儿童早餐、午餐、晚餐和零食摄入奶大豆坚果的人群比例分别为32.0%、33.6%、29.6%和16.4%。6～8岁、9～11岁、12～14岁和15～17岁儿童早餐奶大豆坚果的摄入比例分别为34.0%、33.1%、32.2%和29.5%，午餐的摄入比例分别为33.0%、33.4%、31.8%和35.5%，晚餐的摄入比例分别为28.2%、30.0%、30.2%和29.9%，零食的摄入比例分别为20.8%、19.6%、16.0%和11.0%。城市儿童三餐和零食的奶大豆坚果摄入比例均高于农村儿童，大城市儿童的摄入比例最高，分别为61.9%、38.6%、39.7%和34.5%，贫困农村儿童摄入比例最低，分别为16.3%、28.0%、26.8%和8.3%。

三、各类食物三餐及零食分布（详见附表4-3-1～4-3-4）

（一）谷薯杂豆三餐分布

我国6～17岁儿童谷薯杂豆食物早餐、午餐、晚餐和零食的摄入量分别占全天总摄入量的23.3%、38.0%、38.2%和0.4%。谷薯杂豆食物的摄入主要在午餐和晚餐，其次是早餐，零食摄入较少。6～8岁、9～11岁、12～14岁和15～17岁儿童谷薯杂豆早餐、午餐、晚餐和零食的分布比例分别为（24.4%、38.2%、36.9%和0.5%）、（23.6%、38.1%、37.9%和0.4%）、（22.8%、37.6%、39.0%和0.3%）和（22.8%、38.0%、39.0%和0.3%）；城市儿童午餐（39.2%）、晚餐（38.5%）和零食（0.6%）摄入的谷薯杂豆食物所占全天比例高于农村儿童（36.9%、38.0%、0.3%），早餐所占比例（21.7%）低于农村儿童（24.8%）。

（二）蔬菜水果三餐分布

我国6～17岁儿童早餐、午餐、晚餐和零食的蔬菜水果的摄入量分别占全天总摄入量的9.6%、37.5%、38.0%和14.4%g，蔬菜和水果的摄入主要在午餐和晚餐，其次是零食，早餐摄入较少。6～8岁、9～11岁、12～14岁和15～17岁儿童蔬菜水果早餐、午餐、晚餐和零食的分布比例分别为（10.2%、37.4%、36.7%和15.1%）、（8.5%、37.0%、37.3%和16.9%）、（9.2%、36.9%、38.4%和15.2%）和（10.3%、38.5%、39.3%和11.4%）；城市儿童早餐蔬菜和水果的摄入所占全天比例（5.9%）低于农村儿童（13.0%），晚餐所占比例（38.0%）与农村儿童（38.1%）基本持平，但午餐和零食所占比例（39.9%、15.9%）高于农村儿童（35.4%、13.0%）。

（三）禽畜肉蛋鱼三餐分布

我国6～17岁儿童早餐、午餐、晚餐和零食禽畜肉蛋鱼的摄入量分别占全天总摄入量的13.6%、39.3%、39.5%和1.1%，禽畜肉蛋鱼类的摄入主要在午餐和晚餐，其次是早餐，零食摄入较少。6～8岁、9～11岁、12～14岁和15～17岁儿童禽畜肉蛋鱼早餐、午餐、晚餐和零食的分布比例分别为（16.1%、39.9%、36.7%和1.5%）、（14.4%、39.8%、38.5%和1.2%）、（13.4%、39.7%、39.8%和1.0%）和（11.4%、38.2%、42.0%和0.7%）；城市儿童早餐、晚餐和零食禽畜肉蛋鱼类的摄入所占全天比例（14.0%、39.5%、1.0%）与农村儿童（13.3%、39.4%、1.2%）基本持平，但午餐（42.0%）的摄入比例要高于农村儿童（36.8 %）（图3-4-4）。

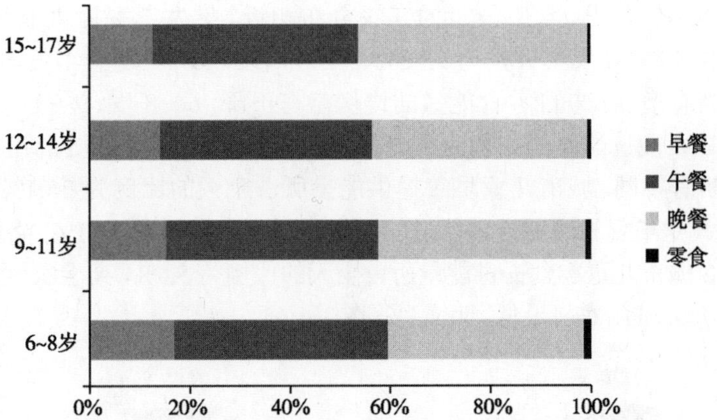

图 3-4-4　2010—2012 年中国城乡 6～17 岁儿童不同年龄组禽畜肉蛋鱼分布

(四) 奶、大豆坚果三餐分布

我国 6～17 岁儿童早餐、午餐、晚餐和零食奶、大豆坚果的摄入量分别占全天总摄入量的 22.0%、18.0%、14.7% 和 12.5%，奶、大豆坚果的摄入主要在早餐，其次是午餐和晚餐，零食摄入较少。6～8 岁、9～11 岁、12～14 岁和 15～17 岁儿童奶、大豆坚果早餐、午餐、晚餐和零食的分布比例分别为（23.1%、16.7%、13.0% 和 16.3%）、（22.3%、16.7%、14.7% 和 15.2%）、（22.5%、17.7%、15.4% 和 12.2%）和（20.6%、20.0%、15.5% 和 8.0%）；城市儿童早餐、午餐和零食奶、大豆坚果的摄入比例高于农村儿童，晚餐的摄入比例低于农村儿童（图 3-4-5）。

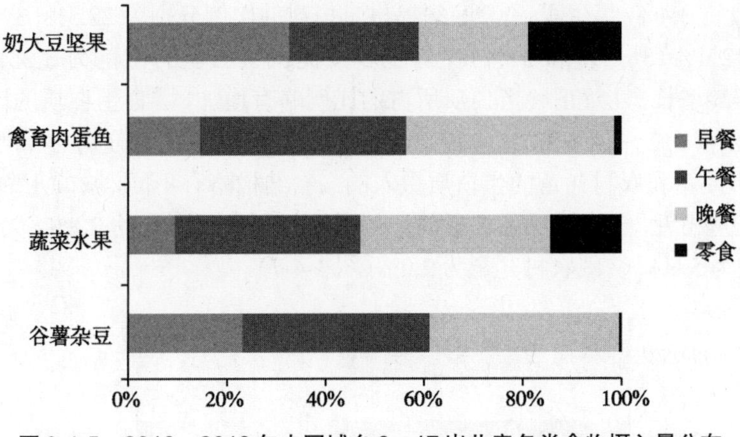

图 3-4-5　2010—2012 年中国城乡 6～17 岁儿童各类食物摄入量分布

四、能量和主要营养素三餐分布（详见附表 4-4-1～4-4-2）

(一) 能量三餐分布

我国 6～17 岁儿童早餐、午餐和晚餐能量摄入量分别占全天能量的 23.6%、35.4% 和

36.6%，零食占 4.4%。男、女生能量的三餐分布相近，男生三餐提供能量的比例分别为23.4%、35.7% 和 36.7%，女生分别为 23.8%、34.9% 和 36.6%。随着年龄增长，儿童正餐能量所占的比例略有增加，来自零食能量的比例略有下降，6～8 岁、9～11 岁、12～14 岁和15～17 岁来自零食能量的比例分别为 5.6%、5.2%、4.4% 和 3.0%。城市儿童和农村儿童的能量三餐分布略有不同，城市儿童早餐提供能量所占全天的比例为 25.1%，高于农村儿童的 22.1%；城市儿童午餐和晚餐提供能量的比例分别为 34.3% 和 35.1%，略低于农村儿童的36.3% 和 38.1%；城市儿童零食提供能量所占全天的比例为 5.5%，高于农村儿童的 3.5%，大城市最高，为 7.7%；贫困农村最低，为 2.4%（图 3-4-6）。

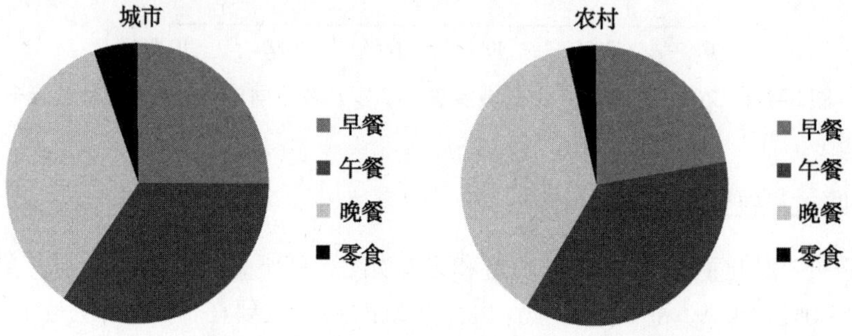

图 3-4-6　2010—2012 年中国城乡 6 ~ 17 岁儿童能量分布

（二）蛋白质三餐分布

我国 6～17 岁儿童早餐、午餐和晚餐蛋白质摄入量分别占全天蛋白质的 22.3%、36.7%和 37.6%，零食占 3.4%，男生早、午、晚餐提供蛋白质的比例分别为 22.3%、37.0% 和 37.4%，女生分别为 22.4%、36.2% 和 37.7%，男生零食提供蛋白质的比例为 3.3%，低于女生的3.6%。随着年龄增长，儿童正餐蛋白质所占的比例略有增加，零食蛋白质的比例略有下降，6～8 岁、9～11 岁、12～14 岁和 15～17 岁儿童零食蛋白质的比例分别为 4.6%、3.9%、3.4%和 2.2%。城市儿童和农村儿童的蛋白质摄入的三餐结构略有不同，城市儿童正餐蛋白质的比例与农村儿童相近，零食提供蛋白质的比例为 4.1%，高于农村的 2.8%，大城市儿童来自零食的蛋白质为 5.6%，贫困农村儿童为 2.0%（图 3-4-7）。

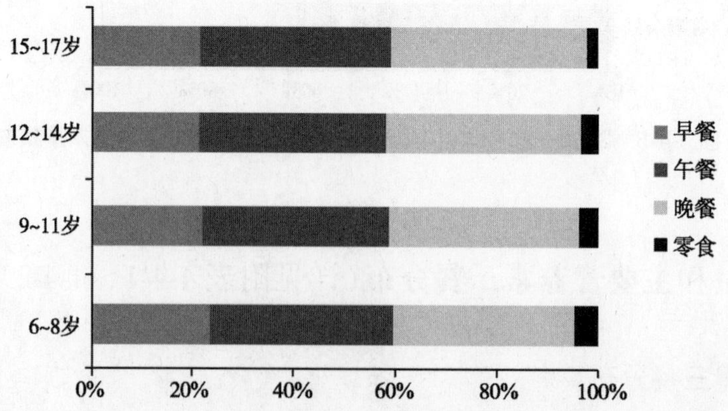

图 3-4-7　2010—2012 年中国城乡 6 ~ 17 岁儿童不同年龄组蛋白质分布

（三）脂肪三餐分布

我国6～17岁儿童早餐、午餐和晚餐的脂肪摄入量分别占全天的20.7%、36.2%和39.3%，零食占3.8%。男生早、午、晚餐提供脂肪的比例分别为25.8%、34.4%和34.8%，女生分别为20.9%、35.6%和39.4%，男生零食提供脂肪的比例为3.6%，低于女生的4.1%。随着年龄增长，儿童正餐提供脂肪的所占比例略有增加，零食脂肪的比例略有下降，6～8岁、9～11岁、12～14岁和15～17岁儿童零食脂肪的比例分别为4.9%、4.5%、3.7%和2.6%。城市早餐脂肪的比例为21.6%，略高于农村的19.9%，午餐脂肪比例为33.2%，低于农村的36.4%，晚餐脂肪比例为37.9%，略低于农村的40.5%，零食脂肪比例为4.5%，高于农村的3.3%。

（四）碳水化合物三餐分布

儿童早餐、午餐和晚餐提供的碳水化合物分别占全天的26.0%、34.1%和34.5%，零食占提供的碳水化合物占全天的5.3%。男生早、午、晚餐提供碳水化合物的比例分别为25.8%、34.4%和34.8%，女生分别为26.2%、33.8%和34.4%，女生来自零食的碳水化合物的比例为5.7%，高于男生的5.0%。随着年龄增长，儿童正餐碳水化合物所占的比例略有增加，零食提供碳水化合物的比例略有下降，6～8岁、9～11岁、12～14岁和15～17岁儿童零食碳水化合物的比例分别为6.6%、6.2%、5.4%和3.6%。城市儿童早餐碳水化合物的所占全天的比例为28.8%，高于农村儿童的23.4%，午餐和晚餐碳水化合物的比例为32.0%和32.2%，低于农村儿童的36.1%和36.7%；零食碳水化合物的比例为6.9%，高于农村儿童的3.9%。

五、能量和主要营养素的食物来源

（一）能量的食物来源（详见附表4-5-1）

我国6～17岁儿童膳食能量的主要食物来源中，谷薯杂豆类食物占53.3%，动物性食物占17.0%，食用油占13.8%。男、女生及各年龄段儿童能量的主要食物来源没有明显差异。城市和农村儿童能量的食物来源结构有差异，城市儿童能量来源于谷薯杂豆类的比例为45.3%，低于农村儿童的60.7%，来源于动物性食物的比例为20.4%，高于农村儿童的13.9%。儿童有3.7%的能量来自于甜食和饮料，城市儿童该比例为5.5%，高于农村儿童的2.1%，大城市比例达到8.3%，贫困农村只有1.3%。

（二）能量的营养素来源（详见附表3-1-2～3-1-4）

我国6～17岁儿童的碳水化合物提供能量的比例平均为55.5%，其中男生为55.8%，与女生的55.2%相近。6～8岁、9～11岁、12～14岁和15～17岁儿童的碳水化合物供能比分别为54.7%、55.0%、55.9%和56.1%。城市儿童的碳水化合物供能比为51.0%，低于农村的59.6%，贫困农村最高，为63.6%；大城市最低，为48.1%（图3-4-8）。

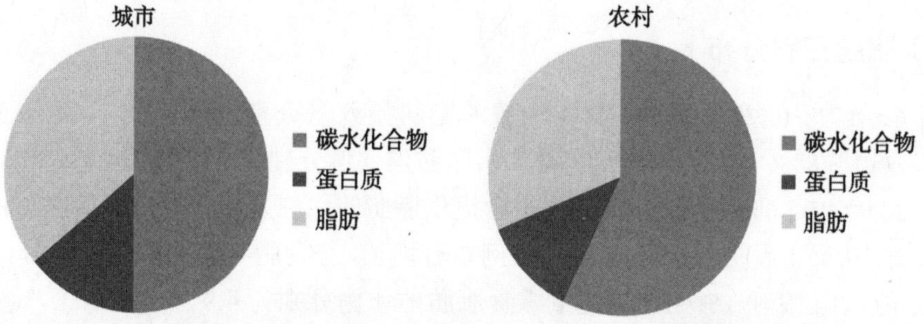

图 3-4-8 2010—2012 年中国城乡 6～17 岁儿童膳食供能比

蛋白质提供能量的比例平均为 12.3%，其中男生为 12.3%，女生为 12.4%。6～8 岁、9～11 岁、12～14 岁和 15～17 岁儿童的蛋白质供能比分别为 12.2%、12.4%、12.1% 和 12.5%。城市儿童的蛋白质供能比为 13.3%，高于农村的 11.4%，大城市最高，为 14.3%；贫困农村最低，为 11.0%。

脂肪提供能量的比例平均为 33.2%，其中男生为 32.9%，与女生的 33.5% 相近。6～8 岁、9～11 岁、12～14 岁和 15～17 岁儿童的脂肪供能比分别为 34.0%、33.6%、33.0% 和 32.4%。城市儿童的脂肪供能比为 36.6%，高于农村的 30.0%，大城市最高，为 38.7%；贫困农村最低，为 26.5%。

（三）蛋白质的食物来源（详见附表 4-5-2）

我国 6～17 岁儿童蛋白质的主要食物来源中，谷薯杂豆类食物占 46.4%，动物性食物占 32.9%。男、女生及各年龄段儿童蛋白质的主要食物来源没有差异（图 3-4-9）。

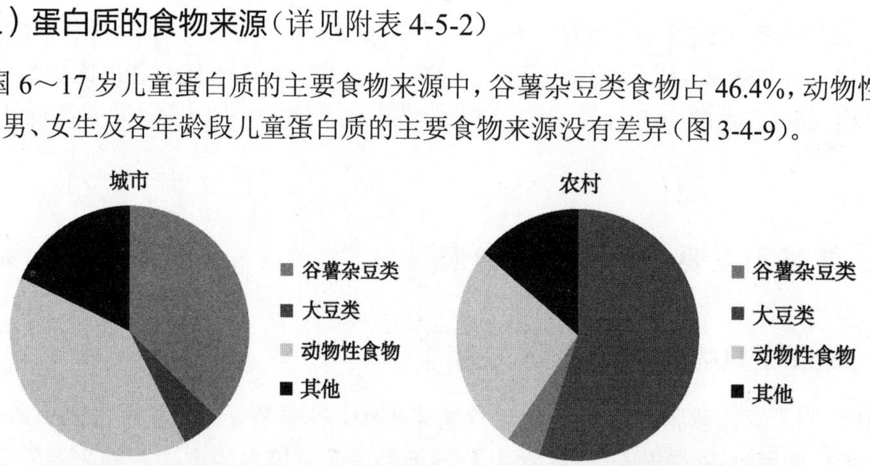

图 3-4-9 2010—2012 年中国城乡 6～17 岁儿童蛋白质食物来源百分比

城市和农村儿童蛋白质的食物来源结构有差异，城市儿童蛋白质来源于谷薯杂豆类的比例为 37.1%，低于农村儿童的 54.9%，来源于动物性食物的比例为 39.6%，高于农村儿童的 26.7%。大城市来自谷薯杂豆类的比例最低，为 27.4%，来自动物性食物的比例最高，为 47.7%；贫困农村来自谷薯杂豆类的比例最高，为 63.4%，来自动物性食物的比例最低，为 20.6%。

（四）脂肪的食物来源（详见附表 4-5-3）

我国 6～17 岁儿童脂肪的主要食物来源中，植物性来源的脂肪（包括植物性食用油）占 59.9%，动物性来源（包括动物性食用油）占 40.1%。男、女生及各年龄段儿童脂肪的主要食物来源基本相同。城市和农村儿童脂肪的食物来源结构基本相同。大城市来自植物性脂肪的比例最低，为53.4%，来自动物性脂肪的比例最高，为46.6%；中小城市来自植物性脂肪的比例最高，为61.7%，来自动物性脂肪的比例最低，为38.3%（图3-4-10）。

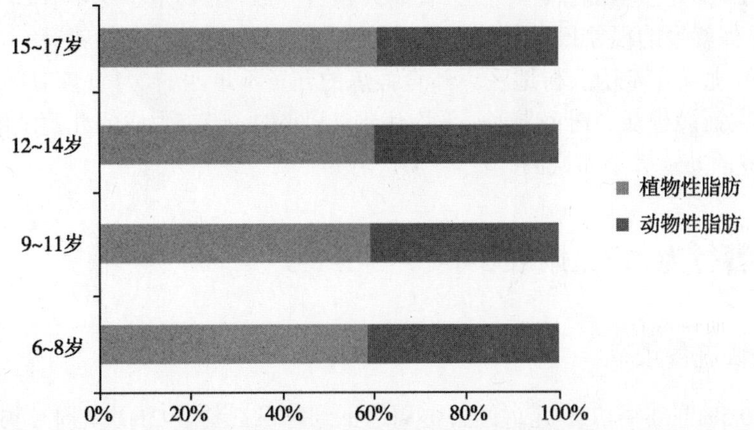

图3-4-10 2010—2012年中国城乡6～17岁儿童不同年龄组脂肪食物来源

（五）钙的食物来源（详见附表4-5-4）

我国6～17岁儿童钙的主要食物来源中，蔬菜占30.9%，谷薯杂豆类食物占25.3%，动物性食物占11.1%，奶类和大豆类分别占9.1%和10.1%。男、女生钙的主要食物来源基本没有差异，但男生食物中的钙来自奶类食物的比例为8.8%，略低于女生的9.5%。各年龄段儿童钙的食物来源结构有所不同，随着年龄增长，儿童食物中的钙来自奶类食物的比例有所降低，6～8岁、9～11岁、12～14岁和15～17岁儿童该比例分别为11.5%、10.0%、9.0%和6.8%，来自谷薯杂豆类和来自蔬菜的钙的比例随着年龄增长有所增加，6～8岁、9～11岁、12～14岁和15～17岁儿童来自谷薯杂豆类比例分别为23.6%、24.0%、25.7%和27.1%，来自蔬菜的比例分别为28.7%、30.3%、31.3%和32.9%。城市和农村儿童钙的食物来源结构有差异，城市儿童钙来源于谷薯杂豆类和蔬菜的比例分别为18.5%和29.7%，低于农村儿童的31.4%和32.1%，来源于奶类和动物性食物的比例分别为13.1%和13.7%，高于农村儿童的5.6%和8.8%。大城市来自谷薯杂豆类的比例最低，为12.7%，来自奶类的比例最高，为22.0%；贫困农村来自谷薯杂豆类的比例最高，为38.8%，来自奶类的比例最低，为3.5%（图3-4-11）。

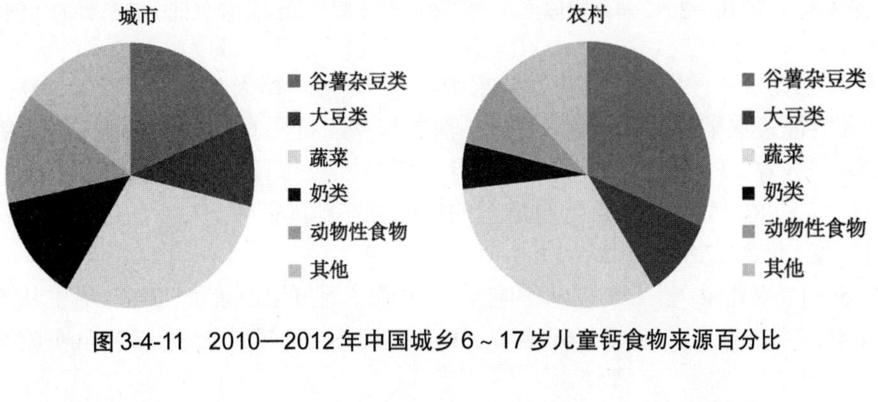

图3-4-11 2010—2012年中国城乡6～17岁儿童钙食物来源百分比

第五节 行为和生活方式

我国6～17岁儿童不能保证一日三餐的人约占一成，主要是不吃早餐，15～17岁儿童多见。儿童在外就餐的现象日益普遍，约六成的儿童过去一周曾在外就餐。儿童的主要出行方式是步行，尤其在贫困农村地区。体育锻炼的儿童不足四成，且锻炼时间较短，锻炼的强度相对较低；而静坐活动时间较长，平均达到2.9小时；还有六成的儿童睡眠不足。还有部分15～17岁的儿童吸烟和饮酒。

一、就餐行为（详见附表5-1-1～5-1-11）

（一）三餐进餐频率

我国有10.5%的6～17岁儿童过去1周达不到每日三餐（<21次/周），男生10.2%，女生10.9%。不能保证每日三餐的比例呈现随年龄增长而增加的趋势，6～8岁、9～11岁、12～14岁、15～17岁儿童不能保证每日三餐的比例分别为5.5%、7.4%、12.4%和16.4%。城市儿童不能保证每日三餐的比例（11.2%）高于农村儿童（9.8%）；在6～8岁和9～11岁，贫困农村儿童不能保证每日三餐的比例均高于其他地区；在12～14岁和15～17岁，大城市儿童达不到每日三餐的比例最高（图3-5-1）。

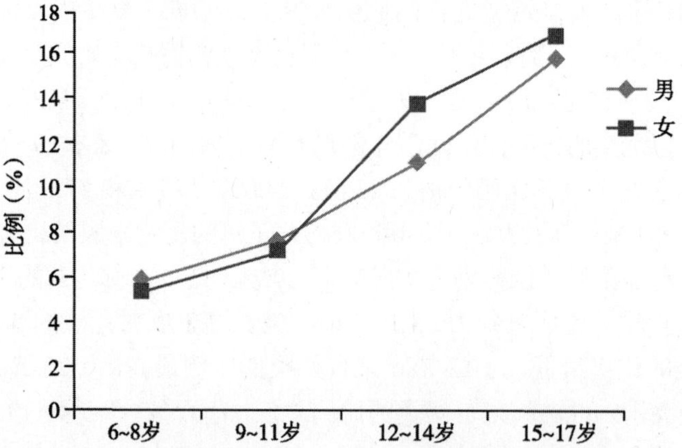

图3-5-1 2010—2012年中国城乡6～17岁儿童不同年龄组不能保证一日三餐的比例

1. 早餐进餐频率　我国6～17岁儿童中，过去1周内每天吃早餐（7次/周）的比例为91.1%。男生每天吃早餐的比例为91.3%，基本与女生持平（90.8%）。该比例随年龄增长逐渐降低，6～8岁、9～11岁、12～14岁、15～17岁儿童每天吃早餐的比例分别为95.5%、93.8%、89.1%和86.1%。儿童每天吃早餐的比例存在地区差异，大城市儿童每天吃早餐的比例相对较低，仅为87.8%（图3-5-2）。

我国6～17岁儿童，过去1周从不吃早餐（0次/周）的比例为1.3%。男生从不吃早餐的比例（1.4%）高于女生（1.1%）。6～8岁、9～11岁、12～14岁、15～17岁从不吃早餐的比例分别为 1.3%、1.0%、1.1% 和 1.6%。农村儿童过去 1 周从不吃早餐的比例（1.8%）高于城市（0.8%），贫困农村从不吃早餐的比例最高（3.6%）。

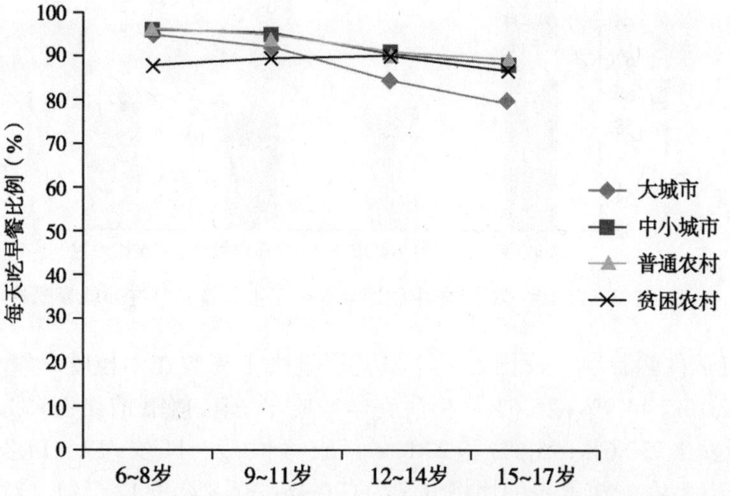

图 3-5-2 2010—2012 年中国城乡 6～17 岁儿童不同年龄组每天吃早餐比例

2. 午餐进餐频率 我国 6～17 岁儿童中，过去 1 周内从不吃午餐（0 次 / 周）的比例仅为 0.2%，每天吃午餐（7 次 / 周）的比例为 97.9%。男生和女生以及不同地区儿童每天吃午餐的比例差别不大。儿童每天吃午餐的比例随年龄增长逐渐降低，6～8 岁、9～11 岁、12～14 岁、15～17 岁儿童每天吃午餐的比例分别为 99.1%、98.7%、97.2% 和 96.5%。

3. 晚餐进餐频率 我国 6～17 岁儿童中，过去 1 周内从不吃晚餐（0 次 / 周）的比例为 0.1%，每天吃晚餐（7 次 / 周）的比例为 97.7%。男生和女生以及不同地区儿童每天吃晚餐的比例差别不大。儿童每天吃晚餐的比例随年龄增长呈现下降的趋势，6～8 岁、9～11 岁、12～14 岁、15～17 岁儿童每天吃晚餐的比例分别为 99.0%、99.1%、97.2%、95.4%。

（二）在外就餐率

我国有 61.7% 的 6～17 岁儿童在过去 1 周曾在外就餐。男生曾在外就餐的比例为 61.4%，女生为 62.0%。随年龄的增长在外就餐比例逐渐增高，6～8 岁、9～11 岁、12～14 岁、15～17 岁儿童在外就餐率分别为 52.6%、54.7%、65.1% 和 73.9%。城市儿童曾在外就餐的比例（64.1%）高于农村（59.0%）；大城市最高（70.1%），中小城市、普通农村和贫困农村在外就餐率基本持平。

1. 三餐在餐馆就餐率 我国 6～17 岁儿童过去 1 周曾在餐馆吃早餐、午餐、晚餐的比例分别为 13.2%、11.7%、11.2%。男生该比例（13.7%、12.3% 和 11.4%）略高于女生（12.7%、11.1% 和 11.0%）。6～8 岁、9～11 岁、12～14 岁、15～17 岁儿童早餐、午餐、晚餐在餐馆就餐的比例分别为（11.6%、8.0% 和 8.9%）、（14.0%、9.6% 和 11.2%）、（12.3%、12.8% 和 10.8%）、（14.8%、16.1% 和 13.7%）。城市儿童在餐馆吃三餐的比例（分别为 17.3%、15.6% 和 16.3%）均高于农村儿童（分别为 8.5%、7.3% 和 5.4%），且大城市儿童在餐馆吃三餐的比例最高，普通农村该比例最低（图 3-5-3）。

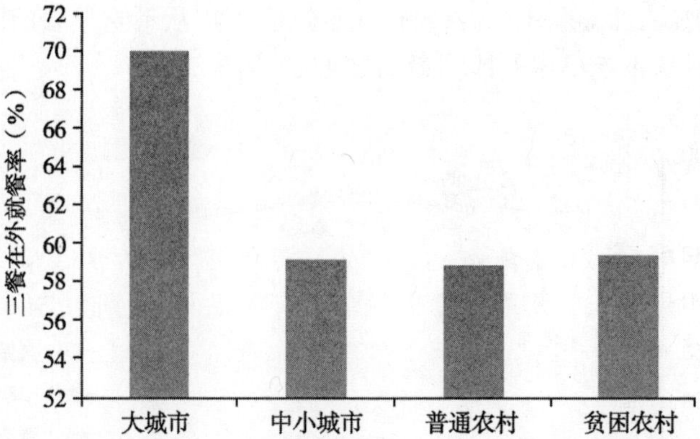

图 3-5-3 2010—2012 年中国城乡 6 ~ 17 岁儿童三餐在外就餐率

2. 三餐在学校就餐率 我国 6～17 岁儿童过去 1 周曾在学校吃早餐、午餐、晚餐的比例分别为 32.1%、44.9%、26.6%。男生在学校吃早、午、晚餐的比例（31.7%、44.3% 和 26.2%）略低于女生（32.6%、45.6% 和 27.0%）。6～8 岁、9～11 岁、12～14 岁、15～17 岁儿童早餐、午餐、晚餐在餐馆就餐的比例分别为（20.4%、35.8% 和 12.5%）、（22.9%、37.5% 和 16.9%）、（35.3%、49.1% 和 29.9%）、（49.3%、56.6% 和 46.3%），且随年龄增长而增高。城市儿童在学校吃早餐和晚餐的比例（分别为 24.0% 和 18.6%）均低于农村儿童（分别为 41.3% 和 35.6%），吃午餐的比例（45.2%）略高于农村儿童（44.6%），且大城市、中小城市、普通农村、贫困农村儿童在学校吃早餐和晚餐的比例依次升高，大城市儿童在学校吃午餐的比例最高（50.4%），中小城市儿童在学校吃午餐的比例最低（41.0%）（图 3-5-4）。

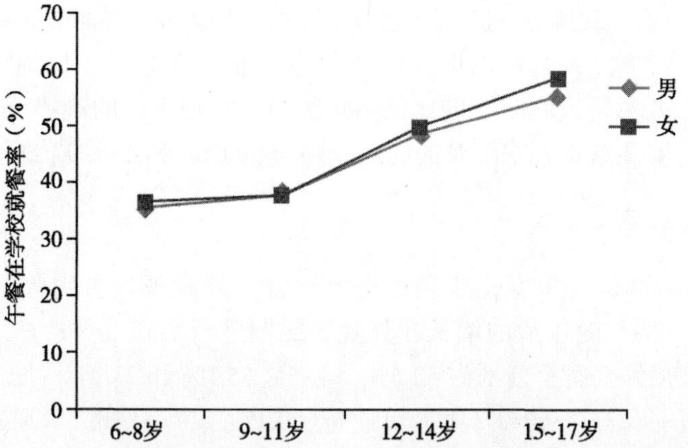

图 3-5-4 2010—2012 年中国城乡 6 ~ 17 岁儿童不同年龄组午餐在学校就餐率

二、身体活动（详见附表 5-2-1～5-2-13）

（一）出行

1. 出行方式 我国 6～17 岁儿童出行方式以步行为主，达到 50.7%；其次有 19.7% 坐私家车，16.3%坐公交车，13.2%骑自行车。男生与女生出行方式无差异。年龄分布上，步行比例最高的为9～11岁（57.8%），骑自行车比例最高的为12～14岁（21.1%），坐公交车比例最高的是15～17岁（24.6%），坐私家车比例最高的为6～8岁（32.3%）。

不同地区儿童出行方式有所不同。城市和农村儿童步行比例分别为45.4%、55.5%，大城市、中小城市、普通农村约为50%，贫困农村为69.5%；城市和农村儿童骑自行车比例分别为14.1%、12.4%；城市和农村儿童坐公交车比例分别为18.0%、14.8%，大城市、中小城市、普通农村和贫困农村儿童坐公交车比例依次减小，分别为24.6%、17.1%、16.8%、10.7%；城市和农村儿童坐私家车比例分别为22.5%、17.3%（图3-5-5）。

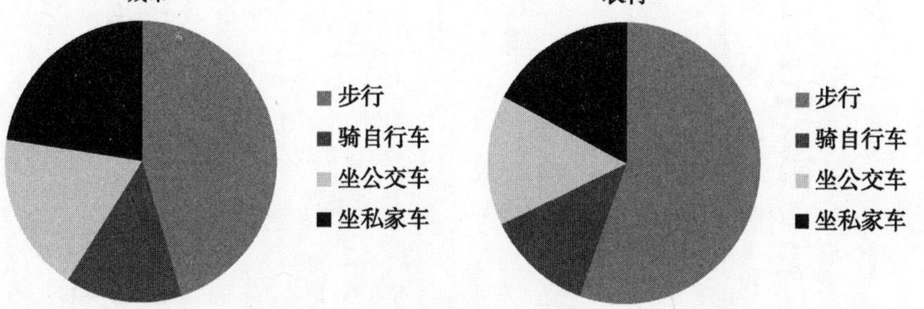

图3-5-5 2010—2012年中国城乡6～17岁儿童出行方式分布

2．出行时间 我国6～17岁儿童平均每天出行时间为39.1分钟，男生39.3分钟，女生38.9分钟。6～8岁、9～11岁、12～14岁和15～17岁儿童花费的出行时间分别为36.7分钟、38.7分钟、39.6分钟、40.8分钟。城市和农村儿童花费的出行时间分别为39.4分钟、38.8分钟；贫困农村儿童花费的出行时间最长，达到44.8分钟，其次是大城市（42.0分钟）、中小城市（39.0分钟）和普通农村（35.9分钟）。

（二）体育锻炼

1．体育锻炼比例 我国6～17岁儿童进行体育锻炼的比例为34.2%，男生36.6%，女生31.6%。儿童进行体育锻炼比例随年龄增长而增高，6～8岁、9～11岁、12～14岁和15～17岁分别为27.4%、33.2%、37.5%、37.8%。城市和农村儿童锻炼比例分别为40.2%、28.8%；

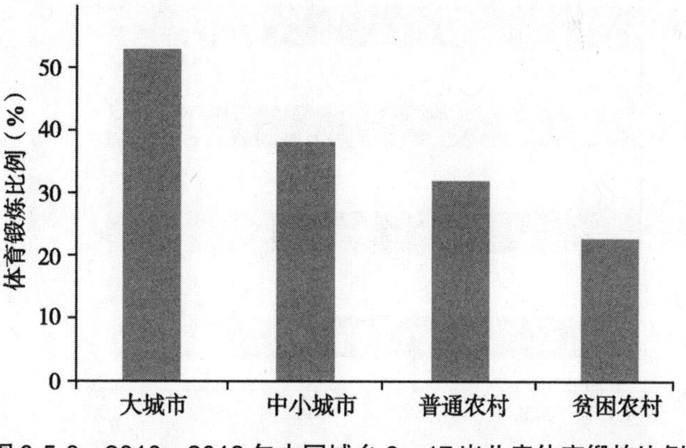

图3-5-6 2010—2012年中国城乡6～17岁儿童体育锻炼比例

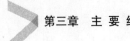

大城市、中小城市、普通农村、贫困农村儿童锻炼比例依次降低，分别为 53.2%、38.3%、32.0%、22.5%（图 3-5-6）。

2. 平均每天锻炼时间　我国 6～17 岁参加锻炼的儿童每天锻炼时间为 45.0 分钟，男生 47.3 分钟，女生 42.3 分钟。参加锻炼儿童每天的锻炼时间，6～8 岁、9～11 岁、12～14 岁和 15～17 岁儿童分别为 42.6 分钟、44.1 分钟、45.9 分钟、46.7 分钟。城市和农村参加锻炼儿童每天锻炼时间分别为 47.6 分钟、40.8 分钟（图 3-5-7）。

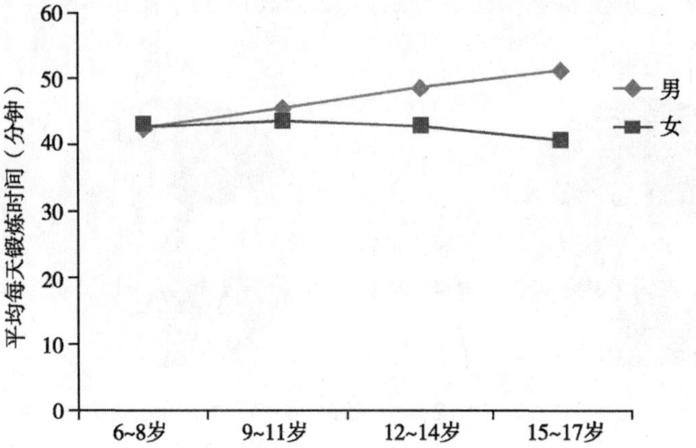

图 3-5-7　2010—2012 年中国城乡 6 ~ 17 岁儿童不同年龄组平均每天锻炼时间

3. 每天锻炼时间分布情况　我国 6～17 岁参加锻炼的儿童中，有 10.2% 每天锻炼时间不足 20 分钟，有 29.4% 达到或超过 60 分钟。参加锻炼的儿童中，男生每天锻炼时间达到或超过 60 分钟的比例为 32.2%，高于女生的 26.2%；6～8 岁、9～11 岁、12～14 岁和 15～17 岁儿童每天锻炼时间达到或超过 60 分钟的比例分别为 28.2%、29.5%、28.6%、31.3%。参加锻炼的儿童中，城市和农村儿童每天锻炼时间达到或超过 60 分钟的比例分别为 33.5%、22.9%；大城市、中小城市、贫困农村、普通农村儿童每天锻炼时间达到或超过 60 分钟的比例依次降低，分别为 36.1%、30.7%、28.8%、20.4%（图 3-5-8）。

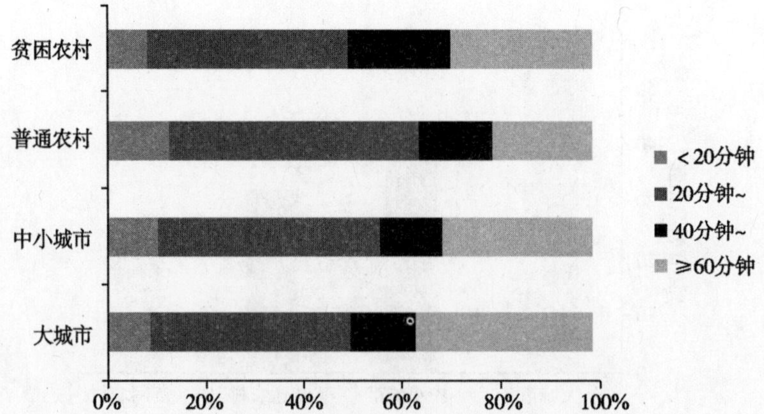

图 3-5-8　2010—2012 年中国城乡 6 ~ 17 岁儿童每天锻炼时间分布

4. 每周每次至少 10 分钟中等强度及以上锻炼天数　我国 6～17 岁参加锻炼的儿童平均每周有 3.4 天进行每次 10 分钟及以上中等强度锻炼，其中男生为 3.5 天，女生为 3.3 天。城市和农村参加锻炼的儿童平均每周进行每次 10 分钟及以上中等强度锻炼的天数一致，各年龄组该天数也一致（图 3-5-9）。

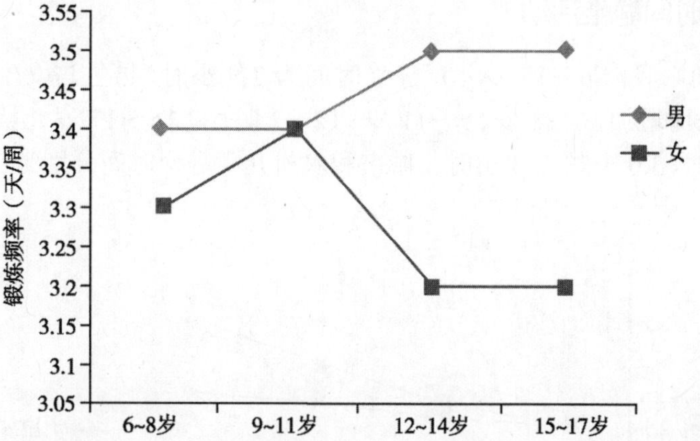

图 3-5-9　2010—2012 年中国城乡 6～17 岁儿童不同年龄组每周每次至少 10 分钟中等强度及以上锻炼天数

5. 每周每次至少 20 分钟重强度锻炼天数　我国 6～17 岁参加锻炼的儿童平均每周有 2.3 天进行每次至少 20 分钟重强度锻炼，其中男生为 2.4 天，女生为 2.3 天。6～8 岁、9～11 岁、12～14 岁和 15～17 岁参加锻炼的儿童中，平均每周进行每次至少 20 分钟重强度锻炼的天数分别为 2.2 天、2.3 天、2.3 天、2.5 天，城市、农村参加锻炼的儿童该天数分别为 2.4 天、2.2 天。

（三）家务

1. 做家务比例　我国 6～17 岁儿童做家务的比例为 69.7%，男生 66.2%，女生 73.8%。儿童做家务的比例随年龄增长而增加，6～8 岁、9～11 岁、12～14 岁和 15～17 岁儿童做家务比例分别为 53.0%、67.8%、76.8%、78.6%。城市和农村儿童做家务比例分别为 69.4%、70.0%（图 3-5-10）。

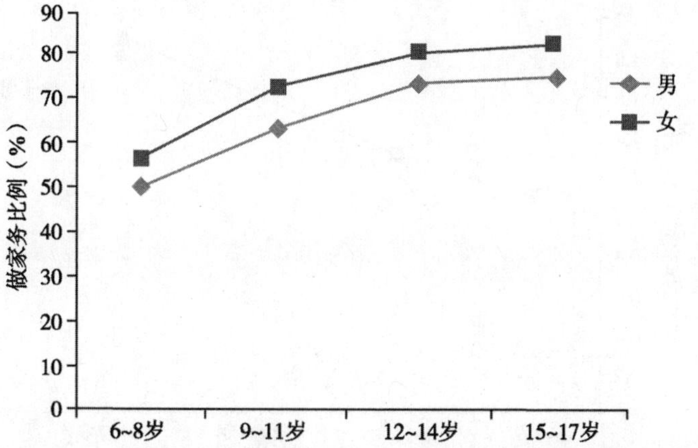

图 3-5-10　2010—2012 年中国城乡 6～17 岁儿童不同年龄组做家务比例

2．做家务时间　我国6～17岁做家务的儿童平均每天做家务的时间为25.8分钟，男生24.5分钟，女生27.1分钟。做家务的儿童每天做家务的时间随年龄增长而增加，6～8岁、9～11岁、12～14岁和15～17岁儿童每天做家务时间分别为19.4分钟、22.9分钟、27.4分钟、29.7分钟。城市和农村做家务的儿童每天做家务的时间分别为23.2分钟、28.0分钟。

（四）闲暇时间静坐活动

1．静坐时间　我国6～17岁儿童静坐时间为2.9小时，男生与女生一致。儿童静坐时间随年龄增长而增加，6～8岁、9～11岁、12～14岁和15～17岁儿童静坐时间分别为2.5小时、2.7小时、3.0小时、3.3小时。城市和农村儿童静坐时间分别为3.0小时、2.8小时（图3-5-11）。

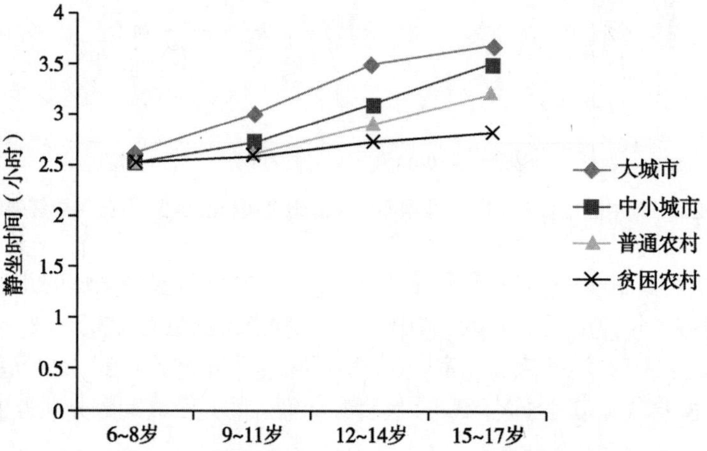

图3-5-11　2010—2012年中国城乡6～17岁儿童不同年龄组静坐时间

2．写作业时间　我国6～17岁儿童写作业时间为1.5小时，男生1.4小时，女生1.5小时。儿童写作业时间随年龄增长而增加，6～8岁、9～11岁、12～14岁和15～17岁儿童分别为1.1小时、1.3小时、1.6小时、1.8小时。城市和农村儿童写作业时间分别为1.6小时、1.4小时（图3-5-12）。

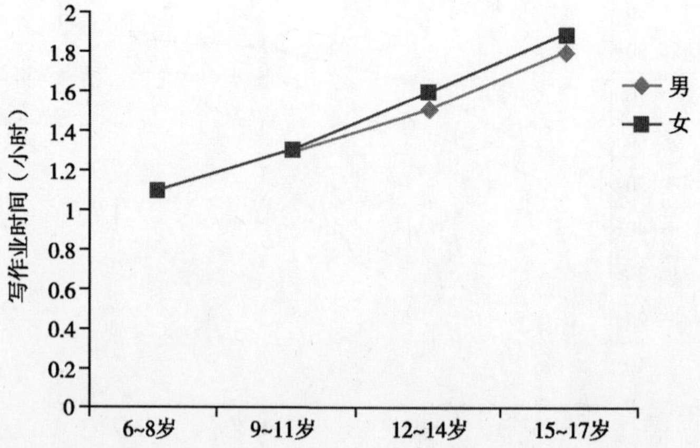

图3-5-12　2010—2012年中国城乡6～17岁儿童不同年龄组写作业时间

（五）睡眠

1. 睡眠时间 我国6～17岁儿童睡眠时间为8.5小时，男生8.5小时，女生8.4小时。6～8岁、9～11岁、12～14岁和15～17岁儿童睡眠时间分别为9.0小时、8.9小时、8.3小时、7.8小时。城市与农村儿童睡眠时间分别为8.4小时、8.5小时（图3-5-13）。

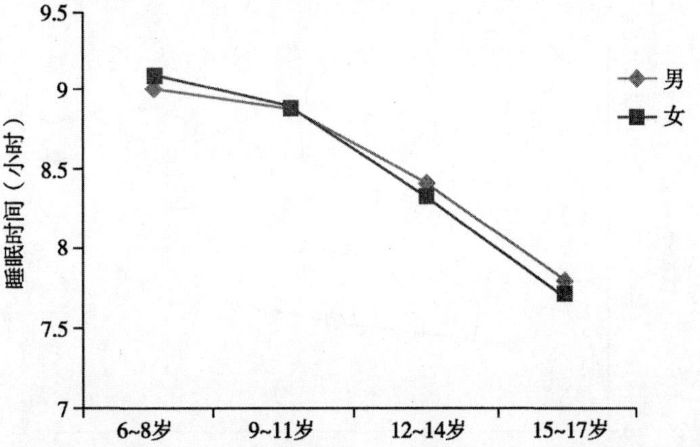

图3-5-13 2010—2012年中国城乡6～17岁儿童不同年龄组睡眠时间

2. 睡眠不足率 《我国学龄儿童膳食指南（2016）》推荐每天睡眠时间小学生为10小时，初中生9小时，高中生8小时。我国6～17岁儿童睡眠不足率为60.4%，男生59.8%，女生61.1%。儿童睡眠不足率以9～11岁为最高，为78.3%；其次是6～8岁，为71.2%；12～14岁，为63.2%；15～17岁最低，为36.5%。城市和农村儿童睡眠不足率分别为62.4%、58.6%（图3-5-14）。

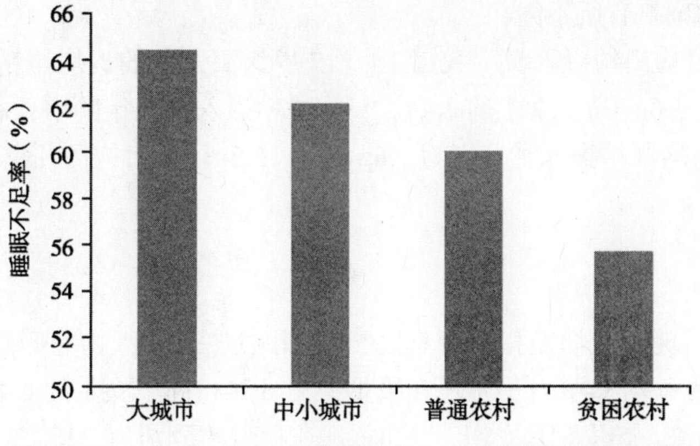

图3-5-14 2010—2012年中国城乡6～17岁儿童睡眠不足率

三、饮酒及吸烟（详见附表5-3-1～5-3-7）

（一）饮酒

1. 饮酒率 饮酒率指自调查之日起的前十二个月内饮过酒的人占调查的15～17岁

儿童人群的比例。我国15～17岁儿童的饮酒率为14.0%，男生饮酒率19.2%，高于女生的8.5%。饮酒率随年龄增长而逐渐升高，15岁、16岁、17岁儿童的饮酒率分别为10.4%、14.0%和18.0%。城市和农村儿童的饮酒率分别为13.6%和14.2%，普通农村饮酒率最高(14.8%)，贫困农村最低(13.1%)(图3-5-15)。

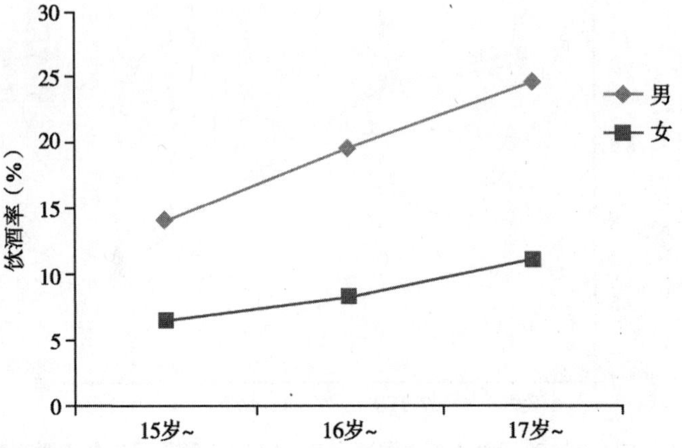

图3-5-15 2010—2012年中国城乡15～17岁儿童不同年龄组饮酒率

2. 饮酒类型 我国15～17岁的饮酒儿童中，饮用啤酒的比例最高，为85.1%，其次为葡萄酒(35.2%)。男生饮用低度白酒(14.5%)、高度白酒(13.8%)、啤酒(90.0%)的比例均高于女生(6.3%、4.0%、73.5%)，女生饮用葡萄酒(48.9%)的比例高于男生(29.4%)。不同地区饮酒儿童各类酒的频率有所不同。

3. 饮酒者的日均酒精摄入量 我国15～17岁饮酒儿童的日均酒精摄入量为4.9g，男生日均酒精摄入量5.6g，高于女生的3.4g。日均酒精摄入量随年龄增长而逐渐升高，15岁、16岁、17岁儿童日均酒精摄入量分别为3.6g、5.3g、5.5g。城市饮酒儿童的日均酒精摄入量为4.6g，农村为5.1g。

(二)吸烟

1. 现在吸烟 现在吸烟是指自调查之日起回顾过去30天内有吸烟行为。我国15～17岁儿童现在吸烟率为3.4%。男生现在吸烟率为6.2%，高于女生的0.4%。现在吸烟率随年龄增长而逐渐增高，15岁、16岁、17岁儿童现在吸烟率分别为2.1%、3.4%和4.8%。城市15～17岁儿童的现在吸烟率为3.6%，农村为3.2%，大城市高于中小城市，贫困农村高于普通农村(图3-5-16)。

2. 被动吸烟

(1) 被动吸烟率：被动吸烟是指现在不吸烟者吸入吸烟者呼出的烟雾。我国15～17岁不吸烟的儿童被动吸烟率为46.2%，其中男生被动吸烟率为47.2%，女生为45.2%。被动吸烟率随年龄增长而逐渐升高，15岁、16岁、17岁儿童被动吸烟率分别为43.3%、47.0%和48.7%。城市不吸烟儿童的被动吸烟率为51.4%，高于农村儿童的43.2%(图3-5-17)。

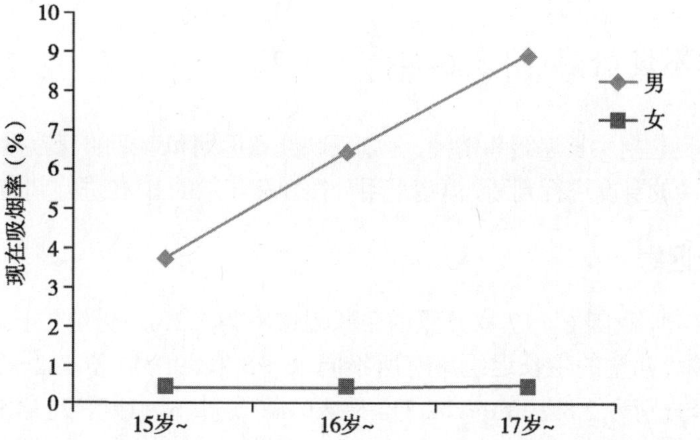

图 3-5-16　2010—2012 年中国城乡 15～17 岁儿童不同年龄组现在吸烟率

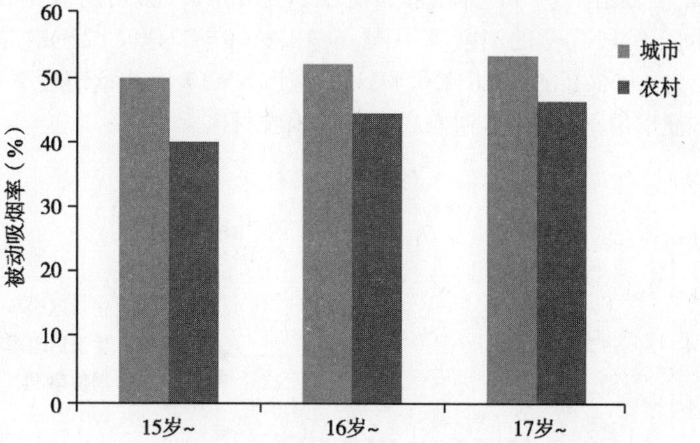

图 3-5-17　2010—2012 年中国城乡 15～17 岁儿童不同年龄组男女被动吸烟率

（2）被动吸烟频率：被动吸烟频率指现在不吸烟者每周被动吸烟超过 15 分钟的天数。我国 15～17 岁儿童中，仅有 13.8% 每周被动吸烟 0 天，有 20.3% 几乎每天被动吸烟。各年龄段的被动吸烟率呈现一定的差异。男、女生几乎每天被动吸烟的比例接近；城市儿童几乎每天被动吸烟的比例 23.0%，高于农村的 18.4%。

第六节　营养状况

我国 6～17 岁儿童仍然存在一定比例的营养不良，特别是贫困农村，近 1/6 儿童营养不良。同时，儿童超重肥胖率已经高于营养不良率，特别是大城市，约 1/5 的儿童超重肥胖。儿童贫血率为 6% 左右，仍有较高比例的儿童维生素 A 或维生素 D 缺乏等微量营养素摄入不足。儿童营养状况有性别差异，随年龄分布略有不同，地区差异比较明显。

一、营养不良（详见附表 6-1-1～6-1-2）

儿童营养不良包括生长迟缓和消瘦，分别反映儿童远期和近期的营养摄入不足。生长迟缓采用分性别和年龄的身高进行判断，消瘦采用分性别和年龄的BMI进行判定（图 3-6-1～3-6-3）。

（一）生长迟缓

2010～2012 年，我国 6～17 岁儿童的生长迟缓率为 3.2%。男生生长迟缓率 3.6%，女生 2.8%。不同年龄段儿童的生长迟缓率有所不同，6～8 岁、9～11 岁、12～14 岁和 15～17 岁儿童生长迟缓率分别为 2.8%、3.0%、2.5% 和 4.0%。城市 6～17 岁儿童生长迟缓率（1.5%）低于农村（4.7%），大城市低于中小城市，普通农村低于贫困农村。

（二）消瘦

2010～2012 年，我国 6～17 岁儿童的消瘦率为 9.0%。男生消瘦率为 10.4%，高于女生的 7.3%。不同年龄段儿童的消瘦率不同，6～8 岁、9～11 岁、12～14 岁和 15～17 岁儿童的消瘦率分别为 6.9%、8.0%、8.6% 和 8.3%。城市 6～17 岁儿童消瘦率（7.8%）低于农村（10.0%），大城市低于中小城市，普通农村低于贫困农村。

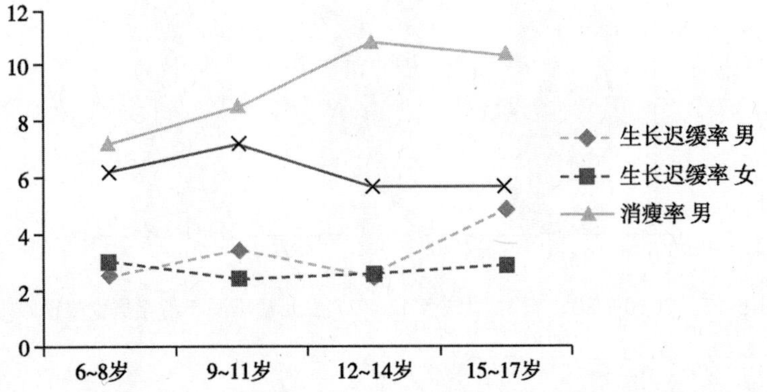

图 3-6-1 2010—2012 年中国城乡 6～17 岁儿童不同年龄组生长迟缓率和消瘦率

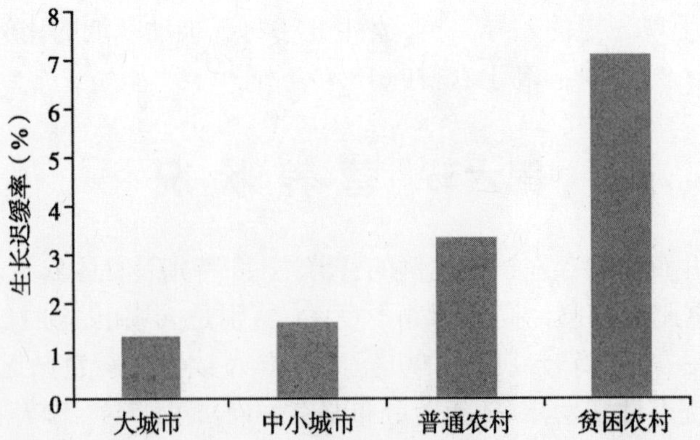

图 3-6-2 2010—2012 年中国城乡 6～17 岁儿童生长迟缓率

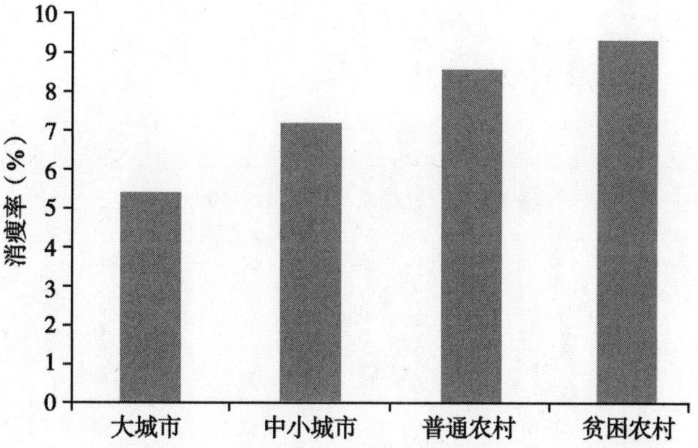

图 3-6-3 2010—2012 年中国城乡 6～17 岁儿童消瘦率

二、超重肥胖（详见附表 6-2-1～6-2-2）

儿童的超重肥胖用分性别和年龄 BMI 进行判断（图 3-6-4～3-6-6）。

（一）超重

2010～2012 年，我国 6～17 岁儿童的超重率为 9.6%。男生超重率（10.9%）高于女生（8.2%）。不同年龄段儿童的超重率不同，6～8 岁、9～11 岁、12～14 岁和 15～17 岁儿童超重率分别为 10.0%、10.4%、9.8% 和 8.2%。城市 6～17 岁儿童超重率（11.0%）高于农村（8.4%），大城市高于中小城市，普通农村高于贫困农村。

（二）肥胖

2010～2012 年，我国 6～17 岁儿童的肥胖率为 6.4%。男生肥胖率（7.8%）高于女生（4.8%）。随年龄增长肥胖率呈下降趋势，不同年龄段儿童的肥胖率不同，6～8 岁、9～11 岁、12～14 岁和 15～17 岁儿童肥胖率分别为 8.8%、8.1%、4.8% 和 2.9%。城市 6～17 岁儿童肥胖率（7.7%）高于农村（5.2%），大城市高于中小城市，普通农村高于贫困农村。

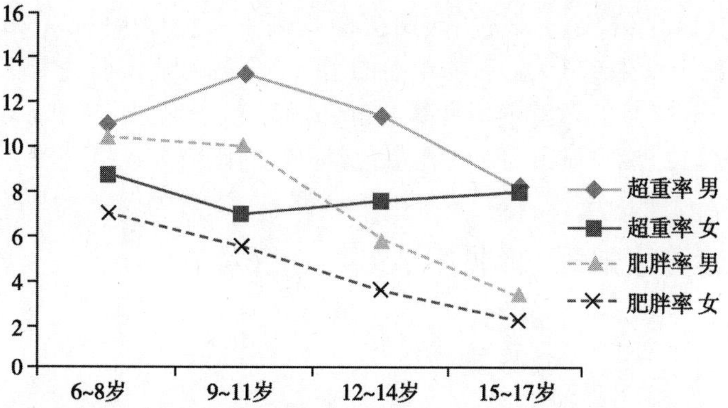

图 3-6-4 2010—2012 年中国城乡 6～17 岁儿童不同年龄组超重率和肥胖率

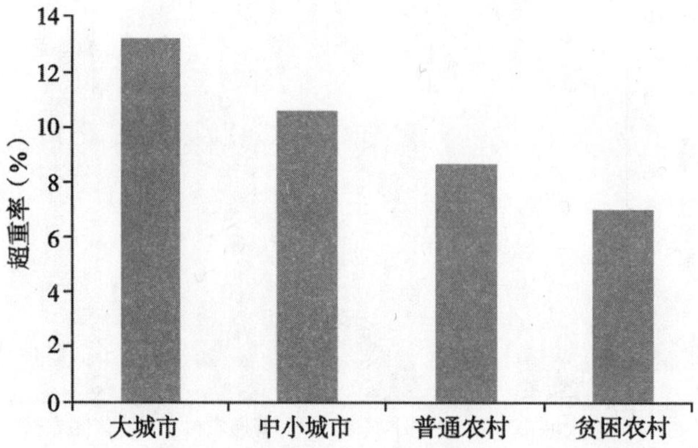

图 3-6-5　2010—2012 年中国城乡 6～17 岁儿童超重率

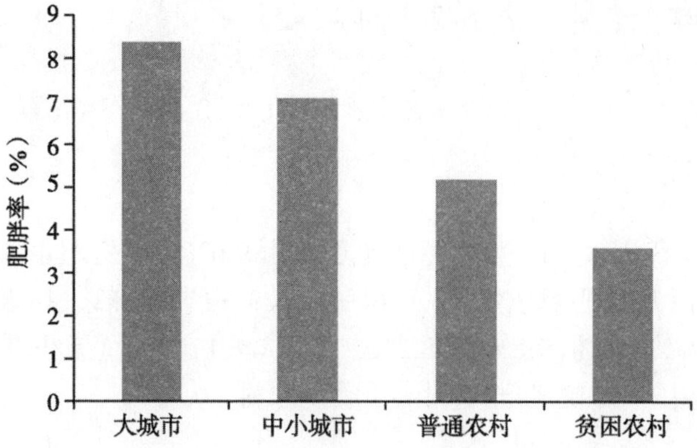

图 3-6-6　2010—2012 年中国城乡 6～17 岁儿童肥胖率

三、总体营养状况（详见附表 6-3-1）

我国 6～17 岁儿童的营养不良率为 12.2%，超重肥胖率为 16.0%，营养正常率为 71.8%。男生营养不良率（14.0%）、超重肥胖率（18.7%）均高于女生（10.1%、13.0%），而男生营养正常率（67.3%）低于女生（76.9%）。随年龄的增长，儿童的营养不良率逐渐上升而超重肥胖率逐渐下降。6～17 岁儿童营养不良率城市（9.3%）低于农村（14.7%），超重肥胖率城市（18.7%）高于农村（12.8%），城市与农村儿童营养正常的比例大致相当。

四、微量营养素缺乏（详见附表 6-4-1～6-4-6）

（一）贫血

1. 血红蛋白含量　我国 6～17 岁儿童血红蛋白水平为 141.2g/L，其中男生为 144.0g/L，女生为 138.0g/L。血红蛋白水平随年龄增长而增加，6～8 岁、9～11 岁、12～14 岁和 15～17 岁儿童血红蛋白水平分别为 135.5g/L、138.7g/L、142.3g/L、146.7g/L。城市和农村儿童血红蛋白水平分别为 141.1g/L、141.3g/L，大城市、普通农村、中小城市分别为 142.4g/L、142.0g/L、141.0g/L，贫困农村最低，为 139.8g/L。

2. 贫血患病率 我国 6～17 岁儿童贫血患病率为 6.6%，男生 6.0%，女生 7.4%。儿童贫血患病率整体呈现随年龄增长而增高的趋势，9～11 岁最低，仅为 4.3%，6～8 岁、12～14 岁和 15～17 岁儿童贫血患病率分别为 5.7%、7.2%、8.6%。城市和农村儿童的贫血患病率分别为 6.3%、6.9%，从大城市、普通农村、中小城市到贫困农村依次增加，分别为 4.8%，5.8%、6.5%、9.5%（图 3-6-7）。

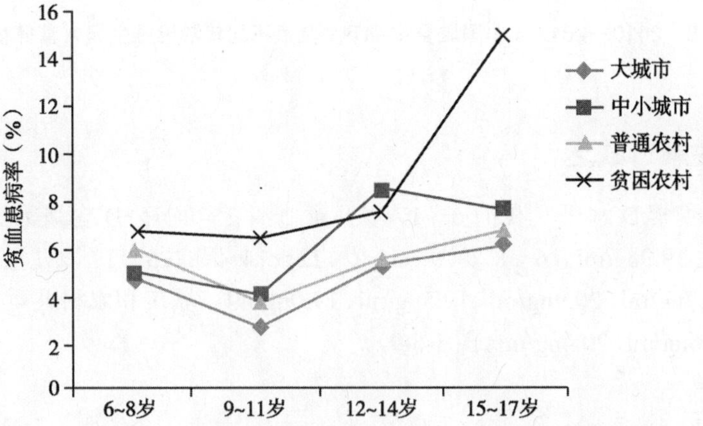

图 3-6-7 2010—2012 年中国城乡 6～17 岁儿童不同年龄组贫血患病率

（二）维生素 A 缺乏

1. 血清维生素 A 含量 我国 6～17 岁儿童血清视黄醇含量为 1.5μmol/L，男生与女生基本一致。儿童血清视黄醇含量随年龄增长而增加，6～8 岁、9～11 岁、12～14 岁和 15～17 岁儿童血清视黄醇含量分别为 1.3μmol/L、1.4μmol/L、1.5μmol/L、1.6μmol/L。城市和农村儿童血清视黄醇含量分别为 1.5μmol/L、1.4μmol/L。

2. 维生素 A 缺乏率 我国 6～17 岁儿童维生素 A 缺乏（血清视黄醇含量<0.70μmol/L）率为 6.4%，边缘缺乏（0.70μmol/L≤血清视黄醇含量<1.05μmol/L）率为 18.7%。男生维生素 A 缺乏率为 6.9%，女生为 5.9%；男生、女生边缘性维生素 A 缺乏率分别为 18.5%、18.9%。儿童维生素 A 缺乏率呈现随年龄增长而下降的趋势，6～8 岁、9～11 岁、12～14 岁和 15～17 岁分别为 9.9%、7.5%、5.4%、4.9%，边缘缺乏率分别为 24.0%、21.1%、16.9%、14.0%。城市和农村儿童维生素 A 缺乏率分别为 7.7%、5.5%；大城市、中小城市、普通农村、贫困农村儿童维生素 A 缺乏率依次减低，大城市为 8.0%，贫困农村为 4.6%；大城市、中小城市、普通农村、贫困农村儿童维生素 A 边缘缺乏率分别为 19.1%、18.5%、19.2%、18.1%（图 3-6-8）。

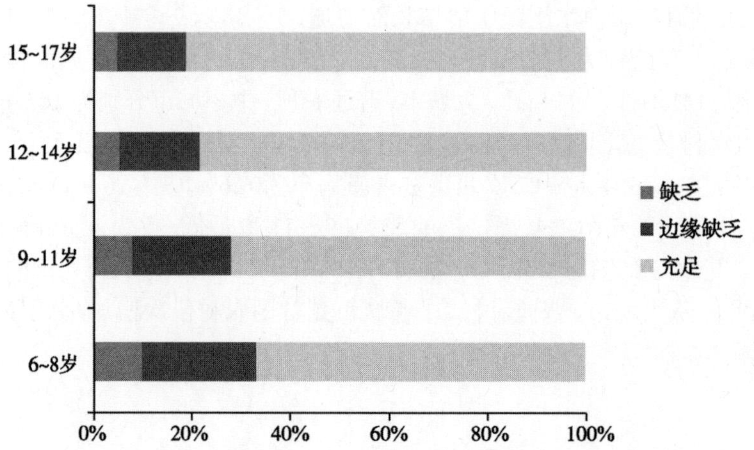

图 3-6-8 2010—2012 年中国城乡 6～17 岁儿童不同年龄组维生素 A 营养状况分布

（三）维生素 D 缺乏

1．血清维生素 D 水平 我国 6～17 岁儿童血清 25-（OH）D 含量为 20.5ng/ml，男生 21.1ng/ml，女生 19.9ng/ml。6～8 岁、9～11 岁、12～14 岁和 15～17 岁儿童血清 25-（OH）D 含量分别为 22.7ng/ml、20.9ng/ml、19.5ng/ml、19.0ng/ml。城市和农村儿童血清 25-（OH）D 含量分别为 20.6ng/ml、20.4ng/ml（图 3-6-9）。

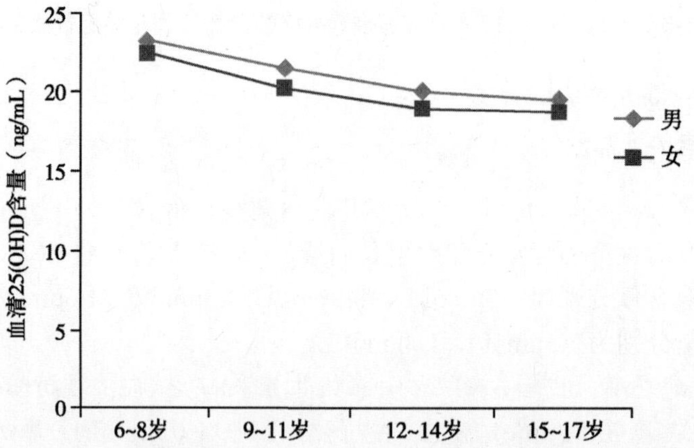

图 3-6-9 2010—2012 年中国城乡 6～17 岁儿童不同年龄组血清 25-(OH)D 含量

2．维生素 D 缺乏率 我国 6～17 岁儿童中，仅有 0.3% 血清 25-（OH）D 含量高于≥50ng/ml，有 53.2% 血清 25-（OH）D<20ng/ml。男生、女生血清 25-（OH）D<20ng/ml 的比例分别为 50.0%、56.5%。儿童血清 25-（OH）D<20ng/ml 的比例随年龄增长而增加，6～8 岁、9～11 岁、12～14 岁和 15～17 岁分别为 43.0%、50.1%、58.4%、60.5%。城市和农村儿童血清 25-（OH）D<20ng/ml 的比例分别为 53.8%、52.6%（图 3-6-10）。

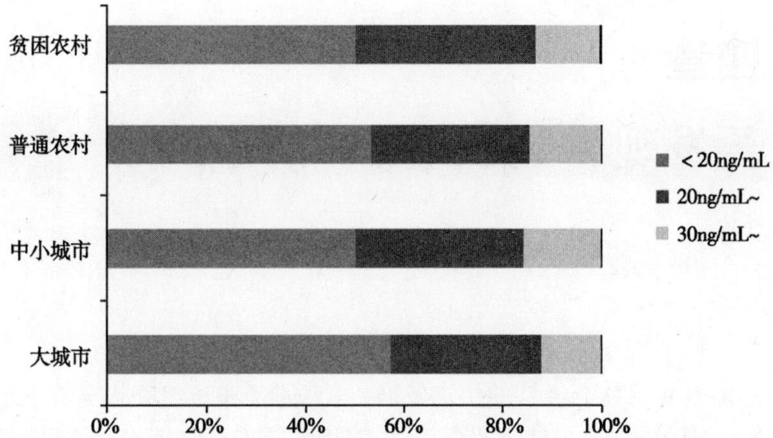

图 3-6-10 2010—2012 年中国城乡 6～17 岁儿童血清 25-(OH)D 水平分布

第四章
主要发现和建议

近十年来，随着我国社会经济的快速发展，儿童的营养与健康状况有了迅速变化。与2002年第四次全国居民营养与健康调查相比，我国儿童的膳食结构、营养与健康水平也都有了较大的变化。为此，2010—2012年原国家卫生计生委疾控局组织31个省、自治区、直辖市150个监测点，开展了6岁及以上居民营养与健康状况监测。本报告针对该监测中约3.6万6～17岁儿童的食物和能量与营养素摄入、体质与营养状况、行为及生活方式等数据进行了翔实的分析。结果显示，十年间，我国儿童膳食质量及健康水平有所提高，能量和营养素需要量基本得到满足，营养状况得到进一步改善。但由于缺乏科学的营养指导和宣教，我国儿童膳食结构仍然不尽合理，微量营养素缺乏和营养失衡并存的现象依然存在。

一、主要发现

1. 谷薯类仍是我国儿童的主食，膳食结构不合理。

我国6～17岁儿童的主食依然是谷薯类，平均每人每天摄入364.0g，以米、面及其制品为主；其次是畜禽肉，摄入量达到80.3g，且以猪肉为主。但蔬菜水果类、蛋类、奶及奶制品、大豆及其制品的摄入较少，如蔬菜只每人每天摄入185.8g，其中深色蔬菜仅有61.6g，水果仅为45.9g；蛋类的日均摄入量为22.0g，奶及奶制品仅为34.5g；大豆及其制品的日均摄入量仅为8.3g。同时，儿童的膳食结构并不合理，来源于奶类和大豆类的钙的比例仅分别为9.1%和10.1%。

我国城乡儿童膳食营养摄入存在明显的地区差异，除了谷薯类食物农村儿童的摄入量高于城市儿童之外，其余食物均呈现随大城市、中小城市、普通农村、贫困农村日均摄入量逐渐降低的趋势。

2. 城市儿童的脂肪供能比高、农村儿童蛋白质质量差。

我国6～17岁儿童能量的摄入量基本充足。儿童膳食脂肪供能比比较高，平均为33.2%，而大城市更达到38.7%，中小城市也超过了35%。同时，儿童蛋白质的食物来源存在明显的地区差别，大城市儿童蛋白质来自动物性食物的比例为47.7%，贫困农村儿童蛋白质来自动物性食物的比例仅为20.6%。

3. 营养不良与超重肥胖并存，部分微量营养素缺乏依然存在。

我国儿童仍然存在一定比例的营养不良，特别是贫困农村地区，儿童营养不良率达到18.4%。同时，儿童超重肥胖率较高，患病率日益增加，大城市儿童的超重肥胖率达到22.1%。儿童微量营养素摄入不足的问题依然存在，平均总维生素A摄入量为平均每人每天 351.9μgRE、维生素 C 为 62.1mg，钙为 291.6mg。仍有较高比例的儿童存在贫血、维生素 A 或维生素 D 等微量营养素缺乏。城乡不同地区儿童营养素营养状况存在地区差异。

4. 部分儿童生活方式依然不健康。

我国儿童饮食行为的不合理现象还很普遍。有 13.9% 的儿童不能每天吃早餐。即使是吃早餐者，很多儿童早餐质量有待改善，如早餐摄入 3 类及以上食物的比例仅为 41.7%，城市略好于农村儿童。儿童在外就餐的现象日益普遍，过去一周曾在外就餐的比例达到 61.7%，尤其是 15～17 岁儿童在外就餐比例最高（73.9%）。

我国儿童身体活动不足，仅有 34.2% 的儿童参加体育锻炼，且锻炼时间较短，平均每天 45 分钟。同时，儿童静坐活动时间较长，达到平均每天 2.9 小时。他们的睡眠时间略显不足，睡眠不足率达到 60.4%，尤其是 9～11 岁儿童，睡眠不足率高达 78.3%。

我国 15～17 岁儿童存在一定比例的吸烟和饮酒的现象，14.6% 的儿童在过去 12 个月内饮过酒；3.4% 的儿童在过去 30 天内有吸烟行为；有 20.3% 的儿童几乎每天被动吸烟。

无论是城市还是农村，男生的饮酒率均高于女生。中小城市儿童的酒精摄入量高于大城市，贫困农村儿童高于普通农村。随年龄增长，儿童饮酒和吸烟的比例也有所增加。

二、建议

1. 加强在学校及所在社区开展宣传教育，改变学生不健康饮食行为。俗话说“播种行为，收获习惯；播种习惯，收获性格；播种性格，收获命运”，而一个人的饮食行为是从小形成和发展的，且一旦形成很难改变。不健康的饮食行为不但会影响儿时的健康，还会对成年后的健康产生不可估量的影响。学校是培养学生从小养成良好行为习惯最为重要的场所，所以要在学校及其所在社区采取多种形式开展营养与健康宣传教育，大力宣传中国居民膳食指南和平衡膳食宝塔以及中国学龄儿童膳食指南，引导儿童及其家长和学校教职员工树立健康的生活理念，培养儿童从小养成健康的饮食行为，以实现“传播营养知识→端正营养态度→改变饮食行为”，从而保证儿童健康成长。

2. 卫生与教育部门密切配合，把学生营养改善工作纳入到各级政府的中长期发展规划中，并在学校的教育教学内容里加入适宜于各个年龄段的营养与健康相关知识。

3. 根据教育部的健康教育教学大纲，结合调查发现的问题，有针对性地积极开发和推广适合不同地域与不同年龄段儿童的营养干预技术，将有关知识落地。

4. 学校应严格遵守国家规定的中小学生作息时间，切实减轻学生的负担；家长也应适当降低对孩子的期望值，少让孩子上辅导班，培养孩子养成良好的睡眠习惯，保证充足的睡眠时间，以利于孩子的健康成长。

5. 各级各类学校要认真开展“全国亿万学生阳光体育运动”，根据学生的年龄、性别和体质情况，探索适宜学龄儿童特点的体育活动形式，指导他们开展有计划、有目的、有规律的体育锻炼。家长要督促并陪伴孩子一起进行形式多样的户外活动，最好每天一小时。

常言道，少年强则国强。只有儿童的健康得到了保障，中华民族的复兴才有希望。为此，要将《“健康中国 2017—2030”规划纲要》和《国民营养计划（2017—2030）》落到实处，积极开展学生营养改善行动，进一步推广农村义务教育学生营养改善计划，促进我国儿童健康成长。

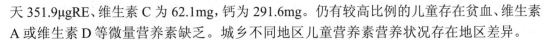

附　表

一、基本情况

（一）样本分布

表 1-1-1　2010—2012 年中国城乡 6～17 岁儿童体格发育分析样本量

年龄（岁）	合计	城市			农村		
		小计	大城市	中小城市	小计	普通农村	贫困农村
合计	36 056	17 984	7942	10 042	18 072	11 348	6724
6～	2634	1276	577	699	1358	881	477
7～	3018	1511	681	830	1507	980	527
8～	3059	1536	720	816	1523	984	539
9～	3002	1558	689	869	1444	932	512
10～	3187	1618	722	896	1569	994	575
11～	3258	1696	710	986	1562	997	565
12～	3179	1529	662	867	1650	1018	632
13～	3249	1577	668	909	1672	998	674
14～	3194	1546	670	876	1648	989	659
15～	2995	1467	659	808	1528	893	635
16～	2781	1399	643	756	1382	883	499
17～	2500	1271	541	730	1229	799	430
男							
小计	18 171	9001	3968	5033	9170	5760	3410
6～	1330	635	294	341	695	452	243
7～	1519	753	341	412	766	479	287
8～	1566	791	379	412	775	502	273
9～	1497	765	337	428	732	479	253
10～	1596	782	354	428	814	512	302
11～	1655	844	352	492	811	506	305
12～	1597	778	332	446	819	531	288
13～	1649	792	334	458	857	510	347
14～	1600	787	335	452	813	492	321
15～	1535	762	341	421	773	460	313

续表

年龄（岁）	合计	城市			农村		
		小计	大城市	中小城市	小计	普通农村	贫困农村
16～	1370	687	304	383	683	433	250
17～	1257	625	265	360	632	404	228
女							
小计	17 885	8983	3974	5009	8902	5588	3314
6～	1304	641	283	358	663	429	234
7～	1499	758	340	418	741	501	240
8～	1493	745	341	404	748	482	266
9～	1505	793	352	441	712	453	259
10～	1591	836	368	468	755	482	273
11～	1603	852	358	494	751	491	260
12～	1582	751	330	421	831	487	344
13～	1600	785	334	451	815	488	327
14～	1594	759	335	424	835	497	338
15～	1460	705	318	387	755	433	322
16～	1411	712	339	373	699	450	249
17～	1243	646	276	370	597	395	202

表 1-1-2　2010—2012 年中国城乡 6～17 岁儿童食物摄入频次和频率分布分析样本量

年龄	合计	城市			农村		
		小计	大城市	中小城市	小计	普通农村	贫困农村
合计	29 320	15 456	7049	8407	13 864	8665	5199
6～8 岁	6802	3658	1718	1940	3144	2057	1087
9～11 岁	7406	4082	1850	2232	3324	2114	1210
12～14 岁	7851	3983	1807	2176	3868	2291	1577
15～17 岁	7261	3733	1674	2059	3528	2203	1325
男生							
小计	14 729	7737	3508	4229	6992	4394	2598
6～8 岁	3402	1841	869	972	1561	1017	544
9～11 岁	3693	1991	908	1083	1702	1070	632
12～14 岁	3957	2012	896	1116	1945	1188	757
15～17 岁	3677	1893	835	1058	1784	1119	665
女生							
小计	14 591	7719	3541	4178	6872	4271	2601
6～8 岁	3400	1817	849	968	1583	1040	543
9～11 岁	3713	2091	942	1149	1622	1044	578
12～14 岁	3894	1971	911	1060	1923	1103	820
15～17 岁	3584	1840	839	1001	1744	1084	660

表 1-1-3　2010—2012 年中国城乡 6～17 岁儿童食物和营养素摄入量分析样本量

年龄	合计	城市			农村		
		小计	大城市	中小城市	小计	普通农村	贫困农村
合计	5819	2385	977	1408	3434	2040	1394
6～8 岁	1741	603	245	358	1138	680	458
9～11 岁	1748	705	260	445	1043	628	415
12～14 岁	1404	613	243	370	791	480	311
15～17 岁	926	464	229	235	462	252	210
男生							
小计	3092	1229	527	702	1863	1106	757
6～8 岁	930	303	138	165	627	373	254
9～11 岁	958	368	148	220	590	362	228
12～14 岁	718	306	116	190	412	241	171
15～17 岁	486	252	125	127	234	130	104
女生							
小计	2727	1156	450	706	1571	934	637
6～8 岁	811	300	107	193	511	307	204
9～11 岁	790	337	112	225	453	266	187
12～14 岁	686	307	127	180	379	239	140
15～17 岁	440	212	104	108	228	122	106

表 1-1-4　2010—2012 年中国城乡 6～17 岁儿童血红蛋白含量分析样本量

年龄	合计	城市			农村		
		小计	大城市	中小城市	小计	普通农村	贫困农村
合计	33 015	16 588	6859	9729	16 427	10 501	5926
6～8 岁	7903	3916	1679	2237	3987	2619	1368
9～11 岁	8689	4441	1782	2659	4248	2754	1494
12～14 岁	8794	4324	1754	2570	4470	2771	1699
15～17 岁	7629	3907	1644	2263	3722	2357	1365
男生							
小计	16 721	8367	3455	4912	8354	5352	3002
6～8 岁	4011	1985	864	1121	2026	1332	694
9～11 岁	4411	2195	884	1311	2216	1423	793
12～14 岁	4456	2213	894	1319	2243	1407	836
15～17 岁	3843	1974	813	1161	1869	1190	679
女生							
小计	16 294	8221	3404	4817	8073	5149	2924
6～8 岁	3892	1931	815	1116	1961	1287	674
9～11 岁	4278	2246	898	1348	2032	1331	701
12～14 岁	4338	2111	860	1251	2227	1364	863
15～17 岁	3786	1933	831	1102	1853	1167	686

表 1-1-5　2010—2012 年中国城乡 6～17 岁儿童维生素 A 营养状况分析样本量

年龄	合计	城市			农村		
		小计	大城市	中小城市	小计	普通农村	贫困农村
合计	10045	4167	450	3717	5878	3637	2241
6～8 岁	2461	1040	129	911	1421	985	436
9～11 岁	2568	1075	123	952	1493	1017	476
12～14 岁	2664	1080	112	968	1584	873	711
15～17 岁	2352	972	86	886	1380	762	618
男生							
小计	5103	2128	232	1896	2975	1841	1134
6～8 岁	1247	539	66	473	708	489	219
9～11 岁	1304	534	64	470	770	527	243
12～14 岁	1359	559	63	496	800	442	358
15～17 岁	1193	496	39	457	697	383	314
女生							
小计	4942	2039	218	1821	2903	1796	1107
6～8 岁	1214	501	63	438	713	496	217
9～11 岁	1264	541	59	482	723	490	233
12～14 岁	1305	521	49	472	784	431	353
15～17 岁	1159	476	47	429	683	379	304

表 1-1-6　2010—2012 年中国城乡 6～17 岁儿童维生素 D 营养状况分析样本量

年龄	合计	城市			农村		
		小计	大城市	中小城市	小计	普通农村	贫困农村
合计	14473	7702	3188	4514	6771	4015	2756
6～8 岁	3405	1851	780	1071	1554	960	594
9～11 岁	3632	1978	773	1205	1654	1043	611
12～14 岁	3928	1995	836	1159	1933	1080	853
15～17 岁	3508	1878	799	1079	1630	932	698
男生							
小计	7288	3889	1608	2281	3399	2018	1381
6～8 岁	1713	940	388	552	773	482	291
9～11 岁	1833	997	396	601	836	532	304
12～14 岁	1982	1014	427	587	968	543	425
15～17 岁	1760	938	397	541	822	461	361
女生							
小计	7185	3813	1580	2233	3372	1997	1375
6～8 岁	1692	911	392	519	781	478	303
9～11 岁	1799	981	377	604	818	511	307
12～14 岁	1946	981	409	572	965	537	428
15～17 岁	1748	940	402	538	808	471	337

表 1-1-7　2010—2012 年中国城乡 6 ~ 17 岁儿童饮食行为分析样本量

年龄	合计	城市			农村		
		小计	大城市	中小城市	小计	普通农村	贫困农村
合计	29 522	15 649	7104	8545	13 873	8669	5204
6～8 岁	6873	3726	1735	1991	3147	2058	1089
9～11 岁	7467	4137	1872	2265	3330	2114	1216
12～14 岁	7908	4042	1815	2227	3866	2292	1574
15～17 岁	7274	3744	1682	2062	3530	2205	1325
男生							
小计	14 817	7826	3532	4294	6991	4396	2595
6～8 岁	3437	1874	876	998	1563	1018	545
9～11 岁	3725	2018	918	1100	1707	1070	637
12～14 岁	3983	2039	900	1139	1944	1189	755
15～17 岁	3672	1895	838	1057	1777	1119	658
女生							
小计	14 705	7823	3572	4251	6882	4273	2609
6～8 岁	3436	1852	859	993	1584	1040	544
9～11 岁	3742	2119	954	1165	1623	1044	579
12～14 岁	3925	2003	915	1088	1922	1103	819
15～17 岁	3602	1849	844	1005	1753	1086	667

表 1-1-8　2010—2012 年中国城乡 6 ~ 17 岁儿童身体活动分析样本量

年龄	合计	城市			农村		
		小计	大城市	中小城市	小计	普通农村	贫困农村
合计	39 543	19 705	8735	10 970	19 838	12 422	7416
6～8 岁	9759	4753	2186	2567	5006	3210	1796
9～11 岁	10 430	5301	2316	2985	5129	3248	1881
12～14 岁	10 401	5114	2192	2922	5287	3229	2058
15～17 岁	8953	4537	2041	2496	4416	2735	1681
男生							
小计	20 065	9916	4389	5527	10 149	6345	3804
6～8 岁	4962	2392	1115	1277	2570	1626	944
9～11 岁	5296	2618	1150	1468	2678	1674	1004
12～14 岁	5274	2606	1097	1509	2668	1655	1013
15～17 岁	4533	2300	1027	1273	2233	1390	843
女生							
小计	19 478	9789	4346	5443	9689	6077	3612
6～8 岁	4797	2361	1071	1290	2436	1584	852
9～11 岁	5134	2683	1166	1517	2451	1574	877
12～14 岁	5127	2508	1095	1413	2619	1574	1045
15～17 岁	4420	2237	1014	1223	2183	1345	838

表 1-1-9 2010—2012 年中国城乡 6～17 岁儿童饮酒及吸烟分析样本量

年龄（岁）	合计	城市			农村		
		小计	大城市	中小城市	小计	普通农村	贫困农村
合计	6581	2393	483	1910	4188	2553	1635
15～	2337	832	163	669	1505	867	638
16～	2215	791	151	640	1424	884	540
17～	2029	770	169	601	1259	802	457
男							
小计	3357	1245	262	983	2112	1295	817
15～	1214	451	96	355	763	457	306
16～	1100	405	75	330	695	429	266
17～	1043	389	91	298	654	409	245
女							
小计	3224	1148	221	927	2076	1258	818
15～	1123	381	67	314	742	410	332
16～	1115	386	76	310	729	455	274
17～	986	381	78	303	605	393	212

（二）体格发育

表 1-2-1 2010—2012 年中国城乡 6～17 岁儿童不同年龄组平均身高（cm）

年龄（岁）	合计	城市			农村		
		小计	大城市	中小城市	小计	普通农村	贫困农村
男							
6～	120.1	122.1	122.3	122.0	118.4	119.2	116.8
7～	124.9	126.0	126.2	126.0	123.9	124.5	122.5
8～	130.0	131.4	132.0	131.3	128.7	129.1	128.0
9～	134.6	136.1	136.7	136.0	133.3	134.7	130.6
10～	140.0	141.7	142.1	141.6	138.4	139.5	136.2
11～	145.7	147.5	147.7	147.4	144.0	145.3	141.6
12～	151.4	153.3	154.7	153.1	149.6	150.5	147.8
13～	157.9	160.0	161.1	159.8	155.9	157.6	152.6
14～	163.4	165.6	167.1	165.4	161.3	163.2	157.7
15～	166.3	167.7	169.8	167.4	165.2	166.7	162.2
16～	168.3	170.1	171.5	169.9	166.8	168.2	163.9
17～	169.5	171.0	171.7	170.9	168.3	169.2	166.5
女							
6～	119.0	120.6	120.9	120.6	117.5	117.9	116.7
7～	123.4	124.4	124.9	124.3	122.6	123.2	121.3
8～	129.2	130.5	131.0	130.4	128.0	128.5	126.8
9～	134.5	136.0	137.5	135.7	133.1	133.7	132.1

续表

年龄(岁)	合计	城市			农村		
		小计	大城市	中小城市	小计	普通农村	贫困农村
10～	140.3	141.4	141.5	141.3	139.2	140.1	137.7
11～	146.5	148.5	148.5	148.5	144.4	146.0	141.4
12～	151.3	152.8	153.7	152.6	149.8	151.2	147.1
13～	155.1	156.6	157.0	156.5	153.5	154.9	150.9
14～	157.3	158.6	159.3	158.5	156.0	157.0	154.1
15～	157.7	158.8	160.0	158.7	156.9	157.6	155.4
16～	158.5	159.6	160.4	159.5	157.5	158.1	156.4
17～	158.7	159.3	160.6	159.2	158.1	158.5	157.3

表 1-2-2 2010—2012 年中国城乡 6～17 岁儿童不同年龄组平均体重(kg)

年龄(岁)	合计	城市			农村		
		小计	大城市	中小城市	小计	普通农村	贫困农村
男							
6～	23.4	24.6	25.3	24.5	22.4	22.7	21.6
7～	25.5	26.2	26.8	26.1	24.9	25.1	24.3
8～	28.5	29.7	30.7	29.6	27.4	27.7	26.9
9～	31.9	33.1	33.5	33.1	30.8	30.8	30.7
10～	35.6	37.3	38.5	37.1	34.0	34.8	32.5
11～	39.8	41.8	43.3	41.6	37.8	39.1	35.4
12～	43.5	45.2	47.3	44.9	41.8	42.8	39.8
13～	48.4	50.6	52.4	50.3	46.3	47.7	43.5
14～	53.4	56.2	57.3	56.1	50.7	52.2	47.8
15～	55.7	57.7	61.5	57.2	54.0	55.8	50.5
16～	58.1	60.4	63.2	60.0	56.3	57.9	53.0
17～	59.7	61.7	63.5	61.5	58.0	59.0	56.1
女							
6～	22.4	23.3	24.0	23.2	21.6	21.7	21.4
7～	24.1	24.5	25.4	24.4	23.7	23.9	23.2
8～	27.3	28.0	28.1	28.0	26.6	27.0	25.8
9～	30.2	31.4	32.5	31.2	29.0	29.2	28.6
10～	33.8	34.5	35.3	34.4	33.1	33.8	31.8
11～	38.2	40.1	41.2	39.9	36.3	37.5	34.1
12～	42.5	43.9	45.4	43.6	41.0	42.0	39.2
13～	46.2	47.5	48.3	47.4	44.8	45.5	43.4
14～	49.1	50.5	50.2	50.6	47.7	48.4	46.3
15～	50.7	51.5	51.9	51.5	50.0	51.0	48.2
16～	51.8	52.9	53.7	52.8	50.8	51.2	50.1
17～	52.1	52.7	53.8	52.6	51.6	51.8	51.2

表 1-2-3　2010—2012 年中国城乡 6～17 岁儿童不同年龄组 BMI 均值（kg/m^2）

年龄（岁）	合计	城市			农村		
		小计	大城市	中小城市	小计	普通农村	贫困农村
男							
6～	16.1	16.4	16.9	16.3	15.8	15.9	15.8
7～	16.2	16.4	16.7	16.3	16.1	16.1	16.1
8～	16.7	17.1	17.5	17.1	16.4	16.5	16.3
9～	17.6	17.8	17.8	17.8	17.4	16.8	18.3
10～	18.0	18.4	18.8	18.3	17.6	17.7	17.4
11～	18.5	19.0	19.6	18.9	18.0	18.3	17.5
12～	18.7	19.0	19.6	18.9	18.5	18.7	18.1
13～	19.2	19.5	20.0	19.4	18.8	19.0	18.6
14～	19.8	20.3	20.4	20.3	19.4	19.5	19.1
15～	20.0	20.4	21.2	20.3	19.7	20.0	19.1
16～	20.4	20.8	21.4	20.7	20.1	20.4	19.6
17～	20.7	21.1	21.5	21.0	20.4	20.6	20.2
女							
6～	15.7	15.9	16.4	15.9	15.5	15.5	15.6
7～	15.7	15.8	16.3	15.7	15.7	15.7	15.7
8～	16.2	16.3	16.3	16.3	16.1	16.2	16.0
9～	16.6	16.9	17.0	16.8	16.2	16.2	16.3
10～	17.0	17.1	17.5	17.1	16.9	17.1	16.6
11～	17.6	18.0	18.5	17.9	17.3	17.4	17.0
12～	18.4	18.7	19.1	18.6	18.2	18.3	18.0
13～	19.1	19.3	19.5	19.2	18.9	18.9	19.0
14～	19.8	20.0	19.7	20.1	19.6	19.6	19.5
15～	20.4	20.4	20.3	20.4	20.3	20.5	19.9
16～	20.6	20.7	20.8	20.7	20.5	20.5	20.5
17～	20.7	20.7	20.9	20.7	20.6	20.6	20.7

二、食物摄入

（一）谷薯杂豆

1. 谷薯杂豆摄入量

表 2-1-1　2010—2012 年中国城乡 6～17 岁儿童不同年龄组谷薯杂豆摄入量（g）

年龄	合计	城市			农村		
		小计	大城市	中小城市	小计	普通农村	贫困农村
合计	364.0	327.7	311.0	330.1	397.4	363.5	464.7
6～8 岁	282.9	257.0	229.8	260.2	305.7	284.3	352.3
9～11 岁	327.4	295.5	285.6	297.2	358.3	328.1	415.2
12～14 岁	390.1	359.9	345.7	362.3	419.7	380.5	493.7

续表

年龄	合计	城市			农村		
		小计	大城市	中小城市	小计	普通农村	贫困农村
15～17岁	432.5	380.7	355.9	384.1	477.3	436.7	558.4
男生							
小计	389.3	357.2	334.1	360.4	418.6	385.3	485.1
6～8岁	295.1	276.5	238.8	280.7	311.4	283.2	372.7
9～11岁	342.4	312.4	284.4	316.9	370.7	340.9	427.5
12～14岁	416.2	387.4	375.1	389.4	443.6	408.7	509.7
15～17岁	471.4	424.8	401.2	427.8	513.1	476.4	587.1
女生							
小计	334.9	293.9	286.4	295.1	372.8	338.1	441.3
6～8岁	269.8	236.4	220.8	238.3	299.5	285.5	330.1
9～11岁	309.7	276.3	286.8	274.4	343.4	312.6	400.7
12～14岁	359.3	328.4	314.9	330.8	390.7	346.0	474.4
15～17岁	386.7	326.8	304.3	330.0	436.5	391.2	526.2

表 2-1-2 2010—2012 年中国城乡 6 ~ 17 岁儿童不同年龄组米及其制品摄入量(g)

年龄	合计	城市			农村		
		小计	大城市	中小城市	小计	普通农村	贫困农村
合计	181.5	173.8	177.1	173.3	188.6	169.6	226.2
6～8岁	147.8	138.0	131.5	138.7	156.4	138.5	195.4
9～11岁	165.9	154.0	163.1	152.5	177.5	162.1	206.6
12～14岁	199.6	186.1	191.0	185.2	212.9	190.2	255.9
15～17岁	204.7	206.5	207.7	206.3	203.1	184.5	240.3
男生							
小计	190.8	186.3	190.0	185.8	194.9	173.4	237.9
6～8岁	151.2	146.0	130.7	147.7	155.6	136.2	197.9
9～11岁	170.8	157.7	174.7	155.0	183.1	171.0	206.2
12～14岁	218.4	204.9	210.3	204.0	231.2	205.8	279.4
15～17岁	213.4	222.0	222.4	222.0	205.6	179.8	257.7
女生							
小计	170.7	159.4	163.5	158.8	181.2	165.2	212.8
6～8岁	144.1	129.5	132.3	129.1	157.2	140.9	192.7
9～11岁	160.3	149.9	151.1	149.6	170.7	151.2	207.1
12～14岁	177.5	164.6	170.7	163.5	190.7	171.1	227.4
15～17岁	194.4	187.4	191.0	186.9	200.2	189.8	220.8

表 2-1-3　2010—2012 年中国城乡 6～17 岁儿童不同年龄组面及其制品摄入量(g)

年龄	合计	城市			农村		
		小计	大城市	中小城市	小计	普通农村	贫困农村
合计	130.7	109.0	86.6	112.2	150.6	143.4	164.8
6～8 岁	97.6	84.5	64.5	86.8	109.2	109.1	109.3
9～11 岁	113.3	100.1	77.5	103.9	126.2	120.6	136.8
12～14 岁	136.8	126.3	99.4	130.9	147.0	136.4	166.9
15～17 岁	163.8	120.7	97.8	123.8	201.1	190.2	222.7
男生							
小计	144.6	123.5	97.1	127.2	163.8	160.5	170.4
6～8 岁	104.1	93.7	73.1	96.1	113.2	109.0	122.4
9～11 岁	121.8	111.5	70.5	118.1	131.4	123.7	146.1
12～14 岁	143.8	136.8	115.0	140.3	150.5	144.1	162.5
15～17 岁	191.0	143.3	119.6	146.4	233.7	236.6	227.9
女生							
小计	114.7	92.4	75.6	94.9	135.3	123.7	158.4
6～8 岁	90.6	74.6	55.9	76.9	104.8	109.3	95.0
9～11 岁	103.4	87.0	84.8	87.4	119.9	116.8	125.8
12～14 岁	128.5	114.4	83.0	120.0	142.8	127.1	172.2
15～17 岁	131.7	93.0	73.0	95.8	164.0	137.2	217.0

表 2-1-4　2010—2012 年中国城乡 6～17 岁儿童不同年龄组其他谷类摄入量(g)

年龄	合计	城市			农村		
		小计	大城市	中小城市	小计	普通农村	贫困农村
合计	13.3	13.4	13.7	13.3	13.2	12.8	14.0
6～8 岁	10.9	11.2	11.4	11.1	10.8	10.2	12.0
9～11 岁	12.6	12.7	10.8	13.0	12.5	10.6	16.0
12～14 岁	14.8	15.2	17.1	14.9	14.4	14.2	14.7
15～17 岁	14.5	14.1	14.7	14.1	14.8	15.5	13.3
男生							
小计	14.1	13.9	13.7	13.9	14.2	13.4	15.9
6～8 岁	11.6	11.5	11.2	11.5	11.7	11.4	12.3
9～11 岁	12.6	12.6	8.2	13.4	12.6	10.0	17.6
12～14 岁	14.1	12.7	17.2	12.0	15.5	15.0	16.4
15～17 岁	16.8	17.4	16.9	17.5	16.3	16.2	16.6
女生							
小计	12.4	12.8	13.8	12.7	12.1	12.2	11.8
6～8 岁	10.3	10.8	11.7	10.7	9.8	8.9	11.7
9～11 岁	12.5	12.7	13.6	12.6	12.3	11.2	14.2
12～14 岁	15.5	18.0	17.0	18.2	13.0	13.1	12.7
15～17 岁	11.7	10.1	12.3	9.8	13.0	14.8	9.6

表 2-1-5 2010—2012 年中国城乡 6～17 岁儿童不同年龄组薯类摄入量（g）

年龄	合计	城市			农村		
		小计	大城市	中小城市	小计	普通农村	贫困农村
合计	36.5	29.8	30.7	29.6	42.7	34.9	58.1
6～8 岁	25.3	22.4	20.0	22.7	27.8	24.6	34.8
9～11 岁	33.5	27.1	31.5	26.4	39.6	31.4	55.1
12～14 岁	36.4	29.9	34.8	29.0	42.8	36.5	54.6
15～17 岁	47.3	37.3	33.0	37.9	55.9	44.2	79.2
男生							
小计	37.7	31.7	30.5	31.9	43.3	35.5	58.8
6～8 岁	26.9	24.3	21.5	24.6	29.2	24.7	39.1
9～11 岁	34.6	28.7	28.9	28.7	40.1	31.3	56.9
12～14 岁	37.2	30.8	29.6	31.0	43.3	40.4	48.9
15～17 岁	48.3	40.0	38.6	40.1	55.7	43.0	81.4
女生							
小计	35.0	27.5	30.8	27.0	42.0	34.3	57.2
6～8 岁	23.5	20.4	18.6	20.6	26.3	24.5	30.1
9～11 岁	32.1	25.3	34.3	23.7	39.0	31.4	53.0
12～14 岁	35.4	28.8	40.2	26.8	42.1	31.8	61.5
15～17 岁	46.1	34.1	26.6	35.1	56.0	45.6	76.7

表 2-1-6 2010—2012 年中国城乡 6～17 岁儿童不同年龄组杂豆摄入量（g）

年龄	合计	城市			农村		
		小计	大城市	中小城市	小计	普通农村	贫困农村
合计	2.1	1.8	2.8	1.7	2.3	2.6	1.6
6～8 岁	1.3	1.0	2.4	0.9	1.6	1.9	0.8
9～11 岁	2.1	1.6	2.6	1.4	2.5	3.5	0.7
12～14 岁	2.6	2.5	3.4	2.3	2.7	3.2	1.7
15～17 岁	2.3	2.1	2.7	2.1	2.4	2.2	2.8
男生							
小计	2.1	1.8	2.8	1.7	2.4	2.6	2.1
6～8 岁	1.4	1.0	2.3	0.9	1.7	1.9	1.1
9～11 岁	2.6	1.8	2.1	1.8	3.4	4.8	0.7
12～14 岁	2.7	2.3	2.9	2.3	3.1	3.4	2.5
15～17 岁	1.9	2.1	3.8	1.8	1.7	0.8	3.6
女生							
小计	2.0	1.8	2.8	1.7	2.2	2.8	1.1
6～8 岁	1.3	1.1	2.5	0.9	1.5	2.0	0.6
9～11 岁	1.4	1.3	3.1	1.0	1.5	1.9	0.7
12～14 岁	2.4	2.6	4.0	2.4	2.1	2.9	0.7
15～17 岁	2.8	2.2	1.4	2.3	3.2	3.8	2.0

2. 谷薯杂豆摄入频次

表 2-1-7 2010—2012 年中国城乡 6～17 岁儿童不同年龄组米面杂粮摄入频次（次/周）

年龄	合计	城市			农村		
		小计	大城市	中小城市	小计	普通农村	贫困农村
合计	19.7	19.4	19.3	19.4	20.0	20.4	19.4
6～8 岁	19.6	19.0	18.8	19.2	20.3	20.6	19.6
9～11 岁	19.7	19.6	19.2	19.9	19.8	20.1	19.1
12～14 岁	19.8	19.6	20.0	19.2	20.0	20.5	19.4
15～17 岁	19.7	19.3	19.4	19.2	20.1	20.4	19.5
男生							
小计	19.7	19.4	19.3	19.4	20.0	20.3	19.5
6～8 岁	19.6	18.9	18.7	19.2	20.3	20.5	19.8
9～11 岁	19.5	19.5	18.9	19.9	19.7	20.1	19.0
12～14 岁	19.8	19.6	20.2	19.1	20.0	20.2	19.6
15～17 岁	19.8	19.5	19.5	19.4	20.2	20.6	19.6
女生							
小计	19.7	19.4	19.4	19.4	20.0	20.5	19.3
6～8 岁	19.6	19.0	18.8	19.2	20.2	20.7	19.4
9～11 岁	19.8	19.7	19.6	19.9	19.9	20.2	19.2
12～14 岁	19.8	19.6	19.8	19.3	20.1	20.7	19.2
15～17 岁	19.5	19.1	19.2	19.0	19.9	20.2	19.3

表 2-1-8 2010—2012 年中国城乡 6～17 岁儿童不同年龄组薯类摄入频次（次/周）

年龄	合计	城市			农村		
		小计	大城市	中小城市	小计	普通农村	贫困农村
合计	2.1	1.9	1.9	1.9	2.2	1.8	2.9
6～8 岁	1.9	1.7	1.7	1.7	2.1	1.8	2.7
9～11 岁	2.0	1.9	1.9	2.0	2.1	1.7	2.8
12～14 岁	2.2	2.0	2.0	2.0	2.4	1.9	3.0
15～17 岁	2.1	2.0	2.0	1.9	2.3	1.9	3.0
男生							
小计	2.0	1.9	1.9	1.9	2.2	1.8	2.9
6～8 岁	1.9	1.7	1.7	1.7	2.1	1.7	2.7
9～11 岁	2.0	1.9	1.9	2.0	2.1	1.7	2.8
12～14 岁	2.1	2.0	1.9	2.0	2.3	2.0	2.9
15～17 岁	2.1	1.8	2.0	1.8	2.3	1.9	3.1
女生							
小计	2.1	1.9	1.9	1.9	2.3	1.9	2.9
6～8 岁	1.9	1.7	1.8	1.7	2.1	1.8	2.6
9～11 岁	2.0	1.9	1.9	1.9	2.1	1.8	2.8
12～14 岁	2.2	2.0	2.1	2.0	2.4	1.9	3.1
15～17 岁	2.2	2.1	2.1	2.1	2.3	2.0	2.9

3. 谷薯杂豆摄入频率分布

表2-1-9 2010—2012年中国城乡6～17岁儿童不同年龄组米面杂粮摄入频率分布（%）

年龄	频率	合计	城市			农村		
			小计	大城市	中小城市	小计	普通农村	贫困农村
合计	≥3次/天	48.6	43.5	39.5	46.9	54.2	58.0	47.7
	2次/天	38.6	41.1	45.5	37.4	35.7	32.2	41.7
	1次/天	10.3	12.1	12.6	11.8	8.3	8.0	8.9
	<1次/天	2.6	3.2	2.5	3.9	1.8	1.8	1.8
6～8岁	≥3次/天	48.3	41.1	35.7	45.8	56.8	61.9	47.0
	2次/天	39.2	44.0	50.5	38.2	33.7	28.8	42.8
	1次/天	10.2	12.0	12.2	11.9	8.1	7.4	9.4
	<1次/天	2.2	2.9	1.5	4.1	1.5	1.8	0.8
9～11岁	≥3次/天	47.3	44.3	39.6	48.1	51.0	54.6	44.5
	2次/天	40.5	42.3	45.9	39.2	38.2	35.0	44.0
	1次/天	9.5	10.4	12.0	9.1	8.4	8.0	9.0
	<1次/天	2.8	3.1	2.5	3.6	2.4	2.4	2.5
12～14岁	≥3次/天	49.2	44.2	42.3	45.7	54.4	57.4	50.1
	2次/天	37.3	39.4	43.4	36.0	35.2	33.0	38.4
	1次/天	10.8	12.8	11.8	13.6	8.8	8.3	9.4
	<1次/天	2.6	3.7	2.4	4.7	1.6	1.2	2.2
15～17岁	≥3次/天	49.3	44.4	40.1	47.9	54.5	58.3	48.2
	2次/天	37.3	38.7	41.9	36.1	35.8	31.7	42.6
	1次/天	10.8	13.5	14.4	12.8	7.9	8.0	7.7
	<1次/天	2.6	3.3	3.6	3.2	1.8	1.9	1.5
男生								
小计	≥3次/天	49.0	43.8	38.6	48.0	54.8	58.0	49.3
	2次/天	38.2	40.9	46.6	36.2	35.2	32.2	40.3
	1次/天	10.3	12.1	12.5	11.7	8.3	8.1	8.7
	<1次/天	2.5	3.3	2.3	4.0	1.7	1.7	1.7
6～8岁	≥3次/天	47.9	40.8	33.9	47.0	56.3	61.0	47.6
	2次/天	39.8	44.1	52.7	36.3	34.7	30.1	43.4
	1次/天	10.2	12.2	12.3	12.1	7.8	7.4	8.6
	<1次/天	2.1	2.9	1.0	4.5	1.2	1.6	0.4

续表

年龄	频率	合计	城市			农村		
			小计	大城市	中小城市	小计	普通农村	贫困农村
9～11岁	≥3次/天	47.8	43.9	38.0	48.9	52.2	55.8	46.2
	2次/天	39.3	42.2	46.9	38.2	36.0	33.0	41.0
	1次/天	9.9	10.6	12.0	9.4	9.0	8.5	10.0
	<1次/天	3.0	3.3	3.1	3.4	2.8	2.7	2.8
12～14岁	≥3次/天	49.5	44.1	41.9	46.0	55.0	56.3	52.8
	2次/天	37.6	40.4	45.6	36.1	34.7	34.1	35.7
	1次/天	10.6	12.1	10.7	13.2	9.0	8.7	9.5
	<1次/天	2.4	3.4	1.8	4.7	1.3	0.9	2.0
15～17岁	≥3次/天	50.7	46.0	40.7	50.1	55.7	59.3	49.6
	2次/天	36.4	37.1	40.7	34.3	35.5	31.4	42.6
	1次/天	10.4	13.4	15.1	12.1	7.2	7.6	6.6
	<1次/天	2.5	3.5	3.5	3.5	1.5	1.7	1.2
女生								
小计	≥3次/天	48.1	43.3	40.3	45.8	53.5	58.1	46.1
	2次/天	38.9	41.2	44.4	38.6	36.2	32.1	43.0
	1次/天	10.4	12.2	12.7	11.9	8.3	7.9	9.0
	<1次/天	2.6	3.2	2.7	3.7	1.9	1.9	1.9
6～8岁	≥3次/天	48.7	41.3	37.6	44.6	57.2	62.9	46.4
	2次/天	38.7	44.0	48.3	40.2	32.6	27.6	42.2
	1次/天	10.2	11.8	12.1	11.6	8.3	7.4	10.1
	<1次/天	2.4	2.9	2.0	3.6	1.8	2.1	1.3
9～11岁	≥3次/天	46.8	44.6	41.2	47.3	49.6	53.4	42.7
	2次/天	41.6	42.3	44.9	40.2	40.6	37.0	47.2
	1次/天	9.1	10.2	12.0	8.7	7.7	7.6	8.0
	<1次/天	2.5	2.9	1.9	3.7	2.0	2.0	2.1
12～14岁	≥3次/天	49.0	44.2	42.8	45.4	53.9	58.7	47.6
	2次/天	37.1	38.4	41.3	35.9	35.7	31.8	40.9
	1次/天	11.0	13.5	12.8	14.1	8.5	8.0	9.3
	<1次/天	2.9	3.9	3.1	4.6	1.9	1.5	2.3
15～17岁	≥3次/天	47.9	42.8	39.5	45.7	53.3	57.3	46.8
	2次/天	38.3	40.4	43.1	38.1	36.1	32.1	42.6
	1次/天	11.2	13.6	13.7	13.5	8.6	8.5	8.8
	<1次/天	2.6	3.2	3.7	2.8	2.0	2.1	1.8

表 2-1-10　2010—2012 年中国城乡 6～17 岁儿童不同年龄组薯类摄入频率分布（%）

年龄	频率	合计	城市			农村		
			小计	大城市	中小城市	小计	普通农村	贫困农村
合计	≥1 次 / 天	10.1	8.3	8.0	8.6	12.1	8.3	18.5
	4～6 次 / 周	5.7	5.3	5.6	5.0	6.2	3.9	9.9
	1～3 次 / 周	44.0	46.7	49.2	44.6	40.9	42.3	38.6
	1 次 / 月～<1 次 / 周	20.0	19.7	19.8	19.7	20.4	23.9	14.4
	<1 次 / 月	3.2	3.0	2.4	3.5	3.5	3.7	3.0
	0 次 / 月	17.0	17.0	15.0	18.6	17.0	17.9	15.5
6～8 岁	≥1 次 / 天	8.8	6.1	6.1	6.1	12.0	9.2	17.2
	4～6 次 / 周	5.1	4.7	4.9	4.5	5.5	4.0	8.5
	1～3 次 / 周	45.2	51.1	52.4	50.0	38.3	38.2	38.5
	1 次 / 月～<1 次 / 周	19.8	19.5	19.1	19.8	20.2	23.2	14.6
	<1 次 / 月	3.6	2.6	1.9	3.2	4.7	4.7	4.7
	0 次 / 月	17.5	16.0	15.5	16.4	19.2	20.7	16.5
9～11 岁	≥1 次 / 天	10.0	8.5	8.1	8.9	11.7	7.4	19.3
	4～6 次 / 周	4.8	4.7	4.7	4.7	5.0	3.7	7.2
	1～3 次 / 周	43.7	46.5	48.0	45.3	40.2	40.5	39.6
	1 次 / 月～<1 次 / 周	21.0	20.4	20.7	20.2	21.6	26.7	12.8
	<1 次 / 月	3.4	3.3	2.9	3.5	3.5	3.5	3.4
	0 次 / 月	17.2	16.6	15.6	17.4	18.0	18.2	17.8
12～14 岁	≥1 次 / 天	10.8	9.8	9.9	9.8	11.7	7.9	17.2
	4～6 次 / 周	6.5	5.5	5.8	5.2	7.5	3.6	13.1
	1～3 次 / 周	44.4	44.5	46.7	42.8	44.3	48.5	38.3
	1 次 / 月～<1 次 / 周	19.8	20.1	21.6	18.9	19.5	22.2	15.6
	<1 次 / 月	2.7	3.0	2.4	3.5	2.4	2.6	2.0
	0 次 / 月	15.8	17.0	13.8	19.7	14.6	15.2	13.7
15～17 岁	≥1 次 / 天	10.8	8.7	7.9	9.3	13.1	8.6	20.5
	4～6 次 / 周	6.3	6.3	7.2	5.5	6.4	4.3	9.8
	1～3 次 / 周	42.6	44.9	50.1	40.7	40.1	41.3	38.0
	1 次 / 月～<1 次 / 周	19.5	18.8	17.4	19.9	20.2	23.7	14.4
	<1 次 / 月	3.3	3.0	2.3	3.6	3.5	4.2	2.4
	0 次 / 月	17.5	18.3	15.1	20.9	16.7	17.9	14.8

续表

年龄	频率	合计	城市			农村		
			小计	大城市	中小城市	小计	普通农村	贫困农村
男生								
小计	≥1次/天	9.8	8.1	7.7	8.5	11.7	7.6	18.6
	4～6次/周	5.7	5.0	5.3	4.8	6.5	4.2	10.5
	1～3次/周	43.4	46.0	49.1	43.5	40.5	42.4	37.2
	1次/月～<1次/周	19.8	19.6	19.8	19.4	20.0	23.2	14.5
	<1次/月	3.4	3.1	2.2	3.9	3.7	4.1	3.2
	0次/月	17.9	18.2	16.0	20.0	17.5	18.5	15.9
6～8岁	≥1次/天	8.6	5.9	5.6	6.2	11.7	8.2	18.2
	4～6次/周	5.1	4.8	5.2	4.5	5.4	3.8	8.5
	1～3次/周	44.6	49.7	51.2	48.3	38.6	39.5	36.9
	1次/月～<1次/周	20.2	20.2	20.3	20.1	20.2	22.9	15.3
	<1次/月	3.6	2.3	1.5	3.1	5.1	5.1	5.1
	0次/月	17.9	17.1	16.2	17.8	18.9	20.5	16.0
9～11岁	≥1次/天	10.0	8.9	8.4	9.4	11.2	6.4	19.1
	4～6次/周	4.8	4.4	4.1	4.6	5.2	4.1	7.1
	1～3次/周	43.7	46.6	48.5	45.0	40.4	40.2	40.7
	1次/月～<1次/周	20.3	19.2	20.2	18.5	21.6	26.6	13.0
	<1次/月	3.5	3.3	2.5	3.9	3.9	3.8	4.0
	0次/月	17.7	17.6	16.4	18.7	17.8	18.8	16.1
12～14岁	≥1次/天	10.4	9.5	8.9	10.0	11.3	8.2	16.1
	4～6次/周	6.1	4.8	5.0	4.7	7.5	3.7	13.3
	1～3次/周	44.4	44.4	47.4	41.9	44.5	48.8	37.8
	1次/月～<1次/周	19.6	20.0	21.3	19.0	19.1	21.3	15.7
	<1次/月	3.0	3.5	2.8	4.0	2.5	2.9	1.8
	0次/月	16.5	17.8	14.5	20.4	15.1	15.0	15.2
15～17岁	≥1次/天	10.3	7.9	7.7	8.0	12.8	7.7	21.4
	4～6次/周	6.9	6.1	6.9	5.5	7.7	5.1	12.2
	1～3次/周	40.9	43.7	49.6	39.1	37.9	40.5	33.5
	1次/月～<1次/周	19.0	18.9	17.2	20.1	19.1	22.1	14.0
	<1次/月	3.5	3.2	1.8	4.3	3.8	4.6	2.4
	0次/月	19.5	20.2	16.8	22.9	18.8	20.1	16.5

续表

年龄	频率	合计	城市			农村		
			小计	大城市	中小城市	小计	普通农村	贫困农村
女生								
小计	≥1次/天	10.4	8.6	8.4	8.7	12.5	8.9	18.5
	4～6次/周	5.6	5.5	6.0	5.2	5.8	3.6	9.3
	1～3次/周	44.5	47.4	49.3	45.7	41.3	42.1	39.9
	1次/月～<1次/周	20.3	19.9	19.7	20.0	20.8	24.7	14.4
	<1次/月	3.0	2.9	2.6	3.1	3.2	3.4	2.8
	0次/月	16.1	15.8	14.0	17.2	16.5	17.3	15.1
6～8岁	≥1次/天	9.1	6.3	6.6	6.0	12.3	10.3	16.2
	4～6次/周	5.1	4.6	4.7	4.4	5.6	4.1	8.5
	1～3次/周	45.8	52.6	53.7	51.7	38.0	36.9	40.1
	1次/月～<1次/周	19.4	18.8	17.9	19.5	20.2	23.5	14.0
	<1次/月	3.5	2.9	2.2	3.4	4.2	4.2	4.2
	0次/月	17.1	14.9	14.8	15.0	19.6	21.0	16.9
9～11岁	≥1次/天	10.0	8.2	7.9	8.4	12.3	8.4	19.4
	4～6次/周	4.9	5.0	5.3	4.8	4.7	3.3	7.3
	1～3次/周	43.6	46.4	47.6	45.5	40.0	40.8	38.4
	1次/月～<1次/周	21.6	21.6	21.2	21.8	21.7	26.7	12.6
	<1次/月	3.2	3.3	3.3	3.2	3.1	3.3	2.8
	0次/月	16.7	15.5	14.8	16.2	18.2	17.5	19.6
12～14岁	≥1次/天	11.2	10.2	10.8	9.7	12.2	7.6	18.3
	4～6次/周	6.8	6.1	6.5	5.8	7.5	3.4	12.9
	1～3次/周	44.4	44.7	45.9	43.7	44.1	48.1	38.8
	1次/月～<1次/周	20.1	20.2	21.8	18.9	19.9	23.1	15.5
	<1次/月	2.4	2.5	2.0	2.9	2.2	2.3	2.2
	0次/月	15.2	16.2	13.1	19.0	14.1	15.4	12.3
15～17岁	≥1次/天	11.4	9.6	8.2	10.7	13.4	9.5	19.7
	4～6次/周	5.7	6.4	7.4	5.6	5.0	3.5	7.4
	1～3次/周	44.3	46.1	50.5	42.5	42.3	42.2	42.6
	1次/月～<1次/周	20.0	18.7	17.6	19.6	21.4	25.4	14.8
	<1次/月	3.1	2.8	2.7	2.9	3.3	3.9	2.4
	0次/月	15.5	16.4	13.5	18.8	14.6	15.6	13.0

（二）蔬菜水果

1. 蔬菜水果摄入量

表 2-2-1 2010—2012 年中国城乡 6～17 岁儿童不同年龄组蔬菜摄入量（g）

年龄	合计	城市			农村		
		小计	大城市	中小城市	小计	普通农村	贫困农村
合计	185.8	194.1	210.7	191.6	178.2	189.5	155.7
6～8 岁	146.1	154.3	169.8	152.5	138.8	143.0	129.8
9～11 岁	173.9	179.0	203.7	174.9	168.9	176.5	154.5
12～14 岁	195.5	199.3	228.0	194.4	191.8	207.1	162.9
15～17 岁	217.1	231.8	228.3	232.3	204.3	221.9	169.3
男生							
小计	190.4	202.3	223.4	199.4	179.5	189.1	160.3
6～8 岁	151.0	166.3	170.4	165.8	137.7	140.2	132.3
9～11 岁	178.7	183.7	215.8	178.5	174.0	181.6	159.6
12～14 岁	199.2	201.5	241.8	195.0	196.9	210.7	170.9
15～17 岁	220.7	242.5	246.3	242.0	201.2	215.6	172.1
女生							
小计	180.5	184.6	197.4	182.7	176.6	189.9	150.3
6～8 岁	140.8	141.6	169.2	138.2	140.0	145.9	127.2
9～11 岁	168.2	173.7	191.0	170.6	162.7	170.3	148.5
12～14 岁	191.2	196.8	213.4	193.8	185.6	202.9	153.3
15～17 岁	212.8	218.8	207.8	220.3	207.9	229.0	166.2

表 2-2-2 2010—2012 年中国城乡 6～17 岁儿童不同年龄组深色蔬菜摄入量（g）

年龄	合计	城市			农村		
		小计	大城市	中小城市	小计	普通农村	贫困农村
合计	61.6	73.3	73.5	73.3	50.8	56.9	38.9
6～8 岁	49.4	57.6	68.6	56.4	42.1	45.2	35.2
9～11 岁	56.2	65.1	69.1	64.5	47.5	53.6	36.1
12～14 岁	64.9	76.9	76.2	77.0	53.1	57.6	44.5
15～17 岁	72.3	88.6	78.2	90.0	58.1	67.5	39.3
男生							
小计	61.8	75.2	75.7	75.1	49.6	55.3	38.2
6～8 岁	50.9	61.5	63.6	61.3	41.7	44.8	34.9
9～11 岁	57.7	68.2	68.1	68.2	47.8	54.8	34.5
12～14 岁	65.2	76.3	84.7	74.9	54.7	59.7	45.2
15～17 岁	70.0	89.2	81.8	90.2	52.9	60.3	37.9

续表

年龄	合计	城市			农村		
		小计	大城市	中小城市	小计	普通农村	贫困农村
女生							
小计	61.3	71.1	71.1	71.1	52.3	58.7	39.7
6～8岁	47.7	53.5	73.5	51.1	42.5	45.6	35.6
9～11岁	54.5	61.7	70.0	60.2	47.3	52.2	38.0
12～14岁	64.5	77.7	67.3	79.5	51.1	55.0	43.7
15～17岁	74.9	87.8	74.1	89.7	64.1	75.8	40.8

表2-2-3 2010—2012年中国城乡6～17岁儿童不同年龄组浅色蔬菜摄入量(g)

年龄	合计	城市			农村		
		小计	大城市	中小城市	小计	普通农村	贫困农村
合计	117.8	111.9	125.9	109.9	123.1	128.0	113.4
6～8岁	91.9	89.8	90.5	89.7	93.7	95.0	90.9
9～11岁	110.9	104.9	123.7	101.7	116.7	117.4	115.3
12～14岁	123.1	112.5	140.3	107.8	133.6	143.8	114.2
15～17岁	138.3	133.8	137.8	133.2	142.2	149.6	127.3
男生							
小计	122.0	118.2	135.7	115.7	125.5	129.3	118.1
6～8岁	95.5	98.6	97.4	98.7	92.8	92.8	92.7
9～11岁	114.0	105.9	135.5	101.1	121.7	121.9	121.3
12～14岁	125.8	115.0	145.5	110.0	136.0	144.1	120.7
15～17岁	144.3	143.8	150.9	142.9	144.7	151.2	131.5
女生							
小计	112.8	104.8	115.5	103.1	120.3	126.6	108.0
6～8岁	88.0	80.5	83.7	80.1	94.8	97.4	89.1
9～11岁	107.2	103.7	111.5	102.3	110.6	112.0	108.1
12～14岁	120.1	109.7	134.8	105.2	130.6	143.5	106.5
15～17岁	131.2	121.4	122.9	121.2	139.4	147.8	122.5

表2-2-4 2010—2012年中国城乡6～17岁儿童不同年龄组菌藻摄入量(g)

年龄	合计	城市			农村		
		小计	大城市	中小城市	小计	普通农村	贫困农村
合计	4.6	6.4	9.2	6.0	3.0	3.3	2.3
6～8岁	3.2	4.6	9.0	4.0	2.0	1.8	2.3
9～11岁	5.1	6.9	8.2	6.7	3.3	4.0	2.0
12～14岁	5.6	7.3	9.9	6.8	3.9	4.2	3.4
15～17岁	4.6	6.6	9.5	6.2	2.9	3.5	1.6

续表

年龄	合计	城市			农村		
		小计	大城市	中小城市	小计	普通农村	贫困农村
男生							
小计	4.6	6.1	9.9	5.6	3.2	3.4	2.8
6～8岁	2.9	3.7	8.4	3.1	2.3	1.8	3.2
9～11岁	5.0	7.1	9.2	6.7	3.1	3.4	2.5
12～14岁	6.0	7.0	10.1	6.5	5.0	5.3	4.5
15～17岁	4.5	6.5	11.4	5.9	2.7	3.3	1.5
女生							
小计	4.6	6.6	8.4	6.3	2.7	3.2	1.6
6～8岁	3.4	5.5	9.6	5.0	1.6	1.8	1.3
9～11岁	5.1	6.7	7.2	6.7	3.5	4.6	1.4
12～14岁	5.1	7.5	9.7	7.1	2.6	2.8	2.1
15～17岁	4.7	6.7	7.4	6.6	3.1	3.8	1.7

表2-2-5 2010—2012年中国城乡6～17岁儿童不同年龄组腌菜摄入量（g）

年龄	合计	城市			农村		
		小计	大城市	中小城市	小计	普通农村	贫困农村
合计	1.8	2.5	2.2	2.6	1.2	1.3	1.1
6～8岁	1.7	2.3	1.6	2.4	1.1	0.9	1.4
9～11岁	1.7	2.1	2.7	2.0	1.4	1.5	1.2
12～14岁	1.9	2.6	1.6	2.8	1.3	1.5	0.8
15～17岁	2.0	2.9	2.8	2.9	1.2	1.2	1.2
男生							
小计	1.9	2.8	2.0	2.9	1.1	1.1	1.2
6～8岁	1.7	2.5	1.0	2.7	1.0	0.7	1.6
9～11岁	2.0	2.6	3.0	2.5	1.4	1.5	1.3
12～14岁	2.2	3.2	1.6	3.5	1.2	1.5	0.6
15～17岁	1.9	2.9	2.2	3.0	1.0	0.9	1.2
女生							
小计	1.7	2.1	2.5	2.1	1.3	1.4	1.1
6～8岁	1.6	2.1	2.3	2.1	1.1	1.1	1.2
9～11岁	1.5	1.6	2.4	1.4	1.3	1.5	1.0
12～14岁	1.6	1.9	1.6	2.0	1.4	1.6	1.0
15～17岁	2.0	2.8	3.5	2.7	1.4	1.5	1.2

表 2-2-6 2010—2012 年中国城乡 6～17 岁儿童不同年龄组水果摄入量（g）

年龄	合计	城市			农村		
		小计	大城市	中小城市	小计	普通农村	贫困农村
合计	45.9	48.6	77.4	44.4	43.4	49.5	31.4
6～8 岁	38.9	41.4	80.2	36.8	36.7	41.0	27.3
9～11 岁	51.2	60.6	79.6	57.4	41.9	45.3	35.7
12～14 岁	51.0	53.2	78.2	49.0	48.9	57.8	32.0
15～17 岁	43.6	41.2	72.5	36.9	45.7	53.2	30.6
男生							
小计	43.0	44.9	75.2	40.6	41.2	47.3	29.1
6～8 岁	37.5	37.0	70.4	33.2	38.0	43.0	26.9
9～11 岁	54.5	62.6	80.3	59.8	46.9	53.3	34.7
12～14 岁	49.4	48.9	81.4	43.7	49.8	56.9	36.4
15～17 岁	33.7	34.1	67.8	29.8	33.4	39.5	21.0
女生							
小计	49.3	52.9	79.7	48.8	46.0	52.1	33.9
6～8 岁	40.4	46.0	90.0	40.7	35.3	38.8	27.7
9～11 岁	47.2	58.4	78.9	54.7	36.0	35.5	36.9
12～14 岁	53.0	58.2	74.9	55.2	47.8	58.9	26.8
15～17 岁	55.2	49.8	78.0	45.8	59.7	69.0	41.3

2. 蔬菜水果摄入频次

表 2-2-7 2010—2012 年中国城乡 6～17 岁儿童不同年龄组蔬菜菌藻摄入频次（次 / 周）

年龄	合计	城市			农村		
		小计	大城市	中小城市	小计	普通农村	贫困农村
合计	19.1	20.9	23.0	19.2	17.0	17.5	16.2
6～8 岁	17.3	19.0	20.5	17.8	15.3	16.6	13.0
9～11 岁	18.6	20.7	22.7	19.1	16.0	16.7	14.9
12～14 岁	19.8	22.0	25.0	19.4	17.7	17.6	17.8
15～17 岁	20.3	21.9	23.7	20.4	18.6	19.0	18.1
男生							
小计	18.8	20.5	22.7	18.6	16.9	17.3	16.3
6～8 岁	17.2	18.9	20.7	17.3	15.1	16.4	12.8
9～11 岁	18.3	20.4	22.3	18.8	15.8	16.2	15.2
12～14 岁	19.4	21.2	24.5	18.6	17.5	17.4	17.7
15～17 岁	20.1	21.2	23.4	19.6	19.0	19.2	18.6
女生							
小计	19.3	21.4	23.3	19.8	17.1	17.6	16.1
6～8 岁	17.5	19.1	20.2	18.2	15.6	16.8	13.2
9～11 岁	18.9	21.0	23.1	19.3	16.3	17.2	14.6
12～14 岁	20.3	22.7	25.5	20.3	17.8	17.8	17.9
15～17 岁	20.5	22.6	24.1	21.3	18.3	18.7	17.6

表 2-2-8 2010—2012 年中国城乡 6～17 岁儿童不同年龄组水果摄入频次（次/周）

年龄	合计	城市			农村		
		小计	大城市	中小城市	小计	普通农村	贫困农村
合计	8.2	9.8	10.9	9.0	6.3	7.4	4.5
6～8 岁	7.6	8.8	9.4	8.4	6.1	6.8	4.6
9～11 岁	8.4	9.9	10.9	9.0	6.5	7.5	4.8
12～14 岁	8.5	10.9	12.3	9.7	6.0	7.1	4.5
15～17 岁	8.1	9.7	10.8	8.8	6.5	7.9	4.1
男生							
小计	7.9	9.6	10.6	8.7	6.1	7.1	4.4
6～8 岁	7.5	8.9	9.3	8.6	5.8	6.5	4.5
9～11 岁	8.2	9.8	10.9	8.8	6.4	7.4	4.8
12～14 岁	8.2	10.4	11.9	9.3	5.9	6.8	4.5
15～17 岁	7.7	9.1	10.5	8.0	6.2	7.6	4.0
女生							
小计	8.4	10.1	11.1	9.3	6.5	7.7	4.5
6～8 岁	7.6	8.8	9.5	8.1	6.3	7.1	4.7
9～11 岁	8.5	10.0	11.0	9.2	6.7	7.7	4.8
12～14 岁	8.8	11.3	12.7	10.1	6.2	7.5	4.5
15～17 岁	8.6	10.3	11.0	9.7	6.7	8.3	4.2

3. 蔬菜水果摄入频率分布

表 2-2-9 2010—2012 年中国城乡 6～17 岁儿童不同年龄组蔬菜菌藻摄入频率分布（%）

年龄	频率	合计	城市			农村		
			小计	大城市	中小城市	小计	普通农村	贫困农村
合计	≥3 次/天	32.3	38.1	44.2	33.0	25.9	26.2	25.4
	2 次/天	24.2	25.6	24.8	26.3	22.6	23.4	21.3
	1 次/天	30.3	26.5	25.4	27.4	34.7	36.5	31.5
	<1 次/天	13.2	9.8	5.7	13.3	16.9	13.9	21.9
6～8 岁	≥3 次/天	28.0	33.3	37.5	29.5	21.9	24.5	17.0
	2 次/天	24.2	28.4	28.9	27.9	19.3	19.4	19.0
	1 次/天	31.8	28.3	28.9	27.8	35.8	38.6	30.7
	<1 次/天	16.0	10.0	4.7	14.7	22.9	17.5	33.2
9～11 岁	≥3 次/天	31.1	37.6	43.7	32.6	23.1	22.8	23.6
	2 次/天	23.8	26.3	23.8	28.4	20.7	21.3	19.7
	1 次/天	32.4	27.8	27.3	28.1	38.1	41.5	32.2
	<1 次/天	12.7	8.3	5.2	10.8	18.1	14.4	24.5
12～14 岁	≥3 次/天	34.0	40.4	49.3	33.0	27.3	27.2	27.4
	2 次/天	23.9	23.9	23.4	24.3	24.0	25.2	22.2
	1 次/天	29.3	24.9	22.1	27.2	33.9	34.0	33.7
	<1 次/天	12.8	10.8	5.1	15.5	14.9	13.6	16.7

续表

年龄	频率	合计	城市			农村		
			小计	大城市	中小城市	小计	普通农村	贫困农村
15～17岁	≥3次/天	35.7	40.7	46.0	36.5	30.4	29.8	31.5
	2次/天	24.8	24.0	23.1	24.7	25.7	27.1	23.4
	1次/天	28.0	25.0	23.1	26.6	31.2	32.5	29.0
	<1次/天	11.4	10.2	7.8	12.2	12.6	10.5	16.2
男生								
小计	≥3次/天	31.3	36.3	42.7	31.0	25.7	25.8	25.7
	2次/天	24.2	25.5	25.1	25.9	22.7	24.1	20.4
	1次/天	30.6	27.3	26.2	28.2	34.2	35.5	32.0
	<1次/天	13.9	10.8	6.0	14.9	17.3	14.6	21.9
6～8岁	≥3次/天	26.8	32.5	38.0	27.6	20.1	22.3	15.8
	2次/天	24.4	27.9	28.9	27.0	20.4	21.5	18.2
	1次/天	32.3	28.9	29.1	28.7	36.3	38.2	32.9
	<1次/天	16.5	10.8	4.0	16.8	23.3	18.0	33.1
9～11岁	≥3次/天	30.4	36.7	43.0	31.4	23.1	22.5	24.2
	2次/天	23.5	25.7	23.6	27.5	20.9	21.7	19.5
	1次/天	32.5	28.7	27.3	29.8	37.1	40.4	31.5
	<1次/天	13.5	8.9	6.2	11.3	18.9	15.4	24.8
12～14岁	≥3次/天	32.6	37.9	46.2	31.3	27.1	26.9	27.5
	2次/天	24.0	24.2	24.3	24.0	23.8	25.5	21.0
	1次/天	29.7	26.0	24.6	27.2	33.5	33.1	34.1
	<1次/天	13.7	11.9	4.9	17.5	15.7	14.6	17.4
15～17岁	≥3次/天	34.9	37.9	43.7	33.4	31.7	30.8	33.2
	2次/天	25.0	24.6	23.6	25.3	25.4	27.2	22.6
	1次/天	28.0	25.7	23.7	27.2	30.5	31.2	29.3
	<1次/天	12.1	11.8	9.0	14.1	12.3	10.8	14.9
女生								
小计	≥3次/天	33.3	39.8	45.6	35.0	26.0	26.6	25.0
	2次/天	24.2	25.7	24.5	26.8	22.4	22.7	22.1
	1次/天	30.1	25.7	24.5	26.6	35.1	37.5	31.1
	<1次/天	12.4	8.8	5.4	11.7	16.5	13.2	21.8
6～8岁	≥3次/天	29.3	34.1	37.0	31.5	23.8	26.6	18.2
	2次/天	24.0	28.9	29.0	28.9	18.3	17.4	19.9
	1次/天	31.3	27.7	28.6	26.9	35.4	38.9	28.5
	<1次/天	15.5	9.3	5.4	12.7	22.6	17.0	33.3

续表

年龄	频率	合计	城市			农村		
			小计	大城市	中小城市	小计	普通农村	贫困农村
9～11岁	≥3次/天	31.8	38.5	44.4	33.8	23.0	23.1	22.8
	2次/天	24.2	26.9	24.0	29.3	20.6	21.0	19.9
	1次/天	32.3	26.9	27.3	26.5	39.2	42.6	33.0
	<1次/天	11.8	7.7	4.4	10.4	17.2	13.3	24.2
12～14岁	≥3次/天	35.3	43.0	52.4	34.9	27.5	27.7	27.3
	2次/天	23.9	23.6	22.5	24.5	24.2	24.8	23.3
	1次/天	28.9	23.7	19.8	27.1	34.3	35.0	33.3
	<1次/天	11.9	9.7	5.4	13.5	14.0	12.5	16.1
15～17岁	≥3次/天	36.6	43.6	48.3	39.8	29.1	28.8	29.7
	2次/天	24.7	23.4	22.5	24.1	26.0	27.1	24.2
	1次/天	28.0	24.4	22.5	26.0	31.9	33.9	28.6
	<1次/天	10.7	8.6	6.7	10.2	13.0	10.2	17.4

表2-2-10　2010—2012年中国城乡6～17岁儿童不同年龄组水果摄入频率分布（%）

年龄	频率	合计	城市			农村		
			小计	大城市	中小城市	小计	普通农村	贫困农村
合计	≥1次/天	40.8	52.5	57.9	48.0	27.7	33.9	17.4
	4～6次/周	30.4	28.9	29.4	28.4	32.1	34.6	27.9
	1～3次/周	22.7	15.3	10.9	19.0	31.0	26.3	38.8
	1次/月～<1次/周	3.8	1.9	1.0	2.6	6.0	3.7	9.9
	<1次/月	0.5	0.2	0.1	0.2	0.9	0.5	1.7
	0次/月	1.8	1.3	0.7	1.7	2.3	1.1	4.3
6～8岁	≥1次/天	39.9	51.1	54.0	48.6	26.9	31.8	17.8
	4～6次/周	32.6	31.4	33.9	29.3	34.0	37.1	28.2
	1～3次/周	22.4	15.1	10.8	19.0	30.9	26.0	40.1
	1次/月～<1次/周	3.6	1.2	0.3	2.0	6.5	4.1	10.9
	<1次/月	0.2	0.1	0.1	0.2	0.4	0.3	0.5
	0次/月	1.1	1.0	1.0	1.0	1.3	0.7	2.5
9～11岁	≥1次/天	42.8	53.4	58.2	49.4	29.8	35.4	20.1
	4～6次/周	30.6	29.4	30.3	28.7	32.1	33.9	28.8
	1～3次/周	21.3	14.6	10.1	18.4	29.6	25.0	37.5
	1次/月～<1次/周	3.4	1.7	1.0	2.3	5.4	3.6	8.3
	<1次/月	0.3	0.1	0.1	0.1	0.6	0.7	0.6
	0次/月	1.6	0.8	0.4	1.2	2.6	1.4	4.6

续表

年龄	频率	合计	城市			农村		
			小计	大城市	中小城市	小计	普通农村	贫困农村
12～14岁	≥1次/天	41.0	55.2	62.9	48.8	26.3	33.2	16.3
	4～6次/周	28.6	26.1	26.1	26.1	31.2	33.1	28.5
	1～3次/周	23.0	14.2	9.9	17.8	32.1	28.7	37.0
	1次/月～<1次/周	4.2	2.1	0.6	3.4	6.4	3.7	10.3
	<1次/月	0.9	0.2	0.1	0.4	1.6	0.3	3.5
	0次/月	2.3	2.2	0.6	3.5	2.4	1.0	4.4
15～17岁	≥1次/天	39.3	50.1	56.3	45.2	27.9	35.1	15.9
	4～6次/周	29.9	28.8	27.5	29.8	31.2	34.4	25.9
	1～3次/周	24.1	17.3	12.9	20.8	31.3	25.4	41.1
	1次/月～<1次/周	4.0	2.5	2.0	2.9	5.7	3.2	9.8
	<1次/月	0.6	0.2	0.3	0.2	1.0	0.5	1.7
	0次/月	2.0	1.1	1.0	1.2	2.9	1.4	5.5
男生								
小计	≥1次/天	39.3	50.8	56.5	46.1	26.5	32.0	17.1
	4～6次/周	30.6	29.3	29.8	28.8	32.2	34.3	28.6
	1～3次/周	23.7	16.3	11.4	20.4	31.9	28.0	38.3
	1次/月～<1次/周	3.9	2.1	1.3	2.7	6.0	4.0	9.3
	<1次/月	0.6	0.2	0.1	0.2	1.0	0.5	1.8
	0次/月	1.9	1.3	0.9	1.7	2.5	1.2	4.8
6～8岁	≥1次/天	39.0	51.2	53.5	49.1	24.7	29.4	16.0
	4～6次/周	33.2	31.0	33.9	28.4	35.8	38.0	31.8
	1～3次/周	23.1	15.7	11.3	19.7	31.7	27.3	40.1
	1次/月～<1次/周	3.3	1.1	0.3	1.9	5.9	4.4	8.6
	<1次/月	0.3	0.2	0.1	0.2	0.5	0.5	0.6
	0次/月	1.0	0.8	0.8	0.8	1.3	0.4	2.9
9～11岁	≥1次/天	41.7	52.5	57.7	48.1	29.0	34.5	19.8
	4～6次/周	30.7	30.0	30.8	29.4	31.4	31.7	30.9
	1～3次/周	22.0	14.6	9.5	18.8	30.8	28.3	35.0
	1次/月～<1次/周	3.6	2.1	1.3	2.7	5.3	3.6	8.4
	<1次/月	0.3	0.1	0.0	0.2	0.5	0.7	0.2
	0次/月	1.8	0.8	0.7	0.8	3.0	1.3	5.9
12～14岁	≥1次/天	39.8	52.9	61.0	46.4	26.1	31.8	17.2
	4～6次/周	28.8	26.5	26.8	26.3	31.2	34.0	26.8
	1～3次/周	23.8	15.6	11.0	19.2	32.2	28.6	37.9
	1次/月～<1次/周	4.3	2.3	0.6	3.7	6.4	4.0	10.2
	<1次/月	0.9	0.2	0.0	0.4	1.5	0.3	3.4
	0次/月	2.5	2.4	0.6	3.9	2.5	1.2	4.5

续表

年龄	频率	合计	城市			农村		
			小计	大城市	中小城市	小计	普通农村	贫困农村
15～17岁	≥1次/天	36.5	46.5	53.4	41.1	25.9	32.1	15.5
	4～6次/周	30.2	29.6	27.8	31.1	30.8	33.8	25.9
	1～3次/周	25.9	19.5	14.0	23.9	32.6	27.9	40.6
	1次/月～<1次/周	4.4	2.7	2.9	2.6	6.2	4.0	9.8
	<1次/月	0.7	0.3	0.5	0.1	1.2	0.4	2.6
	0次/月	2.3	1.3	1.4	1.2	3.3	1.8	5.7
女生								
小计	≥1次/天	42.3	54.2	59.3	49.9	28.9	35.8	17.6
	4～6次/周	30.1	28.5	29.0	28.1	31.9	34.9	27.1
	1～3次/周	21.7	14.2	10.3	17.6	30.1	24.5	39.3
	1次/月～<1次/周	3.7	1.7	0.7	2.6	6.0	3.3	10.4
	<1次/月	0.5	0.1	0.1	0.2	0.9	0.4	1.7
	0次/月	1.6	1.2	0.6	1.7	2.1	1.1	3.8
6～8岁	≥1次/天	40.8	51.0	54.4	48.0	29.1	34.0	19.5
	4～6次/周	32.1	31.9	33.8	30.2	32.3	36.3	24.7
	1～3次/周	21.8	14.6	10.2	18.4	30.0	24.7	40.1
	1次/月～<1次/周	4.0	1.3	0.4	2.1	7.1	3.8	13.3
	<1次/月	0.2	0.1	0.0	0.2	0.3	0.2	0.4
	0次/月	1.2	1.2	1.2	1.1	1.3	1.0	2.0
9～11岁	≥1次/天	43.9	54.2	58.7	50.6	30.6	36.3	20.4
	4～6次/周	30.5	28.8	29.7	28.0	32.8	36.2	26.6
	1～3次/周	20.6	14.6	10.6	17.9	28.3	21.6	40.3
	1次/月～<1次/周	3.2	1.4	0.7	2.0	5.4	3.7	8.3
	<1次/月	0.4	0.0	0.1	0.0	0.8	0.7	1.0
	0次/月	1.4	0.9	0.1	1.5	2.1	1.4	3.3
12～14岁	≥1次/天	42.2	57.5	64.7	51.3	26.5	34.7	15.5
	4～6次/周	28.4	25.7	25.4	25.9	31.3	32.2	30.0
	1～3次/周	22.3	12.8	8.7	16.4	31.9	28.7	36.2
	1次/月～<1次/周	4.1	1.9	0.7	3.0	6.3	3.3	10.5
	<1次/月	0.9	0.2	0.1	0.3	1.7	0.3	3.5
	0次/月	2.1	1.9	0.5	3.0	2.3	0.8	4.3
15～17岁	≥1次/天	42.2	53.9	59.1	49.5	29.9	38.2	16.4
	4～6次/周	29.7	27.9	27.3	28.4	31.5	35.0	25.9
	1～3次/周	22.3	14.9	11.8	17.6	30.0	22.9	41.7
	1次/月～<1次/周	3.7	2.2	1.1	3.2	5.2	2.4	9.8
	<1次/月	0.4	0.2	0.1	0.3	0.7	0.6	0.9
	0次/月	1.7	0.9	0.6	1.1	2.6	1.0	5.3

（三）禽畜肉蛋鱼

1. 禽畜肉蛋鱼摄入量

表 2-3-1　2010—2012 年中国城乡 6～17 岁儿童不同年龄组禽畜肉摄入量（g）

年龄	合计	城市			农村		
		小计	大城市	中小城市	小计	普通农村	贫困农村
合计	80.3	90.4	125.4	85.2	71.0	78.6	55.8
6～8 岁	65.0	73.6	99.4	70.6	73.6	61.5	48.2
9～11 岁	78.3	90.2	126.7	84.0	90.2	76.7	48.0
12～14 岁	85.2	94.9	131.0	88.8	94.9	83.6	60.9
15～17 岁	89.6	99.6	136.1	94.8	99.6	89.7	63.0
男生							
小计	84.9	95.6	136.0	89.9	75.2	83.1	59.5
6～8 岁	67.4	79.3	104.6	76.4	57.0	60.4	49.6
9～11 岁	82.8	93.4	138.2	86.2	72.8	84.5	50.5
12～14 岁	92.9	102.1	146.4	95.0	84.2	91.8	69.8
15～17 岁	93.2	103.9	143.9	98.7	83.7	92.8	65.3
女生							
小计	74.9	84.4	114.1	79.8	66.1	73.5	51.6
6～8 岁	62.4	67.6	94.2	64.4	57.7	62.7	46.7
9～11 岁	73.0	86.5	114.7	81.4	59.4	67.1	45.1
12～14 岁	76.1	86.7	114.9	81.7	65.4	73.5	50.2
15～17 岁	85.3	94.5	127.2	89.9	77.6	86.2	60.5

表 2-3-2　2010—2012 年中国城乡 6～17 岁儿童不同年龄组猪肉摄入量（g）

年龄	合计	城市			农村		
		小计	大城市	中小城市	小计	普通农村	贫困农村
合计	52.9	56.3	76.7	53.3	49.8	55.2	39.2
6～8 岁	45.5	49.1	64.8	47.2	42.3	45.0	36.5
9～11 岁	51.6	55.1	76.8	51.4	48.2	55.1	35.3
12～14 岁	56.7	59.1	80.3	55.5	54.4	59.5	44.8
15～17 岁	56.7	60.6	81.0	57.9	53.4	60.2	39.7
男生							
小计	55.4	58.7	82.9	55.3	52.3	58.1	40.6
6～8 岁	45.5	51.7	68.0	49.8	40.1	41.8	36.4
9～11 岁	52.9	53.0	78.6	48.9	52.8	61.3	36.6
12～14 岁	63.7	66.6	91.7	62.6	61.0	64.7	54.0
15～17 岁	58.0	62.0	88.0	58.7	54.4	63.4	36.2

续表

年龄	合计	城市			农村		
		小计	大城市	中小城市	小计	普通农村	贫困农村
女生							
小计	50.2	53.6	70.1	51.0	47.0	51.8	37.5
6～8岁	45.4	46.3	61.6	44.4	44.7	48.3	36.6
9～11岁	50.0	57.4	75.0	54.3	42.6	47.4	33.6
12～14岁	48.5	50.5	68.4	47.3	46.4	53.2	33.6
15～17岁	55.2	58.9	73.1	56.9	52.2	56.5	43.7

表 2-3-3　2010—2012 年中国城乡 6～17 岁儿童不同年龄组其他畜肉摄入量（g）

年龄	合计	城市			农村		
		小计	大城市	中小城市	小计	普通农村	贫困农村
合计	8.1	10.7	19.1	9.5	5.6	4.8	7.2
6～8岁	5.1	7.6	16.3	6.5	3.0	2.7	3.7
9～11岁	7.0	10.1	18.7	8.6	4.0	3.5	4.8
12～14岁	8.2	11.2	21.4	9.4	5.4	4.7	6.6
15～17岁	10.9	13.3	19.1	12.5	8.9	7.4	11.9
男生							
小计	9.2	11.8	21.1	10.4	6.9	6.1	8.5
6～8岁	6.6	9.6	14.8	9.0	4.0	3.9	4.2
9～11岁	8.8	13.2	25.6	11.2	4.7	4.0	5.9
12～14岁	7.9	10.4	22.5	8.4	5.6	5.5	5.8
15～17岁	12.4	13.3	19.8	12.5	11.5	9.6	15.4
女生							
小计	6.7	9.5	16.9	8.4	4.2	3.3	5.8
6～8岁	3.6	5.4	17.8	3.9	1.9	1.4	3.2
9～11岁	4.8	6.5	11.5	5.6	3.2	3.0	3.6
12～14岁	8.6	12.0	20.2	10.6	5.1	3.7	7.6
15～17岁	9.2	13.3	18.4	12.6	5.8	4.7	8.0

表 2-3-4　2010—2012 年中国城乡 6～17 岁儿童不同年龄组禽肉摄入量（g）

年龄	合计	城市			农村		
		小计	大城市	中小城市	小计	普通农村	贫困农村
合计	16.8	20.5	25.0	19.9	13.4	16.1	7.9
6～8岁	12.9	15.6	15.5	15.6	10.6	12.4	6.8
9～11岁	17.6	22.4	27.9	21.5	12.8	15.9	7.1
12～14岁	17.4	21.6	25.2	21.0	13.3	16.4	7.6
15～17岁	18.7	22.0	28.6	21.1	15.8	18.9	9.6

续表

年龄	合计	城市			农村		
		小计	大城市	中小城市	小计	普通农村	贫困农村
男生							
小计	17.6	21.9	27.0	21.2	13.7	16.3	8.5
6～8岁	13.8	16.6	19.3	16.3	11.3	13.1	7.5
9～11岁	19.0	24.5	30.0	23.6	13.7	16.9	7.6
12～14岁	18.2	22.2	29.1	21.1	14.3	17.8	7.7
15～17岁	19.0	23.5	27.0	23.0	15.1	17.3	10.6
女生							
小计	15.8	19.0	23.0	18.3	12.9	15.8	7.2
6～8岁	12.0	14.5	11.8	14.8	9.9	11.6	6.1
9～11岁	15.9	20.0	25.6	19.0	11.8	14.6	6.5
12～14岁	16.5	20.8	21.0	20.8	12.1	14.6	7.4
15～17岁	18.3	20.2	30.5	18.8	16.6	20.7	8.5

表 2-3-5 2010—2012 年中国城乡 6～17 岁儿童不同年龄组动物内脏摄入量(g)

年龄	合计	城市			农村		
		小计	大城市	中小城市	小计	普通农村	贫困农村
合计	2.5	2.8	4.5	2.5	2.2	2.5	1.5
6～8岁	1.4	1.4	2.7	1.3	1.4	1.5	1.1
9～11岁	2.2	2.6	3.3	2.5	1.7	2.2	0.9
12～14岁	2.9	3.1	4.1	2.9	2.6	3.0	2.0
15～17岁	3.2	3.7	7.3	3.3	2.8	3.3	1.8
男生							
小计	2.7	3.2	4.9	2.9	2.3	2.5	1.9
6～8岁	1.5	1.4	2.4	1.3	1.6	1.7	1.4
9～11岁	2.2	2.7	4.0	2.5	1.6	2.3	0.4
12～14岁	3.1	2.9	3.1	2.9	3.3	3.8	2.3
15～17岁	3.8	5.1	9.2	4.5	2.7	2.5	3.2
女生							
小计	2.2	2.3	4.1	2.1	2.0	2.6	1.0
6～8岁	1.3	1.4	3.1	1.2	1.2	1.4	0.8
9～11岁	2.2	2.5	2.6	2.5	1.8	2.0	1.5
12～14岁	2.6	3.3	5.2	3.0	1.8	2.0	1.5
15～17岁	2.6	2.1	5.3	1.7	2.9	4.2	0.3

表 2-3-6 2010—2012 年中国城乡 6～17 岁儿童不同年龄组蛋类摄入量（g）

年龄	合计	城市			农村		
		小计	大城市	中小城市	小计	普通农村	贫困农村
合计	22.0	27.3	34.9	26.1	17.1	18.7	13.9
6～8 岁	22.8	27.5	37.9	26.3	18.7	20.1	15.6
9～11 岁	21.6	26.8	31.7	26.0	16.6	17.7	14.4
12～14 岁	22.5	27.5	34.0	26.4	17.6	20.4	12.5
15～17 岁	21.1	27.2	36.8	25.9	15.9	17.2	13.4
男生							
小计	22.9	28.8	37.3	27.6	17.5	19.1	14.3
6～8 岁	24.1	29.9	41.4	28.6	19.0	20.3	16.3
9～11 岁	22.1	28.0	31.3	27.5	16.4	18.0	13.4
12～14 岁	23.6	28.1	37.6	26.6	19.3	22.7	12.9
15～17 岁	22.1	29.2	39.9	27.8	15.8	16.4	14.6
女生							
小计	20.9	25.4	32.3	24.4	16.7	18.3	13.4
6～8 岁	21.5	25.0	34.3	23.9	18.3	19.9	14.8
9～11 岁	21.1	25.5	32.0	24.3	16.8	17.4	15.5
12～14 岁	21.2	26.7	30.3	26.1	15.5	17.4	12.0
15～17 岁	20.0	24.7	33.3	23.5	16.1	18.1	12.0

表 2-3-7 2010—2012 年中国城乡 6～17 岁儿童不同年龄组水产类摄入量（g）

年龄	合计	城市			农村		
		小计	大城市	中小城市	小计	普通农村	贫困农村
合计	19.4	29.6	33.8	29.0	10.1	11.4	7.6
6～8 岁	16.4	24.0	29.0	23.4	9.6	10.3	8.1
9～11 岁	19.4	28.5	26.9	28.8	10.6	11.8	8.3
12～14 岁	18.0	26.1	39.8	23.8	10.0	11.9	6.4
15～17 岁	22.9	37.6	37.8	37.5	10.2	11.5	7.5
男生							
小计	20.2	31.6	37.2	30.8	9.8	11.1	7.3
6～8 岁	16.1	24.4	24.9	24.4	8.9	9.4	7.8
9～11 岁	19.3	27.8	30.4	27.4	11.2	13.7	6.4
12～14 岁	20.1	28.8	50.1	25.3	11.9	15.1	5.7
15～17 岁	24.0	41.8	39.1	42.2	8.1	7.7	8.9
女生							
小计	18.5	27.3	30.2	26.9	10.4	11.7	7.8
6～8 岁	16.6	23.6	33.0	22.4	10.4	11.3	8.5
9～11 岁	19.6	29.2	23.3	30.3	9.9	9.5	10.7
12～14 岁	15.5	23.1	29.0	22.0	7.7	8.1	7.2
15～17 岁	21.5	32.3	36.2	31.8	12.5	15.8	5.9

2．禽畜肉蛋鱼摄入频次

表 2-3-8　2010—2012 年中国城乡 6～17 岁儿童不同年龄组肉类摄入频次（次 / 周）

年龄	合计	城市			农村		
		小计	大城市	中小城市	小计	普通农村	贫困农村
合计	9.2	11.0	12.4	9.8	7.2	8.1	5.8
6～8 岁	8.4	9.9	10.8	9.1	6.6	7.4	5.2
9～11 岁	9.0	10.6	12.2	9.3	6.9	7.5	5.9
12～14 岁	9.6	11.6	13.1	10.4	7.4	8.4	6.1
15～17 岁	9.9	11.9	13.7	10.4	7.9	9.0	5.9
男生							
小计	9.6	11.5	13.1	10.2	7.5	8.4	5.9
6～8 岁	8.5	10.1	11.1	9.3	6.6	7.5	4.8
9～11 岁	9.2	11.0	12.5	9.8	7.1	7.6	6.1
12～14 岁	9.9	12.0	13.5	10.7	7.8	8.8	6.4
15～17 岁	10.7	12.9	15.2	11.1	8.3	9.7	6.0
女生							
小计	8.8	10.5	11.8	9.4	7.0	7.7	5.7
6～8 岁	8.3	9.7	10.5	8.9	6.7	7.3	5.5
9～11 岁	8.7	10.2	11.9	8.9	6.7	7.3	5.7
12～14 岁	9.2	11.3	12.7	10.0	7.0	7.9	5.8
15～17 岁	9.2	10.8	12.1	9.7	7.4	8.3	5.9

表 2-3-9　2010—2012 年中国城乡 6～17 岁儿童不同年龄组蛋类摄入频次（次 / 周）

年龄	合计	城市			农村		
		小计	大城市	中小城市	小计	普通农村	贫困农村
合计	4.3	4.9	5.3	4.5	3.7	4.1	3.0
6～8 岁	4.5	5.0	5.4	4.6	3.9	4.2	3.4
9～11 岁	4.5	4.9	5.3	4.6	3.9	4.3	3.0
12～14 岁	4.2	4.9	5.3	4.5	3.5	4.1	2.6
15～17 岁	4.1	4.7	5.1	4.3	3.5	3.9	2.9
男生							
小计	4.3	4.9	5.3	4.5	3.7	4.2	3.0
6～8 岁	4.5	5.0	5.4	4.6	3.9	4.1	3.4
9～11 岁	4.4	4.9	5.4	4.6	3.8	4.3	3.0
12～14 岁	4.2	4.9	5.3	4.5	3.6	4.1	2.6
15～17 岁	4.2	4.7	5.2	4.4	3.7	4.0	3.1
女生							
小计	4.3	4.8	5.2	4.5	3.6	4.1	2.9
6～8 岁	4.5	4.9	5.3	4.6	4.0	4.2	3.4
9～11 岁	4.5	5.0	5.3	4.6	3.9	4.3	3.0
12～14 岁	4.2	4.9	5.4	4.5	3.4	4.0	2.6
15～17 岁	4.0	4.6	5.0	4.2	3.3	3.7	2.8

表 2-3-10　2010—2012 年中国城乡 6～17 岁儿童不同年龄组水产类摄入频次（次 / 周）

年龄	合计	城市			农村		
		小计	大城市	中小城市	小计	普通农村	贫困农村
合计	2.7	3.6	4.1	3.1	1.7	2.2	0.8
6～8 岁	2.5	3.3	3.5	3.0	1.6	2.1	0.7
9～11 岁	2.8	3.8	4.7	3.1	1.6	2.2	0.7
12～14 岁	2.9	4.0	4.4	3.6	1.8	2.3	0.9
15～17 岁	2.5	3.3	3.8	2.9	1.7	2.2	0.8
男生							
小计	2.7	3.6	4.1	3.2	1.7	2.3	0.8
6～8 岁	2.5	3.2	3.4	3.0	1.6	2.1	0.6
9～11 岁	2.9	3.8	4.7	3.1	1.7	2.2	0.8
12～14 岁	3.0	3.9	4.5	3.5	1.9	2.5	1.0
15～17 岁	2.6	3.4	3.9	3.0	1.7	2.2	0.8
女生							
小计	2.6	3.6	4.1	3.1	1.6	2.1	0.8
6～8 岁	2.5	3.3	3.6	3.0	1.5	2.0	0.7
9～11 岁	2.8	3.8	4.7	3.0	1.6	2.1	0.6
12～14 岁	2.8	4.0	4.4	3.6	1.6	2.2	0.8
15～17 岁	2.4	3.2	3.7	2.7	1.7	2.1	0.9

3. 禽畜肉蛋鱼摄入频率分布

表 2-3-11　2010—2012 年中国城乡 6～17 岁儿童不同年龄组肉类摄入频率分布（%）

年龄	频率	合计	城市			农村		
			小计	大城市	中小城市	小计	普通农村	贫困农村
合计	≥3 次 / 天	6.5	9.2	11.7	7.1	3.5	4.6	1.5
	2 次 / 天	12.2	15.7	18.7	13.1	8.4	9.2	7.0
	1 次 / 天	35.1	40.1	43.0	37.6	29.6	33.4	23.3
	4～6 次 / 周	24.6	21.1	18.4	23.5	28.5	28.9	27.8
	1～3 次 / 周	16.9	11.2	6.8	14.8	23.2	19.0	30.2
	<1 次 / 周	4.7	2.8	1.4	3.9	6.8	4.9	10.1
6～8 岁	≥3 次 / 天	4.1	5.4	6.2	4.7	2.5	3.3	1.0
	2 次 / 天	11.3	15.3	18.0	12.9	6.5	8.3	3.1
	1 次 / 天	36.2	42.5	47.5	38.0	28.9	31.9	23.2
	4～6 次 / 周	25.6	21.7	20.0	23.1	30.2	30.9	29.0
	1～3 次 / 周	18.2	12.3	7.1	16.9	25.0	20.4	33.9
	<1 次 / 周	4.6	2.8	1.2	4.2	6.8	5.2	9.8
9～11 岁	≥3 次 / 天	5.5	7.7	10.3	5.6	2.8	3.2	2.2
	2 次 / 天	11.6	14.3	17.0	12.1	8.3	9.0	7.1
	1 次 / 天	35.7	41.8	44.7	39.3	28.3	31.6	22.5

续表

年龄	频率	合计	城市			农村		
			小计	大城市	中小城市	小计	普通农村	贫困农村
	4～6次/周	25.3	22.6	19.4	25.3	28.6	30.3	25.6
	1～3次/周	17.3	10.8	7.1	13.9	25.3	20.9	32.9
	<1次/周	4.6	2.8	1.5	3.9	6.7	5.1	9.7
12～14岁	≥3次/天	7.5	11.3	14.7	8.6	3.6	5.2	1.3
	2次/天	12.9	16.1	18.7	14.0	9.7	10.0	9.1
	1次/天	33.4	37.7	40.7	35.2	29.0	33.7	22.2
	4～6次/周	24.2	20.6	17.7	23.1	27.9	27.2	28.8
	1～3次/周	16.7	11.0	6.9	14.5	22.5	18.6	28.2
	<1次/周	5.2	3.2	1.4	4.7	7.3	5.2	10.3
15～17岁	≥3次/天	8.6	12.1	15.7	9.2	4.8	6.7	1.6
	2次/天	13.0	17.0	21.3	13.5	8.8	9.5	7.6
	1次/天	35.3	38.4	38.9	38.0	32.0	36.0	25.4
	4～6次/周	23.4	19.6	16.3	22.3	27.5	27.3	27.8
	1～3次/周	15.4	10.6	6.2	14.2	20.5	16.4	27.2
	<1次/周	4.3	2.3	1.7	2.8	6.5	4.1	10.5
男生								
小计	≥3次/天	7.2	10.2	12.8	8.2	3.8	5.2	1.5
	2次/天	13.2	17.1	21.0	13.8	9.0	10.0	7.3
	1次/天	35.2	39.5	42.4	37.1	30.4	34.3	23.9
	4～6次/周	23.5	20.0	16.7	22.7	27.3	27.2	27.5
	1～3次/周	16.4	10.7	6.1	14.5	22.6	18.5	29.5
	<1次/周	4.5	2.5	1.0	3.7	6.8	4.7	10.4
6～8岁	≥3次/天	4.2	6.0	6.8	5.2	2.0	2.9	0.6
	2次/天	11.9	16.3	19.3	13.6	6.7	8.9	2.6
	1次/天	36.4	41.3	45.2	37.9	30.6	34.8	22.8
	4～6次/周	24.7	21.3	19.9	22.5	28.8	28.7	28.9
	1～3次/周	18.0	12.5	7.6	16.9	24.4	19.6	33.5
	<1次/周	4.8	2.6	1.2	3.9	7.4	5.1	11.8
9～11岁	≥3次/天	6.1	8.5	10.5	6.9	3.2	3.3	3.0
	2次/天	12.4	15.4	19.4	12.0	8.9	10.0	7.0
	1次/天	35.9	42.2	45.4	39.6	28.4	32.3	21.8
	4～6次/周	24.3	21.1	17.3	24.3	28.0	28.3	27.4
	1～3次/周	17.1	10.5	6.5	13.9	24.9	20.8	31.6
	<1次/周	4.3	2.3	1.0	3.3	6.7	5.2	9.2
12～14岁	≥3次/天	8.3	12.1	15.0	9.8	4.3	6.5	0.9
	2次/天	14.1	17.5	20.9	14.8	10.5	10.4	10.6
	1次/天	33.3	36.5	41.3	32.6	30.1	33.3	25.0
	4～6次/周	23.5	20.4	16.2	23.7	26.7	26.6	26.9
	1～3次/周	16.0	10.5	5.9	14.2	21.6	18.5	26.6
	<1次/周	4.9	3.1	0.8	4.9	6.7	4.6	10.0

续表

年龄	频率	合计	城市			农村		
			小计	大城市	中小城市	小计	普通农村	贫困农村
15～17岁	≥3次/天	10.0	14.3	19.2	10.4	5.4	7.8	1.4
	2次/天	14.5	19.1	24.7	14.7	9.5	10.6	7.7
	1次/天	35.5	38.2	37.5	38.8	32.6	36.9	25.4
	4～6次/周	21.4	17.0	13.2	20.0	26.1	25.5	27.2
	1～3次/周	14.6	9.5	4.4	13.5	20.0	15.5	27.7
	<1次/周	4.1	1.9	1.1	2.6	6.3	3.8	10.7
女生								
小计	≥3次/天	5.8	8.1	10.6	6.0	3.1	4.1	1.6
	2次/天	11.2	14.3	16.5	12.4	7.8	8.4	6.8
	1次/天	35.0	40.6	43.5	38.1	28.7	32.3	22.7
	4～6次/周	25.8	22.3	20.0	24.3	29.6	30.6	28.1
	1～3次/周	17.4	11.6	7.5	15.1	23.9	19.6	30.9
	<1次/周	4.9	3.1	1.8	4.1	6.9	5.1	9.9
6～8岁	≥3次/天	4.0	4.9	5.7	4.2	3.0	3.8	1.5
	2次/天	10.6	14.4	16.7	12.3	6.3	7.7	3.7
	1次/天	36.0	43.6	49.8	38.2	27.2	29.0	23.6
	4～6次/周	26.5	22.0	20.0	23.8	31.7	33.1	29.1
	1～3次/周	18.4	12.1	6.6	16.9	25.6	21.2	34.3
	<1次/周	4.5	3.0	1.2	4.5	6.2	5.3	7.9
9～11岁	≥3次/天	5.0	7.0	10.2	4.4	2.5	3.1	1.4
	2次/天	10.9	13.3	14.8	12.1	7.7	8.0	7.3
	1次/天	35.6	41.3	44.1	39.1	28.1	30.8	23.2
	4～6次/周	26.3	24.0	21.3	26.2	29.2	32.3	23.7
	1～3次/周	17.5	11.1	7.7	13.9	25.7	21.0	34.3
	<1次/周	4.8	3.3	1.9	4.4	6.8	4.9	10.2
12～14岁	≥3次/天	6.8	10.6	14.4	7.4	2.9	3.8	1.7
	2次/天	11.8	14.7	16.6	13.1	8.8	9.6	7.8
	1次/天	33.5	38.9	40.1	37.8	28.0	34.2	19.6
	4～6次/周	24.9	20.9	19.2	22.4	29.0	27.9	30.5
	1～3次/周	17.4	11.6	7.8	14.8	23.5	18.8	29.8
	<1次/周	5.5	3.3	2.0	4.5	7.8	5.7	10.6
15～17岁	≥3次/天	7.1	9.9	12.2	8.0	4.2	5.6	1.8
	2次/天	11.5	14.8	18.0	12.1	8.0	8.3	7.6
	1次/天	35.1	38.6	40.3	37.3	31.4	35.1	25.3
	4～6次/周	25.5	22.3	19.4	24.7	28.8	29.2	28.3
	1～3次/周	16.2	11.7	7.9	14.9	20.9	17.4	26.7
	<1次/周	4.6	2.7	2.3	3.1	6.7	4.4	10.3

表 2-3-12 2010—2012 年中国城乡 6～17 岁儿童不同年龄组蛋类摄入频率分布（%）

年龄	频率	合计	城市			农村		
			小计	大城市	中小城市	小计	普通农村	贫困农村
合计	≥1 次 / 天	31.3	37.6	44.7	31.6	24.3	28.2	17.7
	4～6 次 / 周	16.4	19.1	18.0	20.1	13.4	15.1	10.6
	1～3 次 / 周	39.9	33.8	29.0	37.7	46.7	45.1	49.5
	<1 次 / 周	8.2	5.3	4.1	6.2	11.6	7.5	18.3
	0 次 / 周	4.2	4.3	4.2	4.3	4.0	4.1	4.0
6～8 岁	≥1 次 / 天	35.1	40.5	48.3	33.7	28.8	30.8	24.9
	4～6 次 / 周	17.4	20.6	18.6	22.3	13.6	15.0	11.0
	1～3 次 / 周	37.2	31.1	26.3	35.5	44.3	42.7	47.3
	<1 次 / 周	6.7	4.1	2.9	5.2	9.6	7.4	13.8
	0 次 / 周	3.6	3.6	4.0	3.3	3.6	4.0	2.9
9～11 岁	≥1 次 / 天	33.2	38.7	45.4	33.2	26.4	30.9	18.6
	4～6 次 / 周	17.3	20.1	18.9	21.1	13.9	15.6	10.8
	1～3 次 / 周	38.3	33.0	28.4	36.9	44.9	42.5	49.0
	<1 次 / 周	6.8	4.4	3.1	5.6	9.6	6.2	15.5
	0 次 / 周	4.4	3.7	4.3	3.3	5.2	4.7	6.0
12～14 岁	≥1 次 / 天	30.1	37.3	43.6	32.0	22.7	28.4	14.5
	4～6 次 / 周	15.1	17.7	17.6	17.8	12.4	14.8	9.1
	1～3 次 / 周	40.4	33.8	29.7	37.2	47.2	46.2	48.5
	<1 次 / 周	9.8	5.8	4.7	6.7	14.0	7.0	24.2
	0 次 / 周	4.5	5.4	4.4	6.2	3.7	3.7	3.7
15～17 岁	≥1 次 / 天	27.1	33.8	41.7	27.4	19.9	23.1	14.6
	4～6 次 / 周	16.1	18.1	16.6	19.4	13.9	15.1	12.0
	1～3 次 / 周	43.4	37.1	31.8	41.3	50.1	48.6	52.8
	<1 次 / 周	9.5	6.7	5.8	7.4	12.4	9.4	17.3
	0 次 / 周	4.0	4.3	4.1	4.4	3.7	3.9	3.3
男生								
小计	≥1 次 / 天	31.6	37.9	45.7	31.4	24.7	29.1	17.3
	4～6 次 / 周	16.8	19.3	18.0	20.3	14.1	15.2	12.2
	1～3 次 / 周	39.5	33.4	28.3	37.7	46.1	44.4	49.0
	<1 次 / 周	8.0	5.2	4.1	6.2	11.1	7.2	17.7
	0 次 / 周	4.1	4.2	3.9	4.4	4.0	4.1	3.8
6～8 岁	≥1 次 / 天	35.1	40.8	49.3	33.2	28.4	30.5	24.6
	4～6 次 / 周	17.8	20.8	18.9	22.5	14.3	15.3	12.3
	1～3 次 / 周	36.6	30.2	24.5	35.3	44.1	43.0	46.3
	<1 次 / 周	6.7	4.5	3.1	5.8	9.2	7.1	13.2
	0 次 / 周	3.8	3.7	4.3	3.2	3.9	4.1	3.5
9～11 岁	≥1 次 / 天	32.6	38.3	45.8	32.0	25.9	30.9	17.2
	4～6 次 / 周	17.5	19.9	18.3	21.3	14.6	16.0	12.3

续表

年龄	频率	合计	城市			农村		
			小计	大城市	中小城市	小计	普通农村	贫困农村
	1～3次/周	38.0	33.1	28.7	36.7	43.8	41.5	47.8
	<1次/周	7.4	5.0	3.3	6.4	10.3	6.6	16.6
	0次/周	4.5	3.8	3.9	3.7	5.3	5.0	6.0
12～14岁	≥1次/天	30.7	37.4	44.0	32.1	23.8	29.8	14.3
	4～6次/周	15.5	18.2	18.9	17.7	12.6	14.4	9.9
	1～3次/周	40.3	34.0	28.8	38.1	46.8	45.6	48.6
	<1次/周	9.3	5.4	5.0	5.7	13.3	6.6	23.8
	0次/周	4.3	5.0	3.3	6.4	3.5	3.6	3.4
15～17岁	≥1次/天	28.5	35.1	43.5	28.4	21.5	25.5	14.9
	4～6次/周	16.6	18.2	16.1	19.8	14.9	15.0	14.7
	1～3次/周	42.7	36.5	31.4	40.5	49.3	47.3	52.8
	<1次/周	8.5	6.1	4.9	7.0	11.0	8.5	15.3
	0次/周	3.7	4.2	4.1	4.3	3.2	3.8	2.3
女生								
小计	≥1次/天	31.0	37.3	43.8	31.8	23.8	27.3	18.0
	4～6次/周	16.1	19.0	17.9	19.9	12.8	15.1	9.0
	1～3次/周	40.3	34.1	29.7	37.8	47.3	45.8	49.9
	<1次/周	8.5	5.3	4.1	6.2	12.0	7.9	18.8
	0次/周	4.2	4.4	4.5	4.2	4.1	4.0	4.2
6～8岁	≥1次/天	35.1	40.3	47.2	34.2	29.1	31.2	25.2
	4～6次/周	16.9	20.4	18.4	22.1	13.0	14.7	9.8
	1～3次/周	37.9	32.1	28.0	35.6	44.5	42.5	48.3
	<1次/周	6.7	3.7	2.7	4.6	10.0	7.8	14.4
	0次/周	3.4	3.5	3.7	3.4	3.3	3.8	2.4
9～11岁	≥1次/天	33.9	39.1	45.0	34.4	27.1	30.9	20.1
	4～6次/周	17.1	20.2	19.4	20.9	13.1	15.2	9.2
	1～3次/周	38.7	33.0	28.1	37.1	45.9	43.5	50.3
	<1次/周	6.1	3.9	2.9	4.8	8.9	5.8	14.4
	0次/周	4.3	3.7	4.7	2.9	5.1	4.5	6.1
12～14岁	≥1次/天	29.5	37.2	43.2	32.0	21.7	26.8	14.8
	4～6次/周	14.7	17.2	16.4	17.9	12.2	15.1	8.3
	1～3次/周	40.5	33.6	30.5	36.3	47.5	46.9	48.4
	<1次/周	10.4	6.2	4.4	7.7	14.8	7.4	24.6
	0次/周	4.8	5.8	5.5	6.0	3.8	3.7	3.9
15～17岁	≥1次/天	25.6	32.5	39.8	26.4	18.2	20.6	14.4
	4～6次/周	15.6	18.1	17.2	18.9	12.9	15.1	9.2
	1～3次/周	44.1	37.7	32.2	42.3	51.0	49.9	52.7
	<1次/周	10.5	7.3	6.7	7.9	13.8	10.4	19.2
	0次/周	4.3	4.4	4.2	4.6	4.1	4.0	4.4

表 2-3-13 2010—2012 年中国城乡 6～17 岁儿童不同年龄组水产类摄入频率分布（%）

年龄	频率	合计	城市			农村		
			小计	大城市	中小城市	小计	普通农村	贫困农村
合计	≥1 次 / 天	8.7	12.8	14.4	11.4	4.1	5.8	1.2
	4～6 次 / 周	13.9	19.0	22.9	15.7	8.1	11.5	2.5
	1～3 次 / 周	35.3	40.3	42.2	38.8	29.7	35.3	20.3
	1 次 / 月～<1 次 / 周	25.5	19.9	15.1	24.0	31.7	31.3	32.4
	<1 次 / 月	7.6	3.1	2.0	4.0	12.6	6.9	22.1
	0 次 / 月	9.1	4.9	3.4	6.1	13.8	9.1	21.6
6～8 岁	≥1 次 / 天	7.7	10.9	10.2	11.5	4.0	5.8	0.6
	4～6 次 / 周	14.7	20.3	25.3	15.8	8.3	10.9	3.3
	1～3 次 / 周	35.8	41.4	46.4	36.9	29.2	35.9	16.7
	1 次 / 月～<1 次 / 周	26.5	21.1	14.7	26.8	32.9	30.4	37.6
	<1 次 / 月	7.1	2.7	1.5	3.7	12.2	7.2	21.4
	0 次 / 月	8.2	3.7	1.9	5.3	13.4	9.8	20.3
9～11 岁	≥1 次 / 天	8.3	12.3	15.0	10.2	3.4	4.9	0.7
	4～6 次 / 周	14.3	19.8	23.4	16.8	7.6	10.5	2.5
	1～3 次 / 周	37.3	42.0	43.3	40.9	31.4	37.8	20.2
	1 次 / 月～<1 次 / 周	24.7	19.1	14.2	23.2	31.6	30.5	33.5
	<1 次 / 月	6.6	2.8	1.8	3.7	11.3	6.6	19.3
	0 次 / 月	8.8	3.9	2.3	5.2	14.8	9.6	23.8
12～14 岁	≥1 次 / 天	9.9	15.1	17.0	13.6	4.6	6.6	1.5
	4～6 次 / 周	13.4	18.5	22.2	15.5	8.1	12.3	2.0
	1～3 次 / 周	34.3	39.2	40.1	38.4	29.3	34.7	21.6
	1 次 / 月～<1 次 / 周	24.2	18.2	14.3	21.4	30.4	30.3	30.6
	<1 次 / 月	8.5	2.8	1.6	3.8	14.3	7.3	24.4
	0 次 / 月	9.7	6.2	4.8	7.4	13.3	8.8	19.9
15～17 岁	≥1 次 / 天	8.5	12.5	15.1	10.4	4.3	5.8	1.8
	4～6 次 / 周	13.1	17.3	20.7	14.6	8.6	12.4	2.3
	1～3 次 / 周	33.9	38.7	39.1	38.5	28.8	33.0	21.7
	1 次 / 月～<1 次 / 周	26.6	21.6	17.2	25.1	32.0	33.8	29.1
	<1 次 / 月	8.1	4.0	3.0	4.8	12.5	6.5	22.5
	0 次 / 月	9.7	5.9	4.9	6.7	13.7	8.4	22.5
男生								
小计	≥1 次 / 天	8.6	12.4	14.2	10.9	4.5	6.5	1.1
	4～6 次 / 周	14.0	19.1	22.8	16.1	8.4	11.7	2.8
	1～3 次 / 周	35.4	40.7	42.4	39.2	29.7	35.3	20.2
	1 次 / 月～<1 次 / 周	24.9	19.4	14.8	23.3	31.0	29.9	32.9
	<1 次 / 月	7.6	3.1	2.1	3.9	12.6	7.0	22.1
	0 次 / 月	9.4	5.4	3.7	6.7	13.8	9.6	21.0
6～8 岁	≥1 次 / 天	7.5	10.0	9.6	10.5	4.5	6.7	0.6
	4～6 次 / 周	14.9	20.3	24.3	16.7	8.6	11.4	3.3
	1～3 次 / 周	35.6	42.3	46.8	38.2	27.8	34.6	15.1

续表

年龄	频率	合计	城市			农村		
			小计	大城市	中小城市	小计	普通农村	贫困农村
	1次/月～<1次/周	26.3	20.6	15.4	25.3	33.1	29.4	39.9
	<1次/月	7.0	2.9	1.8	3.9	11.7	7.6	19.5
	0次/月	8.6	3.9	2.1	5.5	14.3	10.3	21.7
9～11岁	≥1次/天	8.4	11.9	14.2	9.9	4.3	6.3	1.1
	4～6次/周	13.8	19.4	23.9	15.6	7.2	9.7	3.0
	1～3次/周	37.0	42.7	43.4	42.1	30.4	36.8	19.6
	1次/月～<1次/周	25.0	19.0	14.0	23.3	32.1	30.6	34.7
	<1次/月	6.7	2.9	2.1	3.5	11.1	6.3	19.3
	0次/月	9.1	4.2	2.4	5.6	14.8	10.4	22.3
12～14岁	≥1次/天	10.0	14.8	17.4	12.7	4.9	7.1	1.6
	4～6次/周	13.9	19.4	23.0	16.6	8.2	12.0	2.1
	1～3次/周	34.5	38.7	39.6	37.9	30.2	35.2	22.3
	1次/月～<1次/周	23.3	17.4	13.5	20.6	29.4	28.5	30.8
	<1次/月	8.3	2.5	1.1	3.6	14.2	7.7	24.6
	0次/月	10.1	7.2	5.4	8.6	13.1	9.6	18.6
15～17岁	≥1次/天	8.5	12.6	15.6	10.2	4.1	6.0	1.1
	4～6次/周	13.5	17.4	19.8	15.5	9.5	13.4	2.9
	1～3次/周	34.7	39.1	39.9	38.5	30.0	34.6	22.4
	1次/月～<1次/周	25.3	20.8	16.4	24.2	30.0	31.4	27.8
	<1次/月	8.3	4.0	3.2	4.6	12.9	6.3	24.1
	0次/月	9.7	6.2	5.1	7.0	13.3	8.3	21.8
女生								
小计	≥1次/天	8.7	13.2	14.5	12.0	3.7	5.1	1.3
	4～6次/周	13.7	18.9	23.0	15.3	7.9	11.4	2.2
	1～3次/周	35.1	40.0	42.0	38.3	29.7	35.4	20.3
	1次/月～<1次/周	26.0	20.4	15.3	24.7	32.3	32.6	31.8
	<1次/月	7.6	3.1	1.9	4.1	12.7	6.9	22.1
	0次/月	8.8	4.4	3.2	5.5	13.8	8.6	22.1
6～8岁	≥1次/天	7.9	11.8	10.8	12.6	3.5	5.0	0.7
	4～6次/周	14.6	20.3	26.4	15.0	8.0	10.4	3.3
	1～3次/周	35.9	40.5	46.1	35.6	30.6	37.1	18.2
	1次/月～<1次/周	26.7	21.5	13.9	28.2	32.7	31.3	35.4
	<1次/月	7.1	2.4	1.2	3.5	12.6	6.9	23.4
	0次/月	7.7	3.5	1.6	5.1	12.6	9.2	19.0
9～11岁	≥1次/天	8.3	12.8	15.7	10.4	2.4	3.5	0.3
	4～6次/周	14.8	20.2	22.9	18.0	7.9	11.2	1.9
	1～3次/周	37.5	41.4	43.2	39.9	32.4	38.9	20.8
	1次/月～<1次/周	24.4	19.2	14.4	23.1	31.1	30.5	32.2
	<1次/月	6.6	2.8	1.6	3.8	11.4	7.0	19.4
	0次/月	8.5	3.6	2.1	4.8	14.8	8.9	25.4

续表

年龄	频率	合计	城市			农村		
			小计	大城市	中小城市	小计	普通农村	贫困农村
12～14岁	≥1次/天	9.9	15.4	16.6	14.4	4.2	6.2	1.5
	4～6次/周	12.9	17.6	21.4	14.3	8.0	12.5	2.0
	1～3次/周	34.2	39.7	40.5	39.0	28.5	34.2	20.9
	1次/月～<1次/周	25.1	18.9	15.1	22.2	31.5	32.4	30.4
	<1次/月	8.7	3.1	2.1	4.1	14.3	6.9	24.3
	0次/月	9.3	5.2	4.3	6.0	13.5	7.9	21.1
15～17岁	≥1次/天	8.6	12.5	14.7	10.7	4.4	5.5	2.6
	4～6次/周	12.6	17.2	21.6	13.6	7.8	11.4	1.8
	1～3次/周	33.1	38.4	38.3	38.5	27.5	31.5	21.1
	1次/月～<1次/周	28.1	22.4	18.0	26.1	34.1	36.3	30.5
	<1次/月	7.9	4.0	2.9	4.9	12.1	6.7	20.9
	0次/月	9.7	5.5	4.6	6.3	14.1	8.6	23.2

（四）奶类、大豆及坚果

1. 奶类、大豆及坚果摄入量

表2-4-1　2010—2012年中国城乡6～17岁儿童不同年龄组奶及奶制品摄入量(g)

年龄	合计	城市			农村		
		小计	大城市	中小城市	小计	普通农村	贫困农村
合计	34.5	51.5	105.0	43.7	18.9	22.4	12.1
6～8岁	39.5	57.6	121.8	50.1	23.6	26.4	17.4
9～11岁	37.8	56.4	115.7	46.4	19.6	25.9	7.8
12～14岁	35.8	52.2	100.6	44.0	19.9	24.6	11.0
15～17岁	27.3	42.4	87.7	36.4	14.3	15.3	12.1
男生							
小计	33.9	49.3	108.4	41.0	19.7	23.9	20.6
6～8岁	39.8	55.3	128.5	47.0	26.4	28.9	20.9
9～11岁	36.8	53.9	111.6	44.6	20.7	26.8	9.1
12～14岁	37.2	55.0	113.1	45.6	20.3	26.4	8.9
15～17岁	24.9	37.2	88.1	30.6	13.8	16.4	8.4
女生							
小计	35.3	54.0	101.4	46.7	18.0	11.4	12.8
6～8岁	39.2	60.1	115.1	53.4	20.5	23.7	13.7
9～11岁	38.8	59.3	119.9	48.4	18.3	24.7	6.4
12～14岁	34.2	49.0	87.3	42.1	19.3	22.4	13.5
15～17岁	30.3	48.8	87.3	43.4	14.8	14.1	16.2

表 2-4-2　2010—2012 年中国城乡 6～17 岁儿童不同年龄组液态奶摄入量（g）

年龄	合计	城市			农村		
		小计	大城市	中小城市	小计	普通农村	贫困农村
合计	29.4	45.4	89.1	39.0	14.6	17.9	8.1
6～8 岁	32.3	49.5	102.5	43.2	17.2	20.5	10.0
9～11 岁	31.6	49.3	92.6	42.0	14.5	20.2	3.7
12～14 岁	30.2	45.2	89.8	37.7	15.5	20.6	5.9
15～17 岁	24.8	39.5	76.1	34.6	12.1	12.3	11.5
男生							
小计	28.8	44.0	90.6	37.4	14.8	19.0	6.5
6～8 岁	31.4	47.0	102.9	40.6	18.0	22.1	9.0
9～11 岁	31.5	47.8	89.2	41.1	16.1	22.0	4.7
12～14 岁	31.3	49.2	100.4	40.9	14.3	20.0	3.3
15～17 岁	23.0	35.1	74.9	29.9	12.1	14.0	8.4
女生							
小计	30.0	47.1	87.5	40.9	14.3	16.5	9.9
6～8 岁	33.3	52.2	102.1	46.1	16.4	18.9	11.0
9～11 岁	31.9	51.0	96.1	43.0	12.6	18.0	2.4
12～14 岁	28.9	40.7	78.6	33.9	17.0	21.2	9.0
15～17 岁	27.0	45.0	77.4	40.5	12.0	10.4	15.0

表 2-4-3　2010—2012 年中国城乡 6～17 岁儿童不同年龄组酸奶摄入量（g）

年龄	合计	城市			农村		
		小计	大城市	中小城市	小计	普通农村	贫困农村
合计	4.1	5.3	12.7	4.2	3.0	3.4	2.1
6～8 岁	5.9	7.7	15.2	6.8	4.3	5.0	2.7
9～11 岁	4.7	5.8	16.3	4.0	3.6	3.8	3.3
12～14 岁	4.3	5.7	9.5	5.1	2.9	3.0	2.7
15～17 岁	2.1	2.8	10.8	1.7	1.5	2.1	0.3
男生							
小计	3.8	4.6	14.5	3.2	3.2	3.7	2.1
6～8 岁	6.3	7.8	20.0	6.4	5.1	5.8	3.5
9～11 岁	4.3	5.4	18.2	3.4	3.2	2.7	4.3
12～14 岁	3.8	4.2	10.2	3.2	3.4	4.5	1.4
15～17 岁	1.7	1.9	11.6	0.7	1.5	2.3	0.0
女生							
小计	4.4	6.1	10.9	5.4	2.7	3.0	2.2
6～8 岁	5.4	7.5	10.5	7.2	3.5	4.2	2.0
9～11 岁	5.2	6.2	14.4	4.8	4.1	5.1	2.2
12～14 岁	4.9	7.5	8.7	7.3	2.2	1.0	4.4
15～17 岁	2.5	3.8	9.9	2.9	1.5	1.9	0.7

表 2-4-4　2010—2012 年中国城乡 6～17 岁儿童不同年龄组大豆及其制品摄入量（g）

年龄	合计	城市			农村		
		小计	大城市	中小城市	小计	普通农村	贫困农村
合计	8.3	8.5	9.4	8.4	8.1	7.7	8.9
6～8 岁	7.0	7.3	7.4	7.3	6.8	6.4	7.6
9～11 岁	7.9	8.5	10.1	8.2	7.4	6.9	8.3
12～14 岁	8.6	8.4	8.9	8.3	8.8	7.8	10.7
15～17 岁	9.4	9.5	10.5	9.4	9.2	9.3	9.0
男生							
小计	8.0	8.2	10.0	8.0	7.8	7.2	9.1
6～8 岁	6.6	6.8	8.0	6.7	6.4	5.3	8.8
9～11 岁	7.5	8.6	9.7	8.4	6.5	6.5	6.6
12～14 岁	8.6	8.4	9.4	8.2	8.9	7.9	10.8
15～17 岁	8.8	8.8	12.1	8.3	8.9	8.5	9.7
女生							
小计	8.7	8.8	8.8	8.8	8.5	8.4	8.8
6～8 岁	7.4	7.8	6.9	7.9	7.2	7.6	6.2
9～11 岁	8.4	8.4	10.6	8.0	8.5	7.4	10.4
12～14 岁	8.5	8.4	8.3	8.4	8.7	7.7	10.7
15～17 岁	10.0	10.5	8.7	10.7	9.5	10.2	8.2

表 2-4-5　2010—2012 年中国城乡 6～17 岁儿童不同年龄组坚果摄入量（g）

年龄	合计	城市			农村		
		小计	大城市	中小城市	小计	普通农村	贫困农村
合计	3.0	2.9	3.0	2.9	3.1	3.4	2.5
6～8 岁	2.4	2.3	2.7	2.3	2.4	2.5	2.2
9～11 岁	3.2	4.0	3.1	4.2	2.5	2.5	2.5
12～14 岁	3.3	3.1	3.6	3.1	3.4	3.4	3.3
15～17 岁	3.2	2.4	2.3	2.4	3.9	4.7	2.2
男生							
小计	3.1	2.9	2.7	2.9	3.2	3.8	2.1
6～8 岁	2.5	3.0	2.7	3.0	2.2	2.3	1.8
9～11 岁	3.4	4.4	2.2	4.8	2.4	2.3	2.7
12～14 岁	2.5	1.9	3.3	1.7	3.1	3.8	1.7
15～17 岁	3.6	2.5	2.6	2.4	4.6	5.8	2.2
女生							
小计	3.0	3.0	3.2	2.9	3.0	3.0	3.0
6～8 岁	2.2	1.7	2.7	1.6	2.7	2.6	2.7
9～11 岁	3.0	3.5	4.2	3.4	2.5	2.6	2.2
12～14 岁	4.1	4.5	3.8	4.7	3.7	2.9	5.3
15～17 岁	2.7	2.2	2.0	2.3	3.1	3.5	2.3

2. 奶类、大豆及坚果摄入频次

表 2-4-6 2010—2012 年中国城乡 6～17 岁儿童不同年龄组奶类摄入频次（次 / 周）

年龄	合计	城市			农村		
		小计	大城市	中小城市	小计	普通农村	贫困农村
合计	5.2	6.7	7.8	5.7	3.6	4.1	2.6
6～8 岁	5.4	6.9	7.9	6.1	3.7	4.2	2.7
9～11 岁	5.4	6.9	7.9	6.0	3.6	4.1	2.8
12～14 岁	5.1	6.6	7.8	5.7	3.4	4.0	2.5
15～17 岁	4.9	6.3	7.6	5.2	3.5	4.2	2.5
男生							
小计	5.2	6.7	7.8	5.7	3.5	4.0	2.6
6～8 岁	5.5	7.1	8.1	6.2	3.6	4.1	2.6
9～11 岁	5.4	6.9	7.8	6.2	3.6	4.0	2.8
12～14 岁	5.0	6.6	7.8	5.6	3.5	4.1	2.4
15～17 岁	4.8	6.2	7.7	5.0	3.4	3.9	2.6
女生							
小计	5.2	6.7	7.8	5.7	3.6	4.2	2.6
6～8 岁	5.4	6.8	7.8	5.9	3.8	4.3	2.8
9～11 岁	5.4	6.8	8.0	5.8	3.6	4.1	2.8
12～14 岁	5.1	6.7	7.8	5.8	3.4	4.0	2.6
15～17 岁	5.0	6.3	7.5	5.4	3.6	4.4	2.4

表 2-4-7 2010—2012 年中国城乡 6～17 岁儿童不同年龄组液态奶摄入频次（次 / 周）

年龄	合计	城市			农村		
		小计	大城市	中小城市	小计	普通农村	贫困农村
合计	2.7	3.5	4.0	3.1	1.7	2.0	1.2
6～8 岁	3.0	3.9	4.5	3.4	2.0	2.3	1.4
9～11 岁	2.8	3.7	4.1	3.4	1.8	2.0	1.3
12～14 岁	2.4	3.3	3.8	2.8	1.6	2.0	1.1
15～17 岁	2.4	3.1	3.8	2.6	1.6	2.0	1.0
男生							
小计	2.7	3.6	4.2	3.2	1.7	2.1	1.2
6～8 岁	3.1	4.2	4.8	3.6	1.9	2.2	1.3
9～11 岁	2.9	3.8	4.2	3.5	1.8	2.0	1.4
12～14 岁	2.5	3.3	3.9	2.9	1.7	2.1	1.1
15～17 岁	2.5	3.3	4.0	2.8	1.7	2.0	1.0
女生							
小计	2.6	3.4	3.8	2.9	1.7	2.0	1.2
6～8 岁	2.9	3.7	4.2	3.3	2.0	2.3	1.5
9～11 岁	2.8	3.6	3.9	3.3	1.7	2.0	1.3
12～14 岁	2.4	3.2	3.7	2.7	1.5	1.9	1.1
15～17 岁	2.3	3.0	3.6	2.5	1.6	1.9	1.0

表 2-4-8　2010—2012 年中国城乡 6～17 岁儿童不同年龄组酸奶摄入频次（次 / 周）

年龄	合计	城市			农村		
		小计	大城市	中小城市	小计	普通农村	贫困农村
合计	2.1	2.5	3.0	2.2	1.6	1.7	1.2
6～8 岁	2.0	2.5	2.8	2.1	1.5	1.7	1.2
9～11 岁	2.1	2.5	3.0	2.1	1.6	1.7	1.4
12～14 岁	2.1	2.7	3.1	2.3	1.6	1.8	1.2
15～17 岁	2.0	2.5	3.0	2.1	1.6	1.8	1.2
男生							
小计	2.0	2.4	2.8	2.1	1.5	1.7	1.2
6～8 岁	2.0	2.4	2.7	2.1	1.5	1.6	1.2
9～11 岁	2.0	2.5	2.9	2.2	1.5	1.6	1.3
12～14 岁	2.0	2.5	2.9	2.2	1.5	1.8	1.2
15～17 岁	1.9	2.3	2.8	1.8	1.5	1.6	1.2
女生							
小计	2.2	2.6	3.1	2.3	1.6	1.8	1.3
6～8 岁	2.1	2.5	3.0	2.2	1.5	1.7	1.3
9～11 岁	2.1	2.5	3.1	2.1	1.6	1.7	1.4
12～14 岁	2.2	2.8	3.2	2.5	1.6	1.8	1.3
15～17 岁	2.2	2.7	3.1	2.3	1.7	2.1	1.1

表 2-4-9　2010—2012 年中国城乡 6～17 岁儿童不同年龄组奶粉摄入频次（次 / 周）

年龄	合计	城市			农村		
		小计	大城市	中小城市	小计	普通农村	贫困农村
合计	0.3	0.4	0.5	0.3	0.2	0.2	0.2
6～8 岁	0.3	0.3	0.3	0.3	0.2	0.2	0.1
9～11 岁	0.3	0.4	0.5	0.3	0.2	0.3	0.2
12～14 岁	0.3	0.4	0.5	0.3	0.2	0.3	0.2
15～17 岁	0.3	0.4	0.5	0.4	0.3	0.3	0.3
男生							
小计	0.3	0.4	0.4	0.3	0.2	0.2	0.2
6～8 岁	0.3	0.3	0.3	0.4	0.2	0.3	0.1
9～11 岁	0.3	0.4	0.4	0.3	0.2	0.2	0.2
12～14 岁	0.3	0.4	0.5	0.3	0.2	0.3	0.2
15～17 岁	0.3	0.4	0.5	0.3	0.3	0.2	0.3
女生							
小计	0.3	0.4	0.5	0.3	0.2	0.3	0.2
6～8 岁	0.3	0.4	0.4	0.3	0.2	0.2	0.1
9～11 岁	0.3	0.4	0.6	0.3	0.2	0.3	0.1
12～14 岁	0.3	0.4	0.5	0.4	0.2	0.3	0.2
15～17 岁	0.4	0.4	0.5	0.4	0.3	0.3	0.3

表 2-4-10 2010—2012 年中国城乡 6～17 岁儿童不同年龄组奶酪摄入频次（次 / 周）

年龄	合计	城市			农村		
		小计	大城市	中小城市	小计	普通农村	贫困农村
合计	0.2	0.2	0.3	0.2	0.1	0.1	0.1
6～8 岁	0.1	0.2	0.3	0.1	0.1	0.1	0.1
9～11 岁	0.2	0.2	0.3	0.2	0.1	0.1	0.1
12～14 岁	0.2	0.3	0.3	0.2	0.1	0.1	0.1
15～17 岁	0.1	0.2	0.3	0.1	0.1	0.1	0.0
男生							
小计	0.1	0.2	0.3	0.1	0.1	0.1	0.1
6～8 岁	0.1	0.2	0.3	0.1	0.1	0.1	0.1
9～11 岁	0.1	0.2	0.3	0.1	0.1	0.1	0.0
12～14 岁	0.2	0.3	0.3	0.2	0.1	0.1	0.0
15～17 岁	0.2	0.2	0.4	0.1	0.1	0.1	0.1
女生							
小计	0.2	0.2	0.3	0.2	0.1	0.1	0.1
6～8 岁	0.1	0.2	0.3	0.1	0.1	0.1	0.1
9～11 岁	0.2	0.2	0.3	0.2	0.1	0.2	0.1
12～14 岁	0.2	0.3	0.3	0.2	0.1	0.1	0.1
15～17 岁	0.1	0.2	0.3	0.2	0.1	0.1	0.0

表 2-4-11 2010—2012 年中国城乡 6～17 岁儿童不同年龄组豆类摄入频次（次 / 周）

年龄	合计	城市			农村		
		小计	大城市	中小城市	小计	普通农村	贫困农村
合计	5.3	6.3	7.0	5.6	4.1	4.5	3.5
6～8 岁	4.8	5.7	6.1	5.3	3.9	4.3	3.0
9～11 岁	5.3	6.3	7.1	5.5	4.1	4.4	3.5
12～14 岁	5.4	6.6	7.6	5.8	4.1	4.4	3.7
15～17 岁	5.5	6.4	7.2	5.8	4.5	5.0	3.7
男生							
小计	5.3	6.2	7.0	5.6	4.2	4.5	3.5
6～8 岁	4.8	5.7	6.2	5.2	3.8	4.3	2.9
9～11 岁	5.2	6.1	6.8	5.4	4.1	4.4	3.7
12～14 岁	5.3	6.6	7.6	5.7	4.1	4.2	3.8
15～17 岁	5.6	6.6	7.4	5.9	4.6	5.2	3.7
女生							
小计	5.3	6.3	7.1	5.6	4.1	4.5	3.5
6～8 岁	4.9	5.7	6.1	5.3	3.9	4.3	3.2
9～11 岁	5.4	6.5	7.5	5.6	4.0	4.3	3.4
12～14 岁	5.4	6.6	7.6	5.8	4.2	4.5	3.7
15～17 岁	5.4	6.3	7.0	5.7	4.4	4.8	3.6

表 2-4-12 2010—2012 年中国城乡 6～17 岁儿童不同年龄组坚果摄入频次(次 / 周)

年龄	合计	城市			农村		
		小计	大城市	中小城市	小计	普通农村	贫困农村
合计	1.5	1.8	2.0	1.7	1.1	1.3	1.0
6～8 岁	1.4	1.6	1.7	1.5	1.1	1.1	1.0
9～11 岁	1.6	1.9	2.1	1.7	1.2	1.3	0.8
12～14 岁	1.5	1.9	2.1	1.7	1.1	1.2	1.0
15～17 岁	1.6	1.9	2.1	1.8	1.2	1.4	1.0
男生							
小计	1.5	1.8	2.0	1.6	1.2	1.3	1.0
6～8 岁	1.3	1.6	1.7	1.5	1.1	1.1	0.9
9～11 岁	1.5	1.9	2.2	1.7	1.1	1.3	0.9
12～14 岁	1.5	1.9	2.3	1.6	1.1	1.3	1.0
15～17 岁	1.6	1.9	2.0	1.7	1.3	1.4	1.1
女生							
小计	1.5	1.9	2.0	1.7	1.1	1.3	1.0
6～8 岁	1.4	1.6	1.7	1.6	1.1	1.1	1.1
9～11 岁	1.6	1.9	2.1	1.7	1.2	1.4	0.8
12～14 岁	1.5	1.9	2.0	1.9	1.1	1.2	1.0
15～17 岁	1.6	2.0	2.2	1.8	1.2	1.3	1.0

3. 奶类、大豆及坚果摄入频率分布

表 2-4-13 2010—2012 年中国城乡 6～17 岁儿童不同年龄组奶类摄入频率分布(%)

年龄	频率	合计	城市			农村		
			小计	大城市	中小城市	小计	普通农村	贫困农村
合计	≥1 次 / 天	35.9	48.1	58.7	39.2	22.3	26.6	14.9
	4～6 次 / 周	15.7	18.2	17.1	19.2	12.9	15.4	8.8
	1～3 次 / 周	25.5	19.7	15.5	23.3	32.0	30.8	33.9
	1 次 / 月～<1 次 / 周	8.4	4.6	2.9	6.0	12.6	11.0	15.3
	<1 次 / 月	1.6	0.8	0.5	1.0	2.4	1.8	3.5
	0 次 / 月	13.0	8.6	5.3	11.3	17.9	14.4	23.7
6～8 岁	≥1 次 / 天	39.3	51.8	62.3	42.5	24.8	28.6	17.6
	4～6 次 / 周	16.1	19.2	17.1	21.1	12.3	14.5	8.2
	1～3 次 / 周	25.3	18.8	15.6	21.6	32.9	32.1	34.4
	1 次 / 月～<1 次 / 周	6.5	3.2	1.2	4.9	10.4	9.5	12.1
	<1 次 / 月	1.0	0.4	0.3	0.5	1.6	1.2	2.4
	0 次 / 月	11.8	6.5	3.5	9.2	17.9	14.0	25.4
9～11 岁	≥1 次 / 天	37.9	49.5	61.0	40.0	23.7	26.8	18.3
	4～6 次 / 周	16.2	19.7	17.4	21.7	11.9	14.5	7.4
	1～3 次 / 周	25.0	18.0	14.2	21.1	33.7	32.4	36.0
	1 次 / 月～<1 次 / 周	7.6	4.3	2.6	5.6	11.7	10.5	14.0

续表

年龄	频率	合计	城市			农村		
			小计	大城市	中小城市	小计	普通农村	贫困农村
	<1次/月	1.1	0.7	0.3	1.1	1.6	1.4	1.8
	0次/月	12.1	7.8	4.5	10.5	17.4	14.5	22.5
12～14岁	≥1次/天	34.5	47.8	58.2	39.1	20.8	26.6	12.3
	4～6次/周	14.8	16.2	16.0	16.3	13.4	15.7	10.1
	1～3次/周	25.2	20.2	14.9	24.6	30.2	28.2	33.1
	1次/月～<1次/周	9.6	5.0	3.4	6.3	14.3	12.3	17.3
	<1次/月	2.2	0.8	0.7	0.8	3.7	2.2	6.0
	0次/月	13.7	10.0	6.7	12.8	17.5	15.0	21.2
15～17岁	≥1次/天	32.1	43.3	53.0	35.5	20.2	24.6	12.8
	4～6次/周	15.8	17.8	17.7	17.8	13.8	16.7	9.0
	1～3次/周	26.5	22.0	17.4	25.7	31.3	30.7	32.3
	1次/月～<1次/周	9.5	5.9	4.3	7.2	13.4	11.4	16.7
	<1次/月	1.8	1.2	0.8	1.5	2.5	2.2	3.0
	0次/月	14.1	9.8	6.7	12.3	18.7	14.3	26.2
男生								
小计	≥1次/天	36.2	48.8	59.7	39.8	22.3	26.7	15.0
	4～6次/周	14.9	17.2	16.0	18.3	12.3	14.7	8.4
	1～3次/周	25.4	19.4	15.0	23.1	32.0	30.8	34.0
	1次/月～<1次/周	8.1	4.7	3.1	6.0	11.9	10.3	14.7
	<1次/月	1.4	0.7	0.5	0.9	2.3	1.7	3.2
	0次/月	13.9	9.1	5.7	12.0	19.1	15.8	24.8
6～8岁	≥1次/天	39.7	53.5	64.3	43.8	23.5	28.1	14.9
	4～6次/周	16.0	18.8	16.2	21.1	12.7	14.8	8.8
	1～3次/周	25.0	17.9	14.4	21.0	33.4	32.4	35.3
	1次/月～<1次/周	6.4	3.1	1.6	4.4	10.2	9.7	11.2
	<1次/月	1.0	0.5	0.6	0.5	1.5	1.2	2.2
	0次/月	11.9	6.2	2.9	9.2	18.6	13.8	27.6
9～11岁	≥1次/天	38.0	50.3	61.2	41.2	23.6	26.4	18.8
	4～6次/周	15.5	18.7	17.4	19.8	11.8	14.5	7.3
	1～3次/周	25.2	18.2	13.8	21.9	33.4	31.6	36.6
	1次/月～<1次/周	7.6	4.3	2.6	5.6	11.4	10.6	12.8
	<1次/月	1.1	0.5	0.0	0.9	1.7	1.2	2.5
	0次/月	12.7	8.0	5.0	10.6	18.1	15.8	22.0
12～14岁	≥1次/天	35.1	48.0	58.6	39.5	21.6	27.9	11.8
	4～6次/周	13.7	15.2	14.6	15.6	12.2	14.2	9.0
	1～3次/周	25.6	20.1	15.0	24.2	31.3	29.2	34.5
	1次/月～<1次/周	9.1	5.0	3.6	6.1	13.4	10.9	17.4
	<1次/月	1.9	0.7	0.6	0.8	3.1	2.2	4.6
	0次/月	14.7	11.1	7.7	13.8	18.4	15.6	22.7

续表

年龄	频率	合计	城市			农村		
			小计	大城市	中小城市	小计	普通农村	贫困农村
15～17岁	≥1次/天	32.6	43.6	54.5	35.0	20.9	24.3	15.0
	4～6次/周	14.6	16.4	15.7	17.0	12.7	15.2	8.4
	1～3次/周	25.7	21.6	16.9	25.2	30.2	30.3	29.9
	1次/月～<1次/周	9.2	6.3	4.8	7.6	12.3	10.1	16.1
	<1次/月	1.7	1.0	0.8	1.1	2.5	2.2	3.0
	0次/月	16.1	11.1	7.3	14.1	21.5	17.9	27.5
女生								
小计	≥1次/天	35.5	47.4	57.7	38.7	22.2	26.6	14.9
	4～6次/周	16.5	19.2	18.1	20.2	13.5	16.1	9.2
	1～3次/周	25.6	20.0	16.0	23.5	31.9	30.8	33.7
	1次/月～<1次/周	8.6	4.5	2.6	6.1	13.2	11.6	15.9
	<1次/月	1.7	0.9	0.6	1.1	2.6	1.8	3.8
	0次/月	12.0	8.0	5.0	10.5	16.6	13.0	22.5
6～8岁	≥1次/天	38.9	50.1	60.2	41.2	26.1	29.1	20.3
	4～6次/周	16.1	19.7	18.0	21.2	11.9	14.2	7.6
	1～3次/周	25.7	19.8	16.8	22.3	32.5	31.9	33.5
	1次/月～<1次/周	6.6	3.2	0.7	5.5	10.5	9.3	12.9
	<1次/月	1.0	0.3	0.1	0.5	1.7	1.3	2.6
	0次/月	11.7	6.9	4.1	9.3	17.2	14.1	23.2
9～11岁	≥1次/天	37.8	48.7	60.7	38.8	23.9	27.2	17.8
	4～6次/周	16.9	20.8	17.4	23.5	12.0	14.5	7.4
	1～3次/周	24.9	17.8	14.5	20.5	34.0	33.2	35.5
	1次/月～<1次/周	7.7	4.3	2.7	5.6	12.1	10.3	15.2
	<1次/月	1.1	0.9	0.5	1.2	1.4	1.6	1.0
	0次/月	11.6	7.6	4.1	10.4	16.6	13.1	23.0
12～14岁	≥1次/天	33.9	47.5	57.8	38.7	19.9	25.2	12.8
	4～6次/周	15.9	17.3	17.5	17.1	14.6	17.2	11.1
	1～3次/周	24.7	20.4	14.9	25.1	29.2	27.2	31.8
	1次/月～<1次/周	10.1	5.1	3.3	6.6	15.2	13.8	17.2
	<1次/月	2.6	0.8	0.8	0.8	4.4	2.3	7.2
	0次/月	12.8	8.9	5.7	11.7	16.7	14.3	19.9
15～17岁	≥1次/天	31.6	43.1	51.6	36.0	19.6	25.0	10.6
	4～6次/周	17.1	19.1	19.7	18.7	15.0	18.3	9.5
	1～3次/周	27.4	22.5	18.0	26.3	32.5	31.2	34.7
	1次/月～<1次/周	9.8	5.4	3.8	6.8	14.5	12.8	17.3
	<1次/月	1.9	1.4	0.8	1.8	2.5	2.2	3.0
	0次/月	12.1	8.5	6.1	10.5	15.9	10.5	24.8

表 2-4-14　2010—2012 年中国城乡 6～17 岁儿童不同年龄组液态奶摄入频率分布（%）

年龄	频率	合计	城市			农村		
			小计	大城市	中小城市	小计	普通农村	贫困农村
合计	≥1 次 / 天	22.4	30.9	38.0	25.0	12.9	16.0	7.8
	4～6 次 / 周	8.0	10.6	10.7	10.4	5.1	5.8	3.8
	1～3 次 / 周	20.5	20.3	18.1	22.1	20.6	22.6	17.4
	1 次 / 月～<1 次 / 周	5.9	4.7	3.5	5.6	7.2	6.7	8.2
	<1 次 / 月	1.5	1.0	0.8	1.2	2.0	1.6	2.8
	0 次 / 月	41.8	32.5	28.9	35.6	52.1	47.4	60.0
6～8 岁	≥1 次 / 天	26.6	36.4	45.1	28.7	15.1	18.0	9.7
	4～6 次 / 周	9.2	11.8	10.8	12.7	6.1	6.7	5.1
	1～3 次 / 周	21.5	20.5	18.3	22.4	22.6	24.2	19.6
	1 次 / 月～<1 次 / 周	4.9	3.4	2.2	4.6	6.5	6.2	7.1
	<1 次 / 月	0.9	0.7	0.4	0.9	1.1	1.1	1.1
	0 次 / 月	37.0	27.2	23.3	30.7	48.5	43.7	57.5
9～11 岁	≥1 次 / 天	24.2	32.5	39.3	26.8	13.9	16.3	9.8
	4～6 次 / 周	8.3	11.0	10.2	11.8	4.9	5.6	3.6
	1～3 次 / 周	20.9	21.3	19.1	23.1	20.4	21.8	18.0
	1 次 / 月～<1 次 / 周	5.2	4.2	2.4	5.7	6.5	6.8	6.1
	<1 次 / 月	1.0	0.9	0.5	1.3	1.2	1.4	0.7
	0 次 / 月	40.4	30.1	28.5	31.3	53.1	48.2	61.7
12～14 岁	≥1 次 / 天	20.4	28.8	35.4	23.3	11.8	15.4	6.7
	4～6 次 / 周	7.0	9.4	10.6	8.5	4.5	5.7	2.8
	1～3 次 / 周	18.8	18.2	16.1	19.9	19.5	21.2	17.0
	1 次 / 月～<1 次 / 周	6.5	5.0	3.8	6.1	8.0	6.6	10.1
	<1 次 / 月	2.1	0.9	0.8	0.9	3.3	2.0	5.2
	0 次 / 月	45.1	37.7	33.4	41.2	52.8	49.1	58.3
15～17 岁	≥1 次 / 天	18.9	26.2	32.1	21.4	11.2	14.4	5.8
	4～6 次 / 周	7.5	10.0	11.5	8.7	5.0	5.4	4.2
	1～3 次 / 周	20.8	21.3	19.2	23.0	20.4	23.2	15.7
	1 次 / 月～<1 次 / 周	6.8	6.0	5.9	6.1	7.7	7.0	8.7
	<1 次 / 月	1.9	1.6	1.3	1.8	2.3	1.8	3.0
	0 次 / 月	44.0	35.0	30.0	39.0	53.6	48.2	62.6
男生								
小计	≥1 次 / 天	23.6	33.0	40.8	26.6	13.2	16.3	7.9
	4～6 次 / 周	7.8	10.3	10.0	10.5	5.1	5.8	4.0
	1～3 次 / 周	19.8	19.2	17.3	20.8	20.5	22.5	17.1
	1 次 / 月～<1 次 / 周	6.0	4.9	3.9	5.8	7.3	6.7	8.4
	<1 次 / 月	1.3	0.8	0.7	1.0	1.8	1.3	2.7
	0 次 / 月	41.4	31.7	27.3	35.4	52.1	47.4	60.0

续表

年龄	频率	合计	城市			农村		
			小计	大城市	中小城市	小计	普通农村	贫困农村
6～8 岁	≥1 次 / 天	28.0	39.9	49.1	31.6	14.0	17.1	8.1
	4～6 次 / 周	9.1	11.6	10.5	12.7	6.2	6.7	5.3
	1～3 次 / 周	21.0	19.2	16.9	21.3	23.0	24.6	20.0
	1 次 / 月～<1 次 / 周	4.9	3.6	2.3	4.8	6.3	6.7	5.7
	<1 次 / 月	0.9	0.7	0.6	0.8	1.2	1.4	0.7
	0 次 / 月	36.1	24.9	20.6	28.8	49.3	43.6	60.1
9～11 岁	≥1 次 / 天	25.3	34.8	42.4	28.4	14.3	16.4	10.6
	4～6 次 / 周	7.7	10.3	9.8	10.8	4.7	5.3	3.6
	1～3 次 / 周	20.4	20.5	17.7	22.9	20.3	21.6	18.2
	1 次 / 月～<1 次 / 周	5.6	4.1	2.6	5.4	7.2	7.4	7.0
	<1 次 / 月	0.7	0.7	0.3	0.9	0.8	1.0	0.5
	0 次 / 月	40.2	29.5	27.1	31.6	52.6	48.2	60.1
12～14 岁	≥1 次 / 天	21.5	29.8	37.7	23.5	12.8	16.6	6.9
	4～6 次 / 周	6.9	9.0	8.3	9.6	4.8	6.2	2.6
	1～3 次 / 周	18.2	17.7	16.3	18.9	18.7	20.1	16.5
	1 次 / 月～<1 次 / 周	6.6	5.3	3.8	6.5	7.9	6.3	10.4
	<1 次 / 月	1.7	0.6	0.7	0.5	2.9	1.7	4.9
	0 次 / 月	45.0	37.5	33.3	40.9	52.8	49.1	58.7
15～17 岁	≥1 次 / 天	20.1	28.0	33.9	23.3	11.8	15.0	6.3
	4～6 次 / 周	7.7	10.2	11.6	9.2	5.0	5.2	4.7
	1～3 次 / 周	19.8	19.3	18.2	20.2	20.2	23.9	14.1
	1 次 / 月～<1 次 / 周	7.0	6.6	6.9	6.2	7.5	6.3	9.5
	<1 次 / 月	1.8	1.4	1.2	1.6	2.2	1.3	3.9
	0 次 / 月	43.6	34.4	28.1	39.4	53.3	48.3	61.5
女生								
小计	≥1 次 / 天	21.2	28.8	35.2	23.4	12.7	15.7	7.7
	4～6 次 / 周	8.1	10.8	11.4	10.3	5.0	5.8	3.7
	1～3 次 / 周	21.1	21.4	19.0	23.4	20.8	22.7	17.8
	1 次 / 月～<1 次 / 周	5.7	4.4	3.2	5.5	7.2	6.6	8.0
	<1 次 / 月	1.7	1.2	0.8	1.5	2.2	1.8	2.8
	0 次 / 月	42.2	33.4	30.4	35.9	52.1	47.3	59.9
6～8 岁	≥1 次 / 天	25.1	32.9	41.0	25.7	16.3	18.9	11.2
	4～6 次 / 周	9.2	12.0	11.1	12.8	6.1	6.7	4.8
	1～3 次 / 周	22.0	21.7	19.7	23.6	22.2	23.8	19.2
	1 次 / 月～<1 次 / 周	4.9	3.2	2.0	4.3	6.7	5.8	8.5
	<1 次 / 月	0.8	0.6	0.2	0.9	1.1	0.9	1.5
	0 次 / 月	38.0	29.6	26.0	32.6	47.6	43.8	54.9

续表

年龄	频率	合计	城市			农村		
			小计	大城市	中小城市	小计	普通农村	贫困农村
9～11 岁	≥1 次 / 天	23.0	30.3	36.3	25.3	13.6	16.1	9.0
	4～6 次 / 周	8.8	11.7	10.5	12.7	5.1	5.8	3.6
	1～3 次 / 周	21.3	22.0	20.4	23.3	20.5	21.9	17.8
	1 次 / 月～<1 次 / 周	4.9	4.3	2.1	6.0	5.8	6.1	5.2
	<1 次 / 月	1.3	1.2	0.7	1.6	1.5	1.8	1.0
	0 次 / 月	40.6	30.6	29.9	31.1	53.6	48.2	63.3
12～14 岁	≥1 次 / 天	19.4	27.7	33.0	23.1	10.9	14.1	6.5
	4～6 次 / 周	7.1	9.9	12.8	7.4	4.2	5.2	2.9
	1～3 次 / 周	19.5	18.7	15.9	21.0	20.3	22.4	17.4
	1 次 / 月～<1 次 / 周	6.4	4.8	3.7	5.7	8.1	6.9	9.8
	<1 次 / 月	2.4	1.2	1.0	1.3	3.6	2.3	5.5
	0 次 / 月	45.2	37.8	33.5	41.5	52.9	49.1	57.9
15～17 岁	≥1 次 / 天	17.6	24.3	30.4	19.3	10.6	13.7	5.3
	4～6 次 / 周	7.4	9.7	11.3	8.3	4.9	5.6	3.8
	1～3 次 / 周	21.9	23.3	20.1	25.9	20.5	22.5	17.3
	1 次 / 月～<1 次 / 周	6.6	5.4	4.9	5.9	7.8	7.7	7.9
	<1 次 / 月	2.0	1.7	1.3	2.1	2.3	2.4	2.1
	0 次 / 月	44.5	35.5	31.9	38.6	53.9	48.0	63.6

表 2-4-15　2010—2012 年中国城乡 6～17 岁儿童不同年龄组酸奶摄入频率分布（%）

年龄	频率	合计	城市			农村		
			小计	大城市	中小城市	小计	普通农村	贫困农村
合计	≥1 次 / 天	13.5	17.7	23.1	13.1	8.8	10.3	6.2
	4～6 次 / 周	5.7	7.7	9.1	6.5	3.6	4.3	2.4
	1～3 次 / 周	34.6	37.2	37.0	37.5	31.7	34.4	27.2
	1 次 / 月～<1 次 / 周	13.3	10.7	8.8	12.3	16.2	14.8	18.5
	<1 次 / 月	2.5	1.8	1.5	2.0	3.4	2.7	4.5
	0 次 / 月	30.4	25.0	20.6	28.7	36.4	33.5	41.2
6～8 岁	≥1 次 / 天	13.0	16.5	21.2	12.2	9.0	10.3	6.6
	4～6 次 / 周	5.7	7.8	9.5	6.3	3.3	4.1	1.7
	1～3 次 / 周	34.8	39.0	38.0	39.8	30.0	33.3	23.7
	1 次 / 月～<1 次 / 周	11.9	9.3	7.0	11.4	14.9	13.8	17.1
	<1 次 / 月	2.1	1.4	1.2	1.5	2.9	2.4	3.7
	0 次 / 月	32.4	26.0	23.1	28.6	39.9	36.0	47.1
9～11 岁	≥1 次 / 天	13.8	17.4	23.3	12.5	9.3	10.1	7.9
	4～6 次 / 周	5.8	7.8	9.5	6.5	3.4	4.2	1.9
	1～3 次 / 周	34.4	37.2	36.3	38.0	31.0	32.3	28.8
	1 次 / 月～<1 次 / 周	13.0	10.9	8.6	12.7	15.7	15.1	16.8
	<1 次 / 月	1.9	1.6	1.1	2.0	2.4	2.2	2.8
	0 次 / 月	31.0	25.1	21.3	28.3	38.2	36.2	41.8

续表

年龄	频率	合计	城市			农村		
			小计	大城市	中小城市	小计	普通农村	贫困农村
12～14 岁	≥1 次 / 天	14.3	19.6	25.1	15.0	8.7	11.1	5.3
	4～6 次 / 周	5.7	7.8	8.4	7.4	3.5	4.1	2.6
	1～3 次 / 周	33.5	34.9	35.8	34.1	32.1	34.3	29.0
	1 次 / 月～<1 次 / 周	14.0	11.2	9.7	12.5	16.9	14.7	20.0
	<1 次 / 月	3.2	2.0	2.0	2.1	4.5	3.1	6.5
	0 次 / 月	29.3	24.5	19.0	29.0	34.3	32.6	36.6
15～17 岁	≥1 次 / 天	12.7	17.0	22.5	12.6	8.1	9.7	5.4
	4～6 次 / 周	5.6	7.2	9.0	5.7	4.0	4.6	3.1
	1～3 次 / 周	35.7	38.0	37.9	38.2	33.3	37.5	26.3
	1 次 / 月～<1 次 / 周	14.1	11.2	9.7	12.4	17.1	15.7	19.5
	<1 次 / 月	2.8	2.1	1.8	2.3	3.5	3.0	4.5
	0 次 / 月	29.1	24.5	19.1	28.8	34.0	29.6	41.3
男生								
小计	≥1 次 / 天	12.8	16.5	21.7	12.2	8.6	10.2	5.9
	4～6 次 / 周	5.5	7.4	8.4	6.6	3.4	4.0	2.4
	1～3 次 / 周	33.5	36.2	37.4	35.2	30.6	32.8	26.9
	1 次 / 月～<1 次 / 周	12.9	10.4	8.3	12.2	15.6	14.2	17.9
	<1 次 / 月	2.5	1.8	1.7	1.9	3.2	2.6	4.2
	0 次 / 月	32.9	27.6	22.5	31.9	38.7	36.3	42.7
6～8 岁	≥1 次 / 天	12.2	15.6	20.0	11.6	8.2	10.0	4.8
	4～6 次 / 周	5.9	7.9	9.0	6.9	3.7	4.6	1.8
	1～3 次 / 周	35.0	38.9	39.6	38.3	30.3	32.1	27.0
	1 次 / 月～<1 次 / 周	11.8	9.2	7.2	11.0	14.8	14.6	15.3
	<1 次 / 月	2.0	1.3	1.0	1.5	2.8	2.6	3.1
	0 次 / 月	33.2	27.1	23.1	30.7	40.3	36.2	48.0
9～11 岁	≥1 次 / 天	13.2	16.7	20.9	13.2	9.2	10.1	7.6
	4～6 次 / 周	5.9	8.0	8.7	7.5	3.3	4.5	1.4
	1～3 次 / 周	33.4	36.1	38.1	34.4	30.1	30.7	29.3
	1 次 / 月～<1 次 / 周	12.8	10.9	8.7	12.8	14.9	14.3	16.0
	<1 次 / 月	1.9	1.2	0.6	1.7	2.7	2.1	3.6
	0 次 / 月	32.9	27.0	23.0	30.4	39.7	38.3	42.1
12～14 岁	≥1 次 / 天	13.6	17.8	23.4	13.4	9.2	11.9	5.0
	4～6 次 / 周	5.5	7.6	8.6	6.8	3.3	3.6	2.8
	1～3 次 / 周	33.0	34.5	36.2	33.2	31.4	33.8	27.5
	1 次 / 月～<1 次 / 周	13.3	10.6	8.1	12.5	16.0	13.2	20.5
	<1 次 / 月	3.0	2.2	2.6	2.0	3.7	2.9	5.0
	0 次 / 月	31.7	27.2	21.1	32.2	36.4	34.6	39.2

续表

年龄	频率	合计	城市			农村		
			小计	大城市	中小城市	小计	普通农村	贫困农村
15～17岁	≥1次/天	11.9	15.7	22.5	10.4	7.8	8.7	6.3
	4～6次/周	4.8	6.2	7.2	5.4	3.3	3.3	3.3
	1～3次/周	33.0	35.4	35.7	35.2	30.4	34.3	23.9
	1次/月～<1次/周	13.5	10.9	9.1	12.3	16.3	14.7	18.9
	<1次/月	3.0	2.5	2.5	2.6	3.4	2.7	4.7
	0次/月	33.9	29.3	23.0	34.2	38.7	36.3	42.9
女生								
小计	≥1次/天	14.2	18.8	24.4	14.1	8.9	10.4	6.5
	4～6次/周	5.9	7.9	9.8	6.3	3.7	4.5	2.4
	1～3次/周	35.7	38.3	36.5	39.8	32.8	36.0	27.5
	1次/月～<1次/周	13.7	10.9	9.2	12.4	16.9	15.5	19.1
	<1次/月	2.6	1.7	1.4	2.0	3.6	2.8	4.8
	0次/月	27.9	22.3	18.7	25.4	34.1	30.7	39.7
6～8岁	≥1次/天	13.8	17.3	22.5	12.8	9.8	10.5	8.5
	4～6次/周	5.6	7.8	10.1	5.8	3.0	3.7	1.7
	1～3次/周	34.7	39.1	36.4	41.4	29.8	34.6	20.4
	1次/月～<1次/周	12.1	9.5	6.7	11.9	15.1	13.1	19.0
	<1次/月	2.1	1.4	1.3	1.5	3.0	2.3	4.2
	0次/月	31.6	24.9	23.0	26.5	39.4	35.9	46.2
9～11岁	≥1次/天	14.3	18.1	25.6	11.9	9.4	10.1	8.1
	4～6次/周	5.8	7.6	10.2	5.5	3.4	3.9	2.4
	1～3次/周	35.5	38.3	34.5	41.4	31.9	33.9	28.4
	1次/月～<1次/周	13.3	10.8	8.5	12.6	16.5	15.9	17.6
	<1次/月	2.0	2.0	1.6	2.3	2.1	2.2	1.9
	0次/月	29.1	23.3	19.6	26.3	36.7	34.0	41.5
12～14岁	≥1次/天	14.9	21.4	26.8	16.8	8.3	10.3	5.5
	4～6次/周	5.9	8.1	8.1	8.0	3.7	4.6	2.4
	1～3次/周	34.1	35.3	35.5	35.1	32.9	34.7	30.5
	1次/月～<1次/周	14.7	11.8	11.2	12.4	17.7	16.3	19.6
	<1次/月	3.5	1.8	1.4	2.2	5.3	3.4	7.8
	0次/月	26.8	21.6	17.0	25.6	32.1	30.6	34.1
15～17岁	≥1次/天	13.5	18.4	22.5	14.9	8.4	10.7	4.5
	4～6次/周	6.5	8.2	10.7	6.0	4.8	5.9	2.9
	1～3次/周	38.5	40.8	40.0	41.4	36.2	40.8	28.6
	1次/月～<1次/周	14.7	11.6	10.4	12.6	17.9	16.7	20.0
	<1次/月	2.6	1.6	1.1	2.0	3.7	3.3	4.2
	0次/月	24.2	19.6	15.3	23.2	29.1	22.6	39.7

表 2-4-16　2010—2012 年中国城乡 6～17 岁儿童不同年龄组奶粉摄入频率分布（%）

年龄	频率	合计	城市			农村		
			小计	大城市	中小城市	小计	普通农村	贫困农村
合计	≥1 次 / 天	2.1	2.8	3.2	2.5	1.3	1.5	0.9
	4～6 次 / 周	0.9	1.1	1.4	0.8	0.7	0.7	0.6
	1～3 次 / 周	4.4	5.2	5.9	4.7	3.4	3.8	2.9
	1 次 / 月～<1 次 / 周	2.4	2.5	2.7	2.5	2.2	2.4	1.8
	<1 次 / 月	0.9	1.1	1.0	1.1	0.7	0.9	0.4
	0 次 / 月	89.4	87.2	85.7	88.5	91.7	90.7	93.4
6～8 岁	≥1 次 / 天	1.8	2.5	2.5	2.6	1.0	1.3	0.4
	4～6 次 / 周	0.8	0.9	1.2	0.7	0.8	0.9	0.5
	1～3 次 / 周	4.0	4.8	5.2	4.5	3.0	3.4	2.1
	1 次 / 月～<1 次 / 周	1.6	1.7	2.0	1.5	1.6	1.8	1.0
	<1 次 / 月	0.5	0.6	0.6	0.7	0.3	0.3	0.2
	0 次 / 月	91.3	89.4	88.5	90.1	93.5	92.2	95.9
9～11 岁	≥1 次 / 天	2.3	3.2	3.7	2.7	1.2	1.5	0.7
	4～6 次 / 周	0.8	1.0	1.4	0.7	0.6	0.7	0.3
	1～3 次 / 周	4.3	5.2	5.8	4.6	3.2	3.6	2.4
	1 次 / 月～<1 次 / 周	2.3	2.5	2.9	2.3	2.0	2.6	1.0
	<1 次 / 月	0.8	0.7	0.8	0.6	0.9	1.2	0.3
	0 次 / 月	89.5	87.4	85.3	89.1	92.1	90.4	95.2
12～14 岁	≥1 次 / 天	2.0	2.8	3.6	2.2	1.2	1.6	0.7
	4～6 次 / 周	0.8	1.1	1.5	0.8	0.5	0.4	0.5
	1～3 次 / 周	4.5	5.0	5.6	4.5	4.1	4.5	3.6
	1 次 / 月～<1 次 / 周	2.4	2.5	2.5	2.6	2.3	1.9	2.8
	<1 次 / 月	1.1	1.4	1.3	1.5	0.7	0.7	0.7
	0 次 / 月	89.1	87.1	85.4	88.5	91.2	90.8	91.8
15～17 岁	≥1 次 / 天	2.2	2.7	3.0	2.4	1.6	1.6	1.7
	4～6 次 / 周	1.1	1.3	1.7	0.9	0.9	0.8	1.0
	1～3 次 / 周	4.7	6.0	7.0	5.2	3.4	3.5	3.2
	1 次 / 月～<1 次 / 周	3.1	3.4	3.3	3.4	2.9	3.3	2.2
	<1 次 / 月	1.3	1.6	1.4	1.7	1.0	1.4	0.4
	0 次 / 月	87.6	85.2	83.6	86.4	90.3	89.5	91.5
男生								
小计	≥1 次 / 天	2.0	2.6	2.7	2.5	1.3	1.5	1.1
	4～6 次 / 周	0.9	1.0	1.3	0.7	0.8	0.9	0.7
	1～3 次 / 周	3.9	4.7	5.6	4.0	3.0	3.2	2.7
	1 次 / 月～<1 次 / 周	2.2	2.5	2.7	2.3	1.9	2.1	1.6
	<1 次 / 月	0.8	1.0	1.0	1.0	0.6	0.8	0.3
	0 次 / 月	90.2	88.3	86.9	89.5	92.3	91.5	93.6

续表

年龄	频率	合计	城市			农村		
			小计	大城市	中小城市	小计	普通农村	贫困农村
6～8 岁	≥1 次 / 天	1.8	2.3	1.7	2.8	1.2	1.6	0.4
	4～6 次 / 周	0.9	0.8	0.9	0.7	1.0	1.3	0.6
	1～3 次 / 周	4.1	5.1	5.8	4.5	2.9	3.5	1.7
	1 次 / 月～<1 次 / 周	1.4	1.7	1.8	1.6	1.1	1.5	0.4
	<1 次 / 月	0.4	0.6	0.8	0.4	0.3	0.2	0.4
	0 次 / 月	91.4	89.5	89.0	89.9	93.6	91.9	96.7
9～11 岁	≥1 次 / 天	2.2	3.1	3.2	3.0	1.1	1.1	1.1
	4～6 次 / 周	0.8	1.0	1.3	0.7	0.6	0.8	0.3
	1～3 次 / 周	3.6	4.2	5.0	3.6	2.9	3.1	2.7
	1 次 / 月～<1 次 / 周	2.1	2.1	2.5	1.8	2.2	3.0	0.8
	<1 次 / 月	0.6	0.7	0.8	0.6	0.6	0.8	0.2
	0 次 / 月	90.6	89.0	87.2	90.4	92.5	91.1	94.9
12～14 岁	≥1 次 / 天	1.9	2.5	2.9	2.2	1.3	1.7	0.8
	4～6 次 / 周	0.9	1.0	1.3	0.7	0.7	0.7	0.8
	1～3 次 / 周	3.6	4.1	5.1	3.3	3.0	3.1	2.9
	1 次 / 月～<1 次 / 周	2.1	2.4	2.5	2.3	1.9	1.4	2.5
	<1 次 / 月	1.0	1.6	1.3	1.8	0.5	0.5	0.4
	0 次 / 月	90.5	88.4	86.8	89.7	92.6	92.6	92.6
15～17 岁	≥1 次 / 天	2.1	2.4	2.8	2.2	1.7	1.6	2.0
	4～6 次 / 周	0.9	1.1	1.6	0.7	0.8	0.7	0.9
	1～3 次 / 周	4.4	5.5	6.6	4.6	3.1	3.1	3.2
	1 次 / 月～<1 次 / 周	3.1	3.6	3.8	3.5	2.6	2.7	2.4
	<1 次 / 月	1.1	1.1	1.0	1.1	1.1	1.4	0.5
	0 次 / 月	88.4	86.3	84.3	87.9	90.7	90.4	91.1
女生								
小计	≥1 次 / 天	2.2	3.0	3.8	2.4	1.2	1.5	0.7
	4～6 次 / 周	0.9	1.2	1.6	0.8	0.5	0.5	0.5
	1～3 次 / 周	4.9	5.8	6.2	5.4	3.9	4.3	3.2
	1 次 / 月～<1 次 / 周	2.5	2.6	2.7	2.6	2.5	2.7	2.1
	<1 次 / 月	1.0	1.2	1.1	1.3	0.9	1.1	0.5
	0 次 / 月	88.5	86.2	84.6	87.5	91.1	89.9	93.1
6～8 岁	≥1 次 / 天	1.9	2.8	3.3	2.4	0.8	1.0	0.4
	4～6 次 / 周	0.8	1.0	1.4	0.6	0.5	0.6	0.4
	1～3 次 / 周	3.9	4.6	4.7	4.4	3.0	3.3	2.6
	1 次 / 月～<1 次 / 周	1.9	1.7	2.1	1.3	2.0	2.2	1.7
	<1 次 / 月	0.5	0.7	0.4	0.9	0.3	0.5	0.0
	0 次 / 月	91.2	89.3	88.1	90.3	93.4	92.5	95.0

续表

年龄	频率	合计	城市			农村		
			小计	大城市	中小城市	小计	普通农村	贫困农村
9～11岁	≥1次/天	2.4	3.3	4.3	2.4	1.3	1.8	0.3
	4～6次/周	0.8	1.0	1.5	0.6	0.5	0.6	0.3
	1～3次/周	4.9	6.1	6.7	5.6	3.4	4.1	2.1
	1次/月～<1次/周	2.5	3.0	3.2	2.8	1.8	2.2	1.2
	<1次/月	1.0	0.8	0.9	0.7	1.2	1.6	0.5
	0次/月	88.5	85.9	83.5	87.9	91.7	89.7	95.5
12～14岁	≥1次/天	2.2	3.1	4.3	2.2	1.1	1.5	0.6
	4～6次/周	0.7	1.3	1.6	0.9	0.2	0.2	0.2
	1～3次/周	5.5	5.9	6.2	5.7	5.1	5.9	4.1
	1次/月～<1次/周	2.7	2.7	2.5	2.8	2.7	2.4	3.0
	<1次/月	1.1	1.3	1.3	1.2	1.0	1.0	1.0
	0次/月	87.7	85.7	84.1	87.2	89.8	88.9	91.0
15～17岁	≥1次/天	2.2	2.9	3.2	2.7	1.5	1.6	1.4
	4～6次/周	1.2	1.5	1.9	1.1	0.9	0.8	1.1
	1～3次/周	5.1	6.5	7.4	5.8	3.7	3.9	3.3
	1次/月～<1次/周	3.1	3.0	2.7	3.3	3.2	3.9	2.0
	<1次/月	1.5	2.1	1.8	2.3	0.9	1.3	0.3
	0次/月	86.8	83.9	82.9	84.8	89.9	88.6	92.0

表2-4-17　2010—2012年中国城乡6～17岁儿童不同年龄组奶酪摄入频率分布(%)

年龄	频率	合计	城市			农村		
			小计	大城市	中小城市	小计	普通农村	贫困农村
合计	≥1次/天	0.8	1.0	1.5	0.6	0.4	0.5	0.3
	4～6次/周	0.3	0.5	0.6	0.3	0.1	0.2	0.0
	1～3次/周	4.3	6.1	8.2	4.4	2.4	2.7	1.8
	1次/月～<1次/周	4.5	6.2	7.8	4.9	2.7	3.2	1.7
	<1次/月	2.6	3.4	3.5	3.2	1.7	2.2	0.8
	0次/月	87.5	82.8	78.3	86.6	92.8	91.2	95.4
6～8岁	≥1次/天	0.7	0.9	1.5	0.4	0.5	0.6	0.5
	4～6次/周	0.3	0.3	0.6	0.1	0.2	0.2	0.1
	1～3次/周	3.7	5.4	7.6	3.5	1.6	1.8	1.3
	1次/月～<1次/周	4.0	6.0	7.8	4.4	1.6	1.8	1.2
	<1次/月	2.3	3.1	2.9	3.4	1.2	1.5	0.7
	0次/月	89.1	84.2	79.6	88.2	94.8	94.1	96.2
9～11岁	≥1次/天	0.8	1.0	1.5	0.6	0.5	0.7	0.3
	4～6次/周	0.2	0.4	0.5	0.2	0.1	0.1	0.0
	1～3次/周	4.4	6.0	8.0	4.3	2.6	3.3	1.2
	1次/月～<1次/周	5.0	6.6	7.8	5.6	3.1	3.4	2.6
	<1次/月	2.6	3.2	3.7	2.8	1.9	2.6	0.7
	0次/月	86.9	82.9	78.6	86.5	91.8	89.8	95.2

续表

年龄	频率	合计	城市			农村		
			小计	大城市	中小城市	小计	普通农村	贫困农村
12～14岁	≥1次/天	0.8	1.3	1.7	1.0	0.3	0.4	0.2
	4～6次/周	0.4	0.7	0.8	0.6	0.1	0.1	0.0
	1～3次/周	5.0	7.2	9.1	5.6	2.7	2.9	2.5
	1次/月～<1次/周	4.6	6.2	7.8	5.0	2.9	3.8	1.8
	<1次/月	2.5	3.5	3.8	3.2	1.4	1.9	0.7
	0次/月	86.7	81.1	76.9	84.7	92.5	90.9	94.9
15～17岁	≥1次/天	0.7	0.9	1.4	0.5	0.4	0.5	0.2
	4～6次/周	0.3	0.5	0.7	0.3	0.1	0.2	0.0
	1～3次/周	4.2	5.9	8.3	3.9	2.4	2.8	1.9
	1次/月～<1次/周	4.5	6.0	7.7	4.7	2.8	3.8	1.3
	<1次/月	2.9	3.6	3.8	3.4	2.2	2.8	1.1
	0次/月	87.5	83.1	78.1	87.2	92.0	89.9	95.5
男生								
小计	≥1次/天	0.8	1.1	1.7	0.6	0.3	0.4	0.3
	4～6次/周	0.3	0.4	0.6	0.3	0.1	0.2	0.0
	1～3次/周	4.1	5.9	8.0	4.1	2.1	2.3	1.8
	1次/月～<1次/周	4.2	5.6	7.1	4.4	2.5	2.9	2.0
	<1次/月	2.5	3.4	3.8	3.0	1.4	1.8	0.8
	0次/月	88.3	83.6	78.9	87.6	93.5	92.5	95.1
6～8岁	≥1次/天	0.8	1.1	1.8	0.4	0.5	0.5	0.6
	4～6次/周	0.3	0.3	0.5	0.2	0.2	0.2	0.2
	1～3次/周	3.7	5.5	7.6	3.6	1.6	2.1	0.7
	1次/月～<1次/周	3.9	5.8	7.5	4.2	1.6	1.9	1.1
	<1次/月	2.0	2.9	3.8	2.1	0.9	1.2	0.4
	0次/月	89.4	84.5	78.8	89.5	95.2	94.2	97.1
9～11岁	≥1次/天	0.6	0.9	1.1	0.6	0.4	0.4	0.3
	4～6次/周	0.2	0.3	0.7	0.0	0.1	0.2	0.0
	1～3次/周	3.9	5.5	7.6	3.8	2.1	2.8	0.8
	1次/月～<1次/周	4.5	5.8	6.8	4.9	3.1	3.0	3.2
	<1次/月	2.5	3.1	3.3	2.9	1.8	2.3	0.8
	0次/月	88.2	84.5	80.5	87.8	92.7	91.3	94.9
12～14岁	≥1次/天	0.8	1.3	1.9	0.9	0.2	0.3	0.0
	4～6次/周	0.3	0.5	0.3	0.7	0.1	0.1	0.0
	1～3次/周	4.8	7.1	9.5	5.2	2.4	2.3	2.6
	1次/月～<1次/周	4.3	5.9	7.4	4.7	2.7	3.2	2.0
	<1次/月	2.7	4.0	4.4	3.7	1.4	1.9	0.8
	0次/月	87.1	81.2	76.6	84.9	93.2	92.3	94.6

续表

年龄	频率	合计	城市			农村		
			小计	大城市	中小城市	小计	普通农村	贫困农村
15～17岁	≥1次/天	0.8	1.2	2.2	0.5	0.4	0.4	0.3
	4～6次/周	0.3	0.4	0.8	0.1	0.2	0.4	0.0
	1～3次/周	3.7	5.2	7.1	3.8	2.1	1.9	2.6
	1次/月～<1次/周	3.9	5.1	6.7	3.9	2.6	3.3	1.5
	<1次/月	2.6	3.5	3.6	3.4	1.6	1.9	1.2
	0次/月	88.6	84.5	79.6	88.4	93.0	92.1	94.4
女生								
小计	≥1次/天	0.8	1.0	1.3	0.7	0.5	0.7	0.3
	4～6次/周	0.3	0.5	0.7	0.4	0.1	0.1	0.0
	1～3次/周	4.6	6.4	8.5	4.6	2.7	3.2	1.8
	1次/月～<1次/周	4.9	6.8	8.4	5.5	2.8	3.6	1.5
	<1次/月	2.7	3.3	3.3	3.4	1.9	2.6	0.8
	0次/月	86.7	82.0	77.7	85.6	92.0	89.8	95.7
6～8岁	≥1次/天	0.6	0.7	1.1	0.4	0.6	0.7	0.4
	4～6次/周	0.2	0.3	0.7	0.0	0.1	0.2	0.0
	1～3次/周	3.6	5.4	7.7	3.4	1.6	1.5	1.8
	1次/月～<1次/周	4.1	6.3	8.1	4.7	1.6	1.8	1.3
	<1次/月	2.5	3.4	2.0	4.7	1.5	1.7	1.1
	0次/月	88.8	83.9	80.4	86.9	94.5	94.0	95.4
9～11岁	≥1次/天	0.9	1.1	1.8	0.5	0.7	1.0	0.3
	4～6次/周	0.3	0.4	0.4	0.4	0.1	0.1	0.0
	1～3次/周	4.9	6.4	8.3	4.8	3.1	3.8	1.7
	1次/月～<1次/周	5.5	7.4	8.7	6.3	3.1	3.8	1.9
	<1次/月	2.8	3.3	4.0	2.8	2.1	3.0	0.5
	0次/月	85.5	81.4	76.7	85.2	90.9	88.3	95.5
12～14岁	≥1次/天	0.9	1.3	1.5	1.1	0.5	0.5	0.4
	4～6次/周	0.4	0.8	1.2	0.4	0.1	0.1	0.0
	1～3次/周	5.2	7.3	8.7	6.0	3.1	3.6	2.3
	1次/月～<1次/周	4.9	6.6	8.1	5.3	3.2	4.4	1.6
	<1次/月	2.2	2.9	3.2	2.7	1.4	2.0	0.6
	0次/月	86.4	81.1	77.3	84.4	91.8	89.4	95.1
15～17岁	≥1次/天	0.5	0.7	0.7	0.6	0.4	0.6	0.0
	4～6次/周	0.3	0.5	0.5	0.6	0.1	0.1	0.0
	1～3次/周	4.7	6.5	9.6	4.0	2.8	3.7	1.2
	1次/月～<1次/周	5.0	6.9	8.6	5.5	3.0	4.2	1.1
	<1次/月	3.2	3.7	4.1	3.4	2.7	3.7	1.1
	0次/月	86.2	81.7	76.6	85.9	91.1	87.6	96.7

表 2-4-18　2010—2012 年中国城乡 6～17 岁儿童不同年龄组豆类摄入频率分布(%)

年龄	频率	合计	城市			农村		
			小计	大城市	中小城市	小计	普通农村	贫困农村
合计	≥1 次 / 天	24.8	32.0	38.1	27.0	16.8	18.7	13.6
	4～6 次 / 周	27.2	30.3	30.3	30.4	23.8	25.5	21.0
	1～3 次 / 周	34.2	29.1	25.3	32.3	39.9	40.1	39.7
	<1 次 / 周	9.0	5.1	3.6	6.4	13.2	11.5	16.1
	0 次 / 周	4.8	3.4	2.8	3.9	6.3	4.2	9.7
6～8 岁	≥1 次 / 天	22.0	28.0	33.1	23.6	15.0	16.6	12.1
	4～6 次 / 周	27.0	32.3	32.5	32.1	20.9	23.8	15.3
	1～3 次 / 周	35.8	31.7	28.9	34.1	40.5	40.2	41.1
	<1 次 / 周	9.9	5.3	3.7	6.7	15.1	12.9	19.4
	0 次 / 周	5.4	2.7	1.8	3.5	8.5	6.5	12.1
9～11 岁	≥1 次 / 天	25.6	32.8	39.2	27.4	16.8	16.8	16.6
	4～6 次 / 周	27.8	31.6	31.5	31.6	23.1	26.2	17.8
	1～3 次 / 周	33.9	27.8	23.1	31.7	41.4	43.0	38.6
	<1 次 / 周	7.9	4.5	3.3	5.5	12.2	10.5	15.0
	0 次 / 周	4.8	3.4	2.9	3.8	6.6	3.5	12.0
12～14 岁	≥1 次 / 天	24.8	33.6	40.8	27.6	15.7	17.8	12.8
	4～6 次 / 周	27.0	28.0	28.4	27.7	26.0	26.1	25.9
	1～3 次 / 周	33.9	28.7	23.8	32.8	39.3	40.3	37.9
	<1 次 / 周	9.4	5.4	3.4	7.1	13.5	12.4	15.3
	0 次 / 周	4.8	4.2	3.5	4.8	5.4	3.4	8.2
15～17 岁	≥1 次 / 天	26.7	33.5	38.9	29.0	19.6	23.6	12.9
	4～6 次 / 周	27.2	29.6	28.7	30.3	24.6	25.6	22.8
	1～3 次 / 周	33.3	28.3	25.4	30.6	38.7	36.8	41.8
	<1 次 / 周	8.7	5.4	4.0	6.5	12.2	10.3	15.2
	0 次 / 周	4.1	3.3	2.9	3.6	5.0	3.6	7.2
男生								
小计	≥1 次 / 天	24.9	31.9	37.9	27.0	17.2	19.3	13.8
	4～6 次 / 周	26.6	30.3	31.2	29.6	22.5	23.9	20.0
	1～3 次 / 周	34.3	29.1	24.7	32.8	40.1	40.4	39.6
	<1 次 / 周	9.3	5.2	3.5	6.7	13.8	11.7	17.5
	0 次 / 周	4.8	3.5	2.9	4.0	6.3	4.7	9.0
6～8 岁	≥1 次 / 天	21.9	28.1	33.4	23.4	14.5	16.7	10.5
	4～6 次 / 周	26.7	32.2	32.7	31.8	20.1	22.7	15.3
	1～3 次 / 周	35.8	31.3	27.6	34.7	41.1	40.5	42.3
	<1 次 / 周	10.3	5.4	4.5	6.3	16.1	13.5	21.0
	0 次 / 周	5.3	2.9	1.8	3.9	8.1	6.6	11.0
9～11 岁	≥1 次 / 天	24.9	31.3	37.8	25.9	17.3	17.0	17.9
	4～6 次 / 周	27.1	32.2	32.8	31.8	21.0	24.6	15.0

续表

年龄	频率	合计	城市			农村		
			小计	大城市	中小城市	小计	普通农村	贫困农村
	1～3次/周	35.2	28.8	23.9	32.9	42.7	43.8	40.8
	<1次/周	8.2	4.7	3.1	6.1	12.2	9.8	16.1
	0次/周	4.7	2.9	2.4	3.3	6.8	4.8	10.1
12～14岁	≥1次/天	24.9	33.8	41.3	27.8	15.7	17.3	13.3
	4～6次/周	26.4	28.0	30.0	26.4	24.7	25.0	24.2
	1～3次/周	33.9	28.3	21.9	33.5	39.6	41.4	36.7
	<1次/周	10.0	5.5	3.1	7.3	14.7	13.0	17.3
	0次/周	4.8	4.4	3.7	4.9	5.3	3.3	8.5
15～17岁	≥1次/天	27.9	34.2	38.9	30.4	21.2	25.9	13.2
	4～6次/周	26.2	28.8	29.0	28.6	23.5	23.3	23.9
	1～3次/周	32.6	28.1	25.4	30.2	37.3	35.9	39.7
	<1次/周	8.8	5.3	3.2	6.9	12.6	10.4	16.2
	0次/周	4.5	3.7	3.5	3.9	5.4	4.5	6.9
女生								
小计	≥1次/天	24.7	32.2	38.3	27.0	16.3	18.2	13.3
	4～6次/周	27.9	30.4	29.4	31.2	25.1	27.0	22.0
	1～3次/周	34.1	29.1	25.8	31.8	39.7	39.7	39.8
	<1次/周	8.6	5.1	3.7	6.2	12.6	11.4	14.6
	0次/周	4.7	3.3	2.7	3.9	6.2	3.7	10.3
6～8岁	≥1次/天	22.2	28.0	32.7	23.9	15.5	16.4	13.6
	4～6次/周	27.4	32.4	32.3	32.4	21.6	24.9	15.3
	1～3次/周	35.7	32.0	30.3	33.6	39.9	39.9	40.0
	<1次/周	9.4	5.2	2.9	7.1	14.2	12.3	17.9
	0次/周	5.4	2.4	1.8	3.0	8.8	6.4	13.3
9～11岁	≥1次/天	26.3	34.1	40.7	28.7	16.2	16.7	15.2
	4～6次/周	28.4	30.9	30.1	31.5	25.3	27.8	20.8
	1～3次/周	32.7	26.9	22.4	30.6	40.1	42.2	36.2
	<1次/周	7.7	4.3	3.5	4.9	12.1	11.2	13.8
	0次/周	4.9	3.8	3.3	4.3	6.4	2.1	14.0
12～14岁	≥1次/天	24.7	33.4	40.4	27.4	15.8	18.3	12.3
	4～6次/周	27.7	28.0	26.9	29.0	27.4	27.4	27.4
	1～3次/周	34.0	29.1	25.7	32.1	39.1	39.2	38.9
	<1次/周	8.8	5.4	3.6	6.9	12.4	11.6	13.4
	0次/周	4.8	4.1	3.4	4.7	5.4	3.5	7.9
15～17岁	≥1次/天	25.5	32.7	39.0	27.5	17.9	21.2	12.6
	4～6次/周	28.1	30.4	28.5	32.1	25.6	28.0	21.7
	1～3次/周	34.1	28.5	25.4	31.1	40.0	37.6	43.9
	<1次/周	8.6	5.5	4.8	6.1	11.8	10.3	14.2
	0次/周	3.7	2.9	2.4	3.3	4.6	2.8	7.6

表 2-4-19　2010—2012 年中国城乡 6～17 岁儿童不同年龄组坚果类摄入频率分布（%）

年龄	频率	合计	城市			农村		
			小计	大城市	中小城市	小计	普通农村	贫困农村
合计	≥1 次 / 天	4.7	6.1	6.9	5.4	3.2	3.4	2.9
	4～6 次 / 周	5.7	7.6	8.5	6.8	3.7	4.2	2.8
	1～3 次 / 周	29.6	34.0	36.3	32.1	24.7	28.4	18.6
	1 次 / 月～<1 次 / 周	29.7	27.9	25.8	29.7	31.7	32.8	29.9
	<1 次 / 月	8.6	6.1	6.3	5.9	11.5	9.1	15.5
	0 次 / 月	21.6	18.3	16.2	20.1	25.1	22.0	30.3
6～8 岁	≥1 次 / 天	3.9	4.6	4.5	4.6	3.1	2.7	3.9
	4～6 次 / 周	5.3	6.9	7.7	6.2	3.5	4.2	2.2
	1～3 次 / 周	29.1	33.8	35.4	32.3	23.7	26.7	17.9
	1 次 / 月～<1 次 / 周	30.7	29.9	28.9	30.8	31.5	32.0	30.5
	<1 次 / 月	8.2	6.6	6.9	6.3	10.1	8.2	13.8
	0 次 / 月	22.8	18.2	16.5	19.7	28.1	26.3	31.6
9～11 岁	≥1 次 / 天	4.7	6.3	7.5	5.3	2.7	3.3	1.7
	4～6 次 / 周	5.6	7.1	7.7	6.5	3.7	3.9	3.3
	1～3 次 / 周	31.2	35.0	39.7	31.0	26.5	31.5	17.8
	1 次 / 月～<1 次 / 周	30.4	28.6	24.9	31.7	32.6	34.4	29.6
	<1 次 / 月	7.8	6.2	6.2	6.3	9.7	8.4	12.1
	0 次 / 月	20.4	16.8	14.0	19.1	24.8	18.5	35.6
12～14 岁	≥1 次 / 天	5.1	6.8	8.4	5.6	3.4	3.5	3.1
	4～6 次 / 周	5.8	7.8	8.3	7.4	3.7	3.9	3.3
	1～3 次 / 周	29.2	34.4	35.9	33.1	23.8	28.0	17.8
	1 次 / 月～<1 次 / 周	28.6	26.3	25.3	27.2	30.9	31.9	29.4
	<1 次 / 月	9.0	5.0	5.3	4.7	13.2	9.5	18.5
	0 次 / 月	22.4	19.7	16.8	22.1	25.1	23.2	27.9
15～17 岁	≥1 次 / 天	5.1	6.5	7.1	6.0	3.7	4.0	3.2
	4～6 次 / 周	6.3	8.4	10.4	6.8	4.0	4.9	2.3
	1～3 次 / 周	29.1	32.8	33.9	31.9	25.1	27.6	20.8
	1 次 / 月～<1 次 / 周	29.3	26.9	24.1	29.2	31.9	33.0	30.1
	<1 次 / 月	9.5	6.6	6.8	6.5	12.5	10.2	16.5
	0 次 / 月	20.7	18.8	17.6	19.7	22.8	20.2	27.1
男生								
小计	≥1 次 / 天	4.7	5.9	7.0	5.0	3.3	3.6	2.8
	4～6 次 / 周	5.7	7.3	8.1	6.6	4.0	4.6	2.9
	1～3 次 / 周	29.3	34.2	37.4	31.5	23.9	27.3	18.2
	1 次 / 月～<1 次 / 周	29.1	27.2	25.3	28.7	31.4	32.6	29.3
	<1 次 / 月	8.8	5.9	5.7	6.0	11.9	9.6	15.9
	0 次 / 月	22.4	19.6	16.5	22.1	25.5	22.3	30.8

续表

年龄	频率	合计	城市			农村		
			小计	大城市	中小城市	小计	普通农村	贫困农村
6～8岁	≥1次/天	3.7	4.5	4.8	4.1	2.8	2.8	2.9
	4～6次/周	5.0	6.1	6.6	5.7	3.8	4.8	1.8
	1～3次/周	28.9	33.8	36.5	31.4	23.1	25.7	18.2
	1次/月～<1次/周	30.8	30.7	30.3	31.1	30.9	31.7	29.6
	<1次/月	8.2	6.1	6.0	6.3	10.7	9.2	13.4
	0次/月	23.4	18.8	15.9	21.5	28.7	25.9	34.0
9～11岁	≥1次/天	4.8	6.5	7.8	5.4	2.8	3.6	1.6
	4～6次/周	5.5	7.0	7.8	6.4	3.6	3.9	3.2
	1～3次/周	30.5	35.2	40.2	31.0	24.9	29.0	18.0
	1次/月～<1次/周	30.1	27.2	24.7	29.3	33.6	35.5	30.4
	<1次/月	8.0	6.1	5.4	6.6	10.2	9.0	12.3
	0次/月	21.1	18.0	14.1	21.2	24.8	19.1	34.5
12～14岁	≥1次/天	4.9	6.2	8.3	4.5	3.7	3.9	3.3
	4～6次/周	6.2	8.1	8.4	7.8	4.2	4.5	3.7
	1～3次/周	29.4	35.5	39.3	32.5	23.1	27.3	16.6
	1次/月～<1次/周	27.3	24.9	22.5	26.7	29.9	31.2	27.9
	<1次/月	9.2	4.8	4.6	4.9	13.8	10.0	19.8
	0次/月	22.9	20.6	17.0	23.6	25.2	23.1	28.7
15～17岁	≥1次/天	5.2	6.4	6.9	6.0	3.9	4.1	3.5
	4～6次/周	6.2	8.0	9.8	6.5	4.3	5.3	2.6
	1～3次/周	28.4	32.1	33.3	31.2	24.6	27.2	20.2
	1次/月～<1次/周	28.6	26.1	23.7	28.1	31.1	32.0	29.6
	<1次/月	9.5	6.6	6.8	6.3	12.6	10.0	17.0
	0次/月	22.1	20.8	19.4	21.8	23.6	21.4	27.2
女生								
小计	≥1次/天	4.8	6.2	6.8	5.7	3.1	3.2	3.0
	4～6次/周	5.7	7.8	8.9	6.9	3.4	3.8	2.8
	1～3次/周	29.9	33.8	35.2	32.6	25.6	29.6	19.0
	1次/月～<1次/周	30.3	28.7	26.3	30.7	32.0	33.0	30.4
	<1次/月	8.5	6.3	6.9	5.8	11.0	8.5	15.1
	0次/月	20.7	17.1	15.9	18.2	24.8	21.8	29.7
6～8岁	≥1次/天	4.1	4.7	4.2	5.1	3.3	2.6	4.8
	4～6次/周	5.6	7.8	8.8	6.8	3.2	3.6	2.6
	1～3次/周	29.4	33.7	34.3	33.3	24.3	27.8	17.7
	1次/月～<1次/周	30.5	29.2	27.6	30.6	32.0	32.3	31.5
	<1次/月	8.2	7.0	7.9	6.3	9.5	7.1	14.2
	0次/月	22.2	17.6	17.2	18.0	27.5	26.6	29.3

续表

年龄	频率	合计	城市			农村		
			小计	大城市	中小城市	小计	普通农村	贫困农村
9～11岁	≥1次/天	4.5	6.0	7.1	5.1	2.6	3.1	1.7
	4～6次/周	5.7	7.1	7.6	6.7	3.8	3.9	3.5
	1～3次/周	31.9	34.8	39.3	31.1	28.1	34.0	17.5
	1次/月～<1次/周	30.7	30.0	25.2	34.0	31.6	33.2	28.7
	<1次/月	7.6	6.4	6.9	6.0	9.2	7.8	11.8
	0次/月	19.6	15.6	13.9	17.1	24.7	18.0	36.9
12～14岁	≥1次/天	5.3	7.5	8.5	6.7	3.1	3.2	2.9
	4～6次/周	5.4	7.6	8.2	7.0	3.1	3.3	2.9
	1～3次/周	28.9	33.2	32.6	33.7	24.5	28.7	18.8
	1次/月～<1次/周	29.8	27.9	28.1	27.6	31.8	32.5	30.9
	<1次/月	8.8	5.2	5.9	4.5	12.5	8.9	17.3
	0次/月	21.8	18.7	16.7	20.5	25.0	23.4	27.2
15～17岁	≥1次/天	5.1	6.5	7.3	5.9	3.6	4.0	2.9
	4～6次/周	6.3	8.9	11.0	7.1	3.7	4.6	2.1
	1～3次/周	29.7	33.5	34.6	32.7	25.6	28.1	21.5
	1次/月～<1次/周	30.1	27.7	24.6	30.4	32.7	33.9	30.6
	<1次/月	9.5	6.7	6.8	6.6	12.4	10.3	15.9
	0次/月	19.3	16.7	15.9	17.4	22.0	19.0	27.0

（五）饮料

1. 饮料摄入量

表 2-5-1　2010—2012年中国城乡6～17岁儿童不同年龄组饮料摄入量(g)

年龄	合计	城市			农村		
		小计	大城市	中小城市	小计	普通农村	贫困农村
合计	21.0	19.0	43.4	15.4	22.8	26.8	14.9
6～8岁	19.8	21.6	44.7	18.9	18.2	19.1	16.2
9～11岁	16.1	17.7	46.8	12.8	14.6	18.5	7.2
12～14岁	22.5	22.3	38.6	19.5	22.6	28.6	11.5
15～17岁	24.3	15.2	44.0	11.4	32.1	37.0	22.1
男生							
小计	23.1	21.3	45.1	17.9	24.7	29.1	16.1
6～8岁	18.0	20.8	33.7	19.4	15.5	17.2	11.8
9～11岁	17.7	19.8	44.1	15.9	15.7	20.2	7.1
12～14岁	23.5	25.8	41.7	23.3	21.4	25.3	14.0
15～17岁	30.4	19.1	56.4	14.3	40.4	47.0	27.2

续表

年龄	合计	城市			农村		
		小计	大城市	中小城市	小计	普通农村	贫困农村
女生							
小计	18.5	16.4	41.6	12.5	20.5	24.0	13.6
6～8岁	21.7	22.5	55.6	18.5	21.1	21.1	20.9
9～11岁	14.3	15.4	49.5	9.3	13.2	16.4	7.3
12～14岁	21.2	18.3	35.3	15.2	24.2	32.6	8.5
15～17岁	17.1	10.5	29.9	7.8	22.5	25.7	16.3

2. 饮料摄入频次

表 2-5-2　2010—2012 年中国城乡 6～17 岁儿童不同年龄组饮料摄入频次（次/周）

年龄	合计	城市			农村		
		小计	大城市	中小城市	小计	普通农村	贫困农村
合计	3.9	4.9	5.9	4.1	2.8	3.4	1.9
6～8岁	3.1	3.7	4.1	3.3	2.3	2.7	1.7
9～11岁	3.5	4.2	5.1	3.5	2.5	3.0	1.7
12～14岁	4.2	5.5	6.6	4.6	2.9	3.4	2.1
15～17岁	4.8	6.1	7.6	4.9	3.5	4.3	2.1
男							
小计	4.1	5.1	6.2	4.1	2.9	3.5	2.0
6～8岁	3.1	3.8	4.4	3.3	2.2	2.6	1.5
9～11岁	3.5	4.3	5.3	3.6	2.6	3.0	1.8
12～14岁	4.4	5.6	6.9	4.6	3.0	3.5	2.2
15～17岁	5.2	6.5	8.6	4.9	3.7	4.6	2.2
女							
小计	3.8	4.7	5.5	4.0	2.7	3.2	1.9
6～8岁	3.1	3.6	3.8	3.3	2.5	2.8	1.8
9～11岁	3.4	4.1	5.0	3.4	2.5	2.9	1.7
12～14岁	4.1	5.4	6.4	4.6	2.7	3.3	2.0
15～17岁	4.5	5.7	6.7	4.8	3.2	4.0	2.1

表 2-5-3　2010—2012 年中国城乡 6～17 岁儿童不同年龄组碳酸饮料摄入频次（次/周）

年龄	合计	城市			农村		
		小计	大城市	中小城市	小计	普通农村	贫困农村
合计	1.0	1.1	1.4	1.0	0.8	0.9	0.6
6～8岁	0.8	0.8	0.9	0.7	0.7	0.7	0.6
9～11岁	0.8	0.9	1.1	0.8	0.7	0.8	0.5
12～14岁	1.1	1.4	1.6	1.2	0.8	1.0	0.7
15～17岁	1.2	1.5	1.8	1.2	1.0	1.1	0.7

续表

年龄	合计	城市			农村		
		小计	大城市	中小城市	小计	普通农村	贫困农村
男							
小计	1.1	1.3	1.6	1.1	0.9	1.0	0.7
6～8岁	0.8	0.8	1.0	0.7	0.7	0.8	0.5
9～11岁	0.9	1.1	1.3	0.9	0.7	0.8	0.6
12～14岁	1.2	1.5	1.8	1.3	1.0	1.1	0.8
15～17岁	1.5	1.8	2.3	1.3	1.1	1.4	0.7
女							
小计	0.9	1.0	1.1	0.9	0.7	0.8	0.6
6～8岁	0.7	0.8	0.8	0.7	0.7	0.7	0.6
9～11岁	0.7	0.8	1.0	0.7	0.6	0.7	0.5
12～14岁	1.0	1.2	1.4	1.0	0.7	0.8	0.6
15～17岁	1.0	1.2	1.4	1.0	0.8	0.8	0.6

表2-5-4 2010—2012年中国城乡6～17岁儿童不同年龄组鲜榨果蔬汁摄入频次（次/周）

年龄	合计	城市			农村		
		小计	大城市	中小城市	小计	普通农村	贫困农村
合计	0.4	0.6	0.8	0.5	0.2	0.3	0.2
6～8岁	0.3	0.5	0.6	0.4	0.2	0.2	0.1
9～11岁	0.4	0.6	0.7	0.4	0.2	0.3	0.2
12～14岁	0.5	0.7	0.9	0.6	0.3	0.3	0.2
15～17岁	0.5	0.7	0.9	0.5	0.3	0.4	0.2
男							
小计	0.4	0.6	0.8	0.4	0.2	0.3	0.2
6～8岁	0.3	0.5	0.6	0.4	0.2	0.2	0.1
9～11岁	0.4	0.5	0.7	0.3	0.2	0.3	0.1
12～14岁	0.5	0.6	0.8	0.5	0.3	0.3	0.2
15～17岁	0.5	0.7	0.9	0.4	0.3	0.4	0.2
女							
小计	0.4	0.6	0.8	0.5	0.2	0.3	0.2
6～8岁	0.4	0.5	0.6	0.4	0.2	0.2	0.1
9～11岁	0.5	0.6	0.8	0.5	0.2	0.3	0.2
12～14岁	0.5	0.7	0.9	0.6	0.3	0.3	0.2
15～17岁	0.5	0.7	0.8	0.6	0.3	0.3	0.1

表 2-5-5　2010—2012 年中国城乡 6～17 岁儿童不同年龄组果蔬汁饮料摄入频次（次 / 周）

年龄	合计	城市			农村		
		小计	大城市	中小城市	小计	普通农村	贫困农村
合计	0.6	0.7	0.8	0.6	0.4	0.5	0.3
6～8 岁	0.5	0.6	0.6	0.5	0.3	0.4	0.2
9～11 岁	0.5	0.6	0.8	0.5	0.4	0.4	0.2
12～14 岁	0.6	0.8	0.9	0.7	0.4	0.5	0.3
15～17 岁	0.6	0.8	1.0	0.7	0.5	0.6	0.3
男							
小计	0.6	0.7	0.9	0.6	0.4	0.5	0.3
6～8 岁	0.5	0.6	0.6	0.5	0.3	0.4	0.2
9～11 岁	0.5	0.6	0.9	0.5	0.4	0.5	0.3
12～14 岁	0.6	0.8	1.0	0.7	0.4	0.4	0.3
15～17 岁	0.7	0.8	1.1	0.6	0.5	0.6	0.3
女							
小计	0.6	0.7	0.8	0.6	0.4	0.5	0.3
6～8 岁	0.5	0.6	0.6	0.6	0.3	0.4	0.2
9～11 岁	0.5	0.6	0.8	0.6	0.4	0.4	0.2
12～14 岁	0.6	0.8	0.9	0.7	0.4	0.5	0.3
15～17 岁	0.6	0.8	0.9	0.7	0.5	0.6	0.3

表 2-5-6　2010—2012 年中国城乡 6～17 岁儿童不同年龄组乳饮料摄入频次（次 / 周）

年龄	合计	城市			农村		
		小计	大城市	中小城市	小计	普通农村	贫困农村
合计	1.2	1.4	1.6	1.2	1.0	1.2	0.6
6～8 岁	1.2	1.3	1.5	1.2	1.0	1.1	0.7
9～11 岁	1.2	1.4	1.6	1.2	1.0	1.1	0.6
12～14 岁	1.2	1.4	1.6	1.3	0.9	1.1	0.6
15～17 岁	1.3	1.5	1.8	1.3	1.1	1.3	0.7
男							
小计	1.2	1.4	1.6	1.2	0.9	1.1	0.6
6～8 岁	1.1	1.3	1.6	1.1	0.9	1.0	0.6
9～11 岁	1.2	1.4	1.6	1.3	0.9	1.1	0.6
12～14 岁	1.2	1.4	1.5	1.3	0.9	1.1	0.6
15～17 岁	1.3	1.5	1.8	1.3	1.0	1.3	0.6
女							
小计	1.2	1.4	1.6	1.2	1.0	1.2	0.7
6～8 岁	1.2	1.3	1.4	1.3	1.0	1.2	0.8
9～11 岁	1.1	1.3	1.5	1.1	1.0	1.2	0.6
12～14 岁	1.2	1.5	1.7	1.3	0.8	1.1	0.5
15～17 岁	1.3	1.5	1.7	1.3	1.1	1.3	0.7

表 2-5-7　2010—2012 年中国城乡 6～17 岁儿童不同年龄组咖啡摄入频次（次 / 周）

年龄	合计	城市			农村		
		小计	大城市	中小城市	小计	普通农村	贫困农村
合计	0.2	0.3	0.4	0.2	0.1	0.1	0.0
6～8 岁	0.0	0.1	0.1	0.0	0.0	0.0	0.0
9～11 岁	0.1	0.2	0.2	0.1	0.0	0.1	0.0
12～14 岁	0.3	0.4	0.6	0.3	0.1	0.1	0.0
15～17 岁	0.4	0.6	0.9	0.4	0.2	0.3	0.1
男							
小计	0.2	0.3	0.4	0.2	0.1	0.1	0.0
6～8 岁	0.1	0.1	0.1	0.1	0.0	0.1	0.0
9～11 岁	0.1	0.2	0.2	0.1	0.0	0.0	0.1
12～14 岁	0.3	0.4	0.6	0.2	0.1	0.1	0.0
15～17 岁	0.4	0.6	0.9	0.4	0.2	0.3	0.0
女							
小计	0.2	0.3	0.4	0.2	0.1	0.2	0.0
6～8 岁	0.0	0.1	0.1	0.0	0.0	0.0	0.0
9～11 岁	0.1	0.2	0.3	0.1	0.1	0.1	0.0
12～14 岁	0.3	0.5	0.6	0.4	0.1	0.1	0.0
15～17 岁	0.5	0.6	0.9	0.5	0.3	0.4	0.1

表 2-5-8　2010—2012 年中国城乡 6～17 岁儿童不同年龄组茶饮料摄入频次（次 / 周）

年龄	合计	城市			农村		
		小计	大城市	中小城市	小计	普通农村	贫困农村
合计	0.5	0.7	0.9	0.6	0.3	0.4	0.2
6～8 岁	0.3	0.4	0.5	0.4	0.2	0.2	0.1
9～11 岁	0.4	0.5	0.7	0.5	0.2	0.3	0.1
12～14 岁	0.6	0.8	1.0	0.7	0.4	0.4	0.3
15～17 岁	0.8	1.0	1.3	0.8	0.5	0.5	0.3
男							
小计	0.6	0.8	0.9	0.6	0.3	0.4	0.2
6～8 岁	0.3	0.5	0.6	0.4	0.1	0.2	0.1
9～11 岁	0.4	0.5	0.6	0.5	0.2	0.3	0.2
12～14 岁	0.7	0.9	1.1	0.7	0.4	0.5	0.3
15～17 岁	0.8	1.2	1.5	0.9	0.5	0.6	0.4
女							
小计	0.5	0.6	0.8	0.5	0.3	0.4	0.2
6～8 岁	0.3	0.3	0.4	0.3	0.2	0.2	0.1
9～11 岁	0.4	0.6	0.7	0.4	0.2	0.3	0.1
12～14 岁	0.5	0.8	0.9	0.6	0.3	0.4	0.2
15～17 岁	0.7	0.9	1.1	0.7	0.4	0.5	0.2

3. 饮料摄入频率分布

表 2-5-9　2010—2012 年中国城乡 6～17 岁儿童不同年龄组饮料摄入频率分布（%）

年龄	频率	合计	城市			农村		
			小计	大城市	中小城市	小计	普通农村	贫困农村
合计	≥3 次 / 周	42.9	51.1	57.8	45.2	32.5	38.9	20.9
	1～3 次 / 周	42.1	38.5	35.4	41.2	46.6	47.0	45.9
	<1 次 / 周	3.7	2.1	1.3	2.8	5.8	4.3	8.6
	不吃	11.3	8.3	5.5	10.8	15.0	9.8	24.6
6～8 岁	≥3 次 / 周	36.0	43.0	47.9	38.4	27.0	31.7	17.5
	1～3 次 / 周	46.7	44.9	43.5	46.2	49.1	51.4	44.5
	<1 次 / 周	4.5	3.1	2.1	4.1	6.3	4.7	9.6
	不吃	12.7	9.0	6.5	11.3	17.5	12.2	28.3
9～11 岁	≥3 次 / 周	38.5	45.7	51.6	40.6	28.4	34.1	18.2
	1～3 次 / 周	44.9	43.0	40.3	45.4	47.4	50.8	41.1
	<1 次 / 周	4.1	2.2	1.5	2.9	6.7	4.6	10.6
	不吃	12.6	9.0	6.6	11.1	17.5	10.5	30.1
12～14 岁	≥3 次 / 周	45.9	55.3	63.3	48.4	34.6	42.0	22.1
	1～3 次 / 周	39.9	34.1	30.7	37.1	46.9	44.0	51.7
	<1 次 / 周	3.2	1.6	0.8	2.2	5.2	4.1	7.1
	不吃	11.0	9.1	5.3	12.3	13.3	9.9	19.0
15～17 岁	≥3 次 / 周	50.2	59.8	67.9	52.7	38.9	46.5	24.8
	1～3 次 / 周	37.5	32.5	27.4	36.9	43.6	42.8	45.0
	<1 次 / 周	3.2	1.6	1.0	2.1	5.1	3.8	7.6
	不吃	9.0	6.2	3.7	8.4	12.4	6.9	22.6
男生								
小计	≥3 次 / 周	43.8	52.2	59.8	45.6	33.2	40.1	20.6
	1～3 次 / 周	41.0	37.2	33.5	40.3	45.8	45.9	45.5
	<1 次 / 周	3.6	2.0	1.2	2.6	5.6	4.1	8.4
	不吃	11.6	8.6	5.5	11.4	15.4	9.9	25.4
6～8 岁	≥3 次 / 周	36.0	43.9	51.1	37.3	25.5	31.6	13.8
	1～3 次 / 周	46.3	43.7	39.4	47.5	49.9	51.5	46.8
	<1 次 / 周	4.5	2.9	2.4	3.4	6.7	4.9	10.0
	不吃	13.1	9.5	7.1	11.8	17.9	11.9	29.5

续表

年龄	频率	合计	城市			农村		
			小计	大城市	中小城市	小计	普通农村	贫困农村
9～11岁	≥3次/周	37.8	45.1	51.5	39.5	28.0	33.5	18.1
	1～3次/周	45.1	43.4	40.6	45.8	47.5	51.0	41.1
	<1次/周	4.2	2.4	1.2	3.5	6.5	4.6	10.1
	不吃	12.9	9.1	6.6	11.2	18.0	10.9	30.8
12～14岁	≥3次/周	47.9	56.7	64.2	50.3	37.4	44.6	24.6
	1～3次/周	38.1	32.8	30.4	34.7	44.5	41.6	49.5
	<1次/周	3.2	1.5	1.0	1.9	5.2	4.1	7.1
	不吃	10.8	9.1	4.4	13.1	12.9	9.6	18.8
15～17岁	≥3次/周	52.0	62.4	72.1	54.2	39.6	48.3	24.0
	1～3次/周	35.4	29.6	23.7	34.5	42.3	41.2	44.4
	<1次/周	2.7	1.2	0.4	1.8	4.4	2.9	7.2
	不吃	9.9	6.9	3.8	9.4	13.6	7.6	24.4
女生								
小计	≥3次/周	42.0	49.9	55.7	44.8	31.9	37.8	21.2
	1～3次/周	43.2	39.8	37.2	42.2	47.5	48.2	46.3
	<1次/周	3.9	2.2	1.5	2.9	6.0	4.4	8.8
	不吃	10.9	8.0	5.6	10.2	14.6	9.7	23.7
6～8岁	≥3次/周	36.0	42.1	44.6	39.7	28.4	31.8	21.4
	1～3次/周	47.2	46.1	47.6	44.7	48.4	51.4	42.3
	<1次/周	4.5	3.3	1.8	4.8	6.0	4.4	9.3
	不吃	12.3	8.5	6.0	10.8	17.2	12.4	27.1
9～11岁	≥3次/周	39.1	46.3	51.6	41.8	28.9	34.6	18.3
	1～3次/周	44.6	42.7	40.0	45.1	47.3	50.6	41.1
	<1次/周	4.1	2.1	1.8	2.3	6.9	4.6	11.2
	不吃	12.2	8.9	6.6	10.9	17.0	10.2	29.5
12～14岁	≥3次/周	43.9	53.8	62.3	46.3	31.5	39.2	19.7
	1～3次/周	41.7	35.5	30.9	39.5	49.4	46.6	53.8
	<1次/周	3.3	1.6	0.6	2.6	5.2	4.0	7.2
	不吃	11.2	9.0	6.2	11.6	13.8	10.2	19.3
15～17岁	≥3次/周	48.4	57.0	63.6	51.0	38.1	44.7	25.6
	1～3次/周	39.8	35.5	31.2	39.4	44.9	44.5	45.6
	<1次/周	3.8	2.0	1.7	2.3	5.9	4.7	8.1
	不吃	8.1	5.5	3.5	7.3	11.1	6.1	20.7

表 2-5-10　2010—2012 年中国城乡 6～17 岁儿童不同年龄组碳酸饮料摄入频率分布（%）

年龄	频率	合计	城市			农村		
			小计	大城市	中小城市	小计	普通农村	贫困农村
合计	≥1 次 / 周	37.7	42.6	48.8	37.5	32.2	36.8	24.5
	<1 次 / 周	32.2	28.4	25.6	30.7	36.5	34.1	40.5
	不吃	30.1	29.0	25.5	31.9	31.3	29.1	35.0
6～8 岁	≥1 次 / 周	31.9	34.6	39.0	30.8	28.8	31.5	23.6
	<1 次 / 周	34.3	32.3	29.9	34.4	36.6	36.5	36.8
	不吃	33.8	33.1	31.1	34.8	34.6	32.0	39.6
9～11 岁	≥1 次 / 周	33.6	36.5	41.1	32.9	29.9	33.2	24.0
	<1 次 / 周	32.5	30.5	28.3	32.2	35.0	34.1	36.6
	不吃	33.9	33.0	30.6	34.9	35.1	32.7	39.5
12～14 岁	≥1 次 / 周	41.0	48.0	56.6	41.1	33.6	40.1	24.2
	<1 次 / 周	31.7	24.6	21.6	27.1	39.2	33.8	47.1
	不吃	27.2	27.3	21.8	31.8	27.2	26.1	28.7
15～17 岁	≥1 次 / 周	43.8	51.3	59.0	45.0	35.8	41.8	26.0
	<1 次 / 周	30.4	26.3	22.7	29.3	34.8	32.0	39.4
	不吃	25.8	22.4	18.3	25.7	29.4	26.2	34.6
男生								
小计	≥1 次 / 周	41.1	46.6	53.4	41.0	34.9	40.4	25.6
	<1 次 / 周	31.8	27.2	23.9	30.0	36.8	34.4	41.0
	不吃	27.2	26.2	22.7	29.0	28.3	25.2	33.4
6～8 岁	≥1 次 / 周	32.8	36.1	40.2	32.6	28.8	32.3	22.4
	<1 次 / 周	35.0	32.9	31.4	34.2	37.5	37.9	36.8
	不吃	32.2	31.0	28.4	33.3	33.7	29.9	40.8
9～11 岁	≥1 次 / 周	35.4	40.1	45.0	36.1	29.7	34.0	22.5
	<1 次 / 周	33.6	30.4	27.8	32.5	37.4	36.2	39.6
	不吃	31.0	29.5	27.2	31.4	32.8	29.8	37.9
12～14 岁	≥1 次 / 周	45.0	51.4	61.4	43.6	38.3	45.0	27.6
	<1 次 / 周	31.2	23.8	19.2	27.4	39.0	33.9	47.0
	不吃	23.8	24.8	19.4	29.0	22.7	21.0	25.4
15～17 岁	≥1 次 / 周	50.3	58.5	67.7	51.3	41.5	49.1	28.9
	<1 次 / 周	27.5	22.0	16.8	26.2	33.2	29.9	38.8
	不吃	22.2	19.4	15.6	22.5	25.2	21.0	32.3
女生								
小计	≥1 次 / 周	34.3	38.6	44.3	33.8	29.4	33.1	23.4
	<1 次 / 周	32.7	29.6	27.4	31.4	36.1	33.7	40.1
	不吃	33.0	31.8	28.3	34.7	34.4	33.2	36.5
6～8 岁	≥1 次 / 周	31.0	33.1	37.8	29.0	28.7	30.8	24.7
	<1 次 / 周	33.6	31.8	28.4	34.6	35.8	35.2	36.9
	不吃	35.3	35.2	33.8	36.3	35.5	34.0	38.4

续表

年龄	频率	合计	城市			农村		
			小计	大城市	中小城市	小计	普通农村	贫困农村
9～11岁	≥1次/周	31.7	33.1	37.3	29.7	30.0	32.4	25.6
	<1次/周	31.4	30.6	28.9	32.0	32.4	32.0	33.2
	不吃	36.9	36.3	33.9	38.2	37.6	35.6	41.2
12～14岁	≥1次/周	37.0	44.6	51.9	38.5	29.0	34.8	21.1
	<1次/周	32.3	25.5	23.9	26.9	39.3	33.6	47.1
	不吃	30.8	29.9	24.1	34.6	31.7	31.6	31.8
15～17岁	≥1次/周	37.1	43.8	50.3	38.4	30.0	34.3	23.2
	<1次/周	33.5	30.7	28.6	32.5	36.4	34.2	40.0
	不吃	29.4	25.4	21.1	29.1	33.6	31.6	36.8

表 2-5-11　2010—2012年中国城乡6～17岁儿童不同年龄组鲜榨果蔬汁摄入频率分布(%)

年龄	频率	合计	城市			农村		
			小计	大城市	中小城市	小计	普通农村	贫困农村
合计	≥1次/周	17.1	23.7	30.0	18.5	9.7	11.6	6.6
	<1次/周	16.4	19.7	21.5	18.2	12.8	13.3	11.9
	不吃	66.4	56.6	48.5	63.2	77.5	75.1	81.5
6～8岁	≥1次/周	14.6	21.0	25.4	17.2	7.0	8.7	3.9
	<1次/周	15.7	20.5	22.4	18.9	10.1	10.9	8.7
	不吃	69.7	58.5	52.3	63.8	82.9	80.4	87.5
9～11岁	≥1次/周	16.6	21.5	28.6	15.7	10.6	11.8	8.4
	<1次/周	15.9	19.5	21.6	17.8	11.5	12.6	9.4
	不吃	67.5	59.1	49.8	66.5	77.9	75.5	82.1
12～14岁	≥1次/周	18.4	25.8	32.0	20.9	10.5	12.6	7.6
	<1次/周	16.8	19.2	20.9	17.8	14.3	13.4	15.7
	不吃	64.8	55.0	47.1	61.3	75.1	74.0	76.7
15～17岁	≥1次/周	18.7	26.5	34.1	20.4	10.4	13.1	6.0
	<1次/周	17.3	19.8	21.4	18.6	14.6	15.9	12.4
	不吃	64.0	53.6	44.5	61.1	75.0	71.0	81.6
男生								
小计	≥1次/周	16.7	22.9	29.9	17.3	9.7	11.5	6.5
	<1次/周	15.6	19.2	20.4	18.3	11.5	11.8	11.0
	不吃	67.8	57.8	49.7	64.4	78.9	76.7	82.6
6～8岁	≥1次/周	14.6	20.6	24.7	17.0	7.4	9.7	2.9
	<1次/周	15.3	21.1	23.6	19.0	8.4	9.0	7.2
	不吃	70.1	58.3	51.7	64.0	84.2	81.2	89.9
9～11岁	≥1次/周	14.9	19.1	27.2	12.6	9.8	11.3	7.3
	<1次/周	14.5	18.6	20.2	17.3	9.7	10.5	8.4
	不吃	70.6	62.3	52.6	70.1	80.5	78.2	84.3

续表

年龄	频率	合计	城市			农村		
			小计	大城市	中小城市	小计	普通农村	贫困农村
12～14岁	≥1次/周	17.8	25.0	32.1	19.4	10.3	11.9	7.9
	<1次/周	16.4	19.1	18.5	19.6	13.6	12.5	15.3
	不吃	65.7	55.9	49.3	61.0	76.1	75.7	76.8
15～17岁	≥1次/周	19.2	27.1	35.7	20.3	10.8	13.0	6.9
	<1次/周	16.0	18.2	19.3	17.4	13.6	14.7	11.6
	不吃	64.9	54.7	45.0	62.3	75.7	72.2	81.5
女生								
小计	≥1次/周	17.6	24.4	30.1	19.8	9.8	11.7	6.7
	<1次/周	17.3	20.2	22.7	18.2	14.1	14.8	12.8
	不吃	65.1	55.3	47.2	62.1	76.1	73.5	80.4
6～8岁	≥1次/周	14.6	21.4	26.0	17.5	6.7	7.7	4.8
	<1次/周	16.2	19.9	21.1	18.9	11.8	12.7	10.1
	不吃	69.2	58.7	52.9	63.7	81.5	79.6	85.1
9～11岁	≥1次/周	18.4	23.7	29.9	18.7	11.4	12.4	9.7
	<1次/周	17.3	20.3	22.9	18.2	13.3	14.8	10.6
	不吃	64.3	56.0	47.1	63.1	75.3	72.8	79.8
12～14岁	≥1次/周	18.9	26.7	31.8	22.4	10.8	13.3	7.3
	<1次/周	17.2	19.2	23.2	15.9	15.1	14.4	16.0
	不吃	63.9	54.1	45.0	61.7	74.2	72.3	76.7
15～17岁	≥1次/周	18.2	25.9	32.5	20.4	10.1	13.2	5.1
	<1次/周	18.6	21.5	23.5	19.8	15.6	17.1	13.2
	不吃	63.2	52.6	44.0	59.8	74.3	69.7	81.7

表 2-5-12 2010—2012年中国城乡6～17岁儿童不同年龄组果蔬汁饮料摄入频率分布(%)

年龄	频率	合计	城市			农村		
			小计	大城市	中小城市	小计	普通农村	贫困农村
合计	≥1次/周	22.7	28.3	33.3	24.3	16.4	20.0	10.5
	<1次/周	23.7	24.1	23.6	24.6	23.1	25.6	19.0
	不吃	53.6	47.5	43.1	51.2	60.4	54.4	70.5
6～8岁	≥1次/周	19.8	25.0	27.4	23.0	13.7	17.2	7.3
	<1次/周	23.4	25.1	25.1	25.0	21.5	23.8	17.1
	不吃	56.7	49.9	47.5	52.0	64.8	59.1	75.6
9～11岁	≥1次/周	21.5	26.2	31.7	21.7	15.8	19.4	9.4
	<1次/周	24.6	26.1	25.0	26.9	22.8	24.9	19.2
	不吃	53.8	47.8	43.2	51.5	61.4	55.7	71.4
12～14岁	≥1次/周	23.9	30.3	35.4	26.1	17.2	20.4	12.4
	<1次/周	23.6	22.7	22.7	22.7	24.4	26.3	21.6
	不吃	52.6	47.0	41.9	51.1	58.4	53.3	65.9

续表

年龄	频率	合计	城市			农村		
			小计	大城市	中小城市	小计	普通农村	贫困农村
15～17岁	≥1次/周	25.5	32.0	38.9	26.3	18.7	22.9	11.6
	<1次/周	23.0	22.6	21.4	23.7	23.5	27.2	17.3
	不吃	51.5	45.4	39.7	50.0	57.9	49.9	71.0
男生								
小计	≥1次/周	22.2	28.0	33.9	23.3	15.7	19.0	10.2
	<1次/周	22.5	22.8	22.3	23.2	22.0	23.7	19.2
	不吃	55.3	49.1	43.8	53.5	62.2	57.3	70.6
6～8岁	≥1次/周	19.4	24.5	27.3	22.2	13.3	16.9	6.4
	<1次/周	22.8	24.7	25.7	23.8	20.6	22.5	17.1
	不吃	57.8	50.8	47.1	54.0	66.1	60.6	76.5
9～11岁	≥1次/周	20.6	25.4	33.0	19.1	14.9	18.4	9.0
	<1次/周	24.3	25.3	24.2	26.2	23.1	24.5	20.8
	不吃	55.1	49.3	42.7	54.7	62.0	57.1	70.2
12～14岁	≥1次/周	23.0	29.4	34.4	25.5	16.2	18.8	12.3
	<1次/周	21.8	20.7	19.6	21.6	22.9	23.4	22.1
	不吃	55.2	49.9	46.0	52.9	60.9	57.8	65.7
15～17岁	≥1次/周	25.7	32.9	41.4	26.2	18.0	21.6	12.0
	<1次/周	21.0	20.6	19.6	21.4	21.4	24.5	16.1
	不吃	53.4	46.5	39.0	52.5	60.6	53.9	71.9
女生								
小计	≥1次/周	23.3	28.6	32.7	25.3	17.2	21.1	10.7
	<1次/周	24.9	25.5	24.9	26.0	24.2	27.5	18.9
	不吃	51.8	45.9	42.4	48.8	58.6	51.4	70.4
6～8岁	≥1次/周	20.3	25.5	27.4	23.8	14.2	17.4	8.1
	<1次/周	24.0	25.5	24.6	26.2	22.3	25.0	17.2
	不吃	55.7	49.1	47.9	50.0	63.5	57.6	74.7
9～11岁	≥1次/周	22.5	26.9	30.5	24.1	16.6	20.4	9.9
	<1次/周	24.9	26.8	25.8	27.5	22.6	25.4	17.5
	不吃	52.6	46.3	43.7	48.4	60.8	54.2	72.7
12～14岁	≥1次/周	24.7	31.1	36.3	26.8	18.1	22.2	12.6
	<1次/周	25.4	24.8	25.8	23.9	25.9	29.5	21.2
	不吃	49.9	44.1	37.9	49.3	56.0	48.3	66.2
15～17岁	≥1次/周	25.3	31.0	36.5	26.5	19.3	24.2	11.2
	<1次/周	25.2	24.7	23.1	26.1	25.7	30.0	18.6
	不吃	49.5	44.2	40.4	47.4	55.1	45.8	70.2

表 2-5-13　2010—2012 年中国城乡 6～17 岁儿童不同年龄组乳饮料摄入频率分布（%）

年龄	频率	合计	城市			农村		
			小计	大城市	中小城市	小计	普通农村	贫困农村
合计	≥3 次 / 周	10.5	12.9	15.1	11.0	7.7	9.9	4.3
	1～3 次 / 周	37.3	40.9	42.9	39.2	33.2	39.4	23.7
	<1 次 / 周	7.1	5.9	5.5	6.2	8.6	7.6	10.1
	不吃	45.1	40.3	36.4	43.6	50.5	43.1	61.9
6～8 岁	≥3 次 / 周	10.2	12.0	13.8	10.4	7.9	9.8	4.7
	1～3 次 / 周	37.9	41.6	44.2	39.2	33.5	38.7	24.4
	<1 次 / 周	7.8	7.3	6.6	7.8	8.5	8.1	9.4
	不吃	44.0	39.1	35.4	42.5	50.0	43.4	61.5
9～11 岁	≥3 次 / 周	9.9	12.0	14.2	10.2	7.3	9.3	4.1
	1～3 次 / 周	38.6	42.3	44.4	40.6	34.0	40.3	23.9
	<1 次 / 周	7.2	6.5	6.2	6.7	8.0	8.6	7.0
	不吃	44.3	39.2	35.2	42.5	50.7	41.8	65.0
12～14 岁	≥3 次 / 周	10.3	13.6	16.3	11.6	6.7	8.3	4.5
	1～3 次 / 周	35.3	38.4	41.6	35.8	32.1	40.6	20.5
	<1 次 / 周	7.5	5.4	4.6	6.1	9.7	6.9	13.5
	不吃	46.9	42.6	37.6	46.5	51.5	44.1	61.5
15～17 岁	≥3 次 / 周	11.5	13.8	16.4	11.7	9.0	12.2	4.0
	1～3 次 / 周	37.6	41.4	41.5	41.4	33.5	37.9	26.6
	<1 次 / 周	6.1	4.5	4.8	4.3	7.9	6.9	9.5
	不吃	44.8	40.3	37.4	42.7	49.6	43.0	60.0
男生								
小计	≥3 次 / 周	10.4	13.0	15.5	10.9	7.6	9.7	4.2
	1～3 次 / 周	36.6	40.2	41.7	38.9	32.5	39.0	22.3
	<1 次 / 周	6.5	5.3	5.0	5.6	7.8	6.9	9.4
	不吃	46.5	41.5	37.9	44.6	52.0	44.5	64.1
6～8 岁	≥3 次 / 周	9.9	12.2	14.9	9.7	7.1	8.6	4.3
	1～3 次 / 周	38.0	41.4	42.7	40.2	33.7	40.3	22.2
	<1 次 / 周	7.3	6.4	6.6	6.3	8.5	8.2	8.8
	不吃	44.8	40.0	35.8	43.7	50.7	42.8	64.7
9～11 岁	≥3 次 / 周	10.3	13.0	15.0	11.3	7.2	9.4	3.7
	1～3 次 / 周	38.3	42.7	45.0	40.9	33.0	39.7	22.7
	<1 次 / 周	6.4	5.6	5.2	5.9	7.4	7.9	6.7
	不吃	44.9	38.7	34.8	42.0	52.3	42.9	66.9
12～14 岁	≥3 次 / 周	10.5	13.4	16.2	11.3	7.2	8.9	4.7
	1～3 次 / 周	34.2	36.2	38.4	34.5	32.0	40.1	19.9
	<1 次 / 周	7.0	5.7	4.8	6.3	8.4	5.7	12.4
	不吃	48.4	44.7	40.6	47.9	52.3	45.3	63.0

续表

年龄	频率	合计	城市			农村		
			小计	大城市	中小城市	小计	普通农村	贫困农村
15～17岁	≥3次/周	11.0	13.2	15.6	11.3	8.7	11.6	4.0
	1～3次/周	36.4	40.7	40.8	40.7	31.7	36.1	24.7
	<1次/周	5.3	3.6	3.4	3.7	7.1	6.0	9.0
	不吃	47.3	42.5	40.2	44.3	52.5	46.4	62.3
女生								
小计	≥3次/周	10.5	12.8	14.8	11.0	7.9	10.2	4.4
	1～3次/周	38.0	41.6	44.1	39.5	33.9	39.8	25.0
	<1次/周	7.8	6.5	6.1	6.9	9.3	8.3	10.8
	不吃	43.6	39.1	35.0	42.6	48.9	41.6	59.8
6～8岁	≥3次/周	10.4	11.9	12.6	11.2	8.8	10.9	5.1
	1～3次/周	37.9	41.8	45.7	38.2	33.3	37.2	26.6
	<1次/周	8.3	8.1	6.7	9.4	8.6	7.9	9.9
	不吃	43.3	38.3	35.0	41.2	49.2	44.0	58.4
9～11岁	≥3次/周	9.5	11.1	13.4	9.2	7.4	9.2	4.4
	1～3次/周	38.9	41.9	43.9	40.3	34.9	40.9	25.2
	<1次/周	7.9	7.3	7.1	7.5	8.6	9.3	7.4
	不吃	43.7	39.6	35.7	42.9	49.1	40.6	63.0
12～14岁	≥3次/周	10.1	13.8	16.3	11.9	6.1	7.7	4.2
	1～3次/周	36.5	40.7	44.9	37.3	32.1	41.2	21.1
	<1次/周	8.0	5.2	4.3	5.9	11.1	8.2	14.5
	不吃	45.3	40.3	34.6	45.0	50.7	42.8	60.1
15～17岁	≥3次/周	12.0	14.4	17.2	12.1	9.4	13.0	4.0
	1～3次/周	38.9	42.2	42.2	42.2	35.5	40.0	28.5
	<1次/周	7.1	5.5	6.2	4.9	8.7	7.8	10.0
	不吃	42.0	37.9	34.5	40.9	46.4	39.2	57.5

表 2-5-14　2010—2012 年中国城乡 6～17 岁儿童不同年龄组咖啡摄入频率分布（%）

年龄	年龄	合计	城市			农村		
			小计	大城市	中小城市	小计	普通农村	贫困农村
合计	≥1次/周	7.2	10.4	14.3	7.2	3.6	5.0	1.4
	<1次/周	8.7	11.7	13.5	10.3	5.4	7.3	2.2
	不吃	84.0	77.9	72.2	82.5	91.0	87.7	96.5
6～8岁	≥1次/周	1.8	2.3	3.0	1.6	1.1	1.6	0.3
	<1次/周	4.3	5.9	6.3	5.6	2.4	3.5	0.4
	不吃	94.0	91.8	90.7	92.8	96.5	94.9	99.4
9～11岁	≥1次/周	3.5	5.2	7.6	3.2	1.4	1.7	0.9
	<1次/周	6.3	8.4	10.1	7.1	3.7	5.3	1.1
	不吃	90.2	86.4	82.3	89.7	94.9	93.1	98.0

续表

年龄	年龄	合计	城市			农村		
			小计	大城市	中小城市	小计	普通农村	贫困农村
12～14岁	≥1次/周	9.1	14.0	18.6	10.2	4.0	5.6	1.7
	<1次/周	10.7	15.4	17.8	13.5	5.7	8.1	2.4
	不吃	80.2	70.6	63.6	76.3	90.2	86.3	96.0
15～17岁	≥1次/周	14.2	20.4	28.5	13.9	7.6	10.7	2.3
	<1次/周	13.3	17.2	20.0	14.8	9.1	12.0	4.4
	不吃	72.6	62.4	51.4	71.3	83.3	77.2	93.3
男生								
小计	≥1次/周	6.8	9.8	13.8	6.5	3.6	4.8	1.5
	<1次/周	8.0	10.9	12.8	9.4	4.8	6.3	2.2
	不吃	85.2	79.3	73.4	84.2	91.7	88.9	96.3
6～8岁	≥1次/周	2.2	2.9	3.7	2.2	1.3	1.9	0.4
	<1次/周	4.3	6.0	6.9	5.3	2.2	3.2	0.4
	不吃	93.5	91.1	89.4	92.5	96.4	94.9	99.3
9～11岁	≥1次/周	3.3	4.7	6.8	3.0	1.5	1.5	1.4
	<1次/周	5.8	7.9	9.3	6.8	3.2	4.2	1.6
	不吃	91.0	87.3	83.9	90.1	95.3	94.3	97.0
12～14岁	≥1次/周	8.3	12.5	17.7	8.3	3.9	5.5	1.5
	<1次/周	9.4	14.0	15.5	12.8	4.5	6.0	2.3
	不吃	82.3	73.5	66.7	78.8	91.6	88.6	96.3
15～17岁	≥1次/周	13.2	19.0	27.7	12.2	7.1	9.8	2.4
	<1次/周	12.2	15.5	19.8	12.1	8.8	11.4	4.4
	不吃	74.5	65.5	52.5	75.7	84.1	78.7	93.2
女生								
小计	≥1次/周	7.6	11.0	14.7	8.0	3.7	5.2	1.3
	<1次/周	9.5	12.6	14.2	11.2	5.9	8.3	2.1
	不吃	82.9	76.4	71.1	80.8	90.3	86.4	96.7
6～8岁	≥1次/周	1.3	1.6	2.4	1.0	0.9	1.3	0.2
	<1次/周	4.3	5.7	5.7	5.8	2.5	3.7	0.4
	不吃	94.4	92.6	92.0	93.2	96.5	95.0	99.4
9～11岁	≥1次/周	3.7	5.6	8.3	3.4	1.3	1.8	0.3
	<1次/周	6.9	9.0	10.9	7.4	4.3	6.3	0.5
	不吃	89.4	85.5	80.8	89.2	94.4	91.9	99.1
12～14岁	≥1次/周	9.9	15.5	19.5	12.2	4.1	5.8	1.8
	<1次/周	12.0	16.8	20.0	14.2	7.0	10.3	2.4
	不吃	78.1	67.6	60.5	73.6	88.9	83.9	95.7
15～17岁	≥1次/周	15.2	21.9	29.3	15.6	8.1	11.7	2.2
	<1次/周	14.3	18.9	20.3	17.7	9.5	12.6	4.3
	不吃	70.6	59.3	50.4	66.6	82.4	75.7	93.4

表 2-5-15　2010—2012 年中国城乡 6～17 岁儿童不同年龄组茶饮料摄入频率分布（%）

年龄	频率	合计	城市			农村		
			小计	大城市	中小城市	小计	普通农村	贫困农村
合计	≥1 次 / 周	18.1	23.5	29.0	19.1	11.9	14.9	7.0
	<1 次 / 周	17.6	19.6	20.4	18.9	15.4	16.7	13.2
	不吃	64.3	56.9	50.6	62.0	72.7	68.5	79.8
6～8 岁	≥1 次 / 周	9.9	12.5	15.2	10.1	6.9	8.9	3.3
	<1 次 / 周	13.7	17.1	17.1	17.1	9.6	11.8	5.5
	不吃	76.4	70.4	67.7	72.8	83.4	79.4	91.2
9～11 岁	≥1 次 / 周	14.4	19.3	22.9	16.4	8.4	10.6	4.5
	<1 次 / 周	16.5	19.4	21.8	17.5	12.9	15.0	9.2
	不吃	69.0	61.3	55.3	66.1	78.7	74.3	86.3
12～14 岁	≥1 次 / 周	21.0	28.2	36.0	21.9	13.5	17.1	8.2
	<1 次 / 周	18.9	20.6	21.3	20.1	17.2	17.8	16.3
	不吃	60.0	51.1	42.7	58.0	69.3	65.1	75.5
15～17 岁	≥1 次 / 周	26.3	34.3	42.3	27.7	17.9	22.1	11.0
	<1 次 / 周	20.9	21.1	21.4	20.9	20.8	21.7	19.3
	不吃	52.7	44.7	36.3	51.5	61.3	56.1	69.7
男生								
小计	≥1 次 / 周	19.6	25.2	30.8	20.7	13.2	16.1	8.4
	<1 次 / 周	16.6	18.2	18.7	17.8	14.7	15.8	13.0
	不吃	63.9	56.6	50.5	61.5	72.0	68.1	78.7
6～8 岁	≥1 次 / 周	10.3	13.8	16.6	11.4	6.2	7.9	3.1
	<1 次 / 周	13.2	16.4	16.3	16.4	9.5	11.6	5.5
	不吃	76.4	69.8	67.1	72.2	84.3	80.5	91.3
9～11 岁	≥1 次 / 周	14.1	19.0	21.1	17.3	8.2	10.1	5.1
	<1 次 / 周	16.3	18.8	21.3	16.8	13.2	15.5	9.4
	不吃	69.6	62.2	57.6	65.9	78.5	74.4	85.5
12～14 岁	≥1 次 / 周	23.2	29.9	39.2	22.6	16.2	20.4	9.5
	<1 次 / 周	17.5	19.0	18.2	19.6	15.9	15.7	16.2
	不吃	59.3	51.2	42.6	57.9	67.9	63.9	74.3
15～17 岁	≥1 次 / 周	29.8	38.1	47.2	30.9	21.0	24.8	14.4
	<1 次 / 周	19.0	18.7	19.0	18.4	19.5	19.8	18.8
	不吃	51.2	43.3	33.9	50.7	59.6	55.3	66.8
女生								
小计	≥1 次 / 周	16.6	21.9	27.2	17.5	10.6	13.6	5.7
	<1 次 / 周	18.6	20.9	22.1	19.9	16.0	17.6	13.4
	不吃	64.8	57.2	50.7	62.6	73.4	68.8	80.9

续表

年龄	频率	合计	城市			农村		
			小计	大城市	中小城市	小计	普通农村	贫困农村
6～8岁	≥1次/周	9.5	11.1	13.8	8.8	7.7	9.8	3.5
	<1次/周	14.1	17.8	17.9	17.8	9.7	11.9	5.5
	不吃	76.4	71.1	68.3	73.4	82.6	78.2	91.0
9～11岁	≥1次/周	14.8	19.5	24.5	15.5	8.6	11.2	3.8
	<1次/周	16.8	20.1	22.4	18.2	12.6	14.6	9.0
	不吃	68.4	60.4	53.1	66.3	78.8	74.2	87.2
12～14岁	≥1次/周	18.8	26.6	32.9	21.3	10.8	13.6	7.0
	<1次/周	20.4	22.3	24.4	20.6	18.5	19.9	16.5
	不吃	60.7	51.1	42.7	58.1	70.8	66.5	76.6
15～17岁	≥1次/周	22.8	30.3	37.5	24.3	14.8	19.3	7.5
	<1次/周	22.9	23.5	23.7	23.4	22.2	23.7	19.8
	不吃	54.3	46.1	38.7	52.3	63.0	57.0	72.7

（六）其他食物

1. 其他食物摄入量

表2-6-1　2010—2012年中国城乡6～17岁儿童不同年龄组小吃甜品摄入量(g)

年龄	合计	城市			农村		
		小计	大城市	中小城市	小计	普通农村	贫困农村
合计	8.9	11.7	14.0	11.3	6.3	7.9	3.2
6～8岁	7.3	9.1	13.1	8.6	5.7	7.0	3.0
9～11岁	7.7	9.6	12.0	9.2	5.9	7.4	3.1
12～14岁	9.7	12.5	13.6	12.3	7.1	9.2	3.2
15～17岁	10.3	14.6	16.7	14.3	6.5	8.0	3.5
男生							
小计	9.4	12.0	14.1	11.7	7.0	8.8	3.2
6～8岁	7.3	10.0	12.7	9.7	5.0	6.3	2.3
9～11岁	8.7	10.9	10.0	11.1	6.6	8.2	3.6
12～14岁	9.5	12.3	13.1	12.1	6.9	9.3	2.2
15～17岁	11.3	14.1	19.9	13.4	8.7	10.9	4.2
女生							
小计	8.3	11.2	13.8	10.8	5.6	6.8	3.3
6～8岁	7.2	8.0	13.5	7.4	6.5	7.8	3.7
9～11岁	6.6	8.1	14.2	7.0	5.2	6.5	2.6
12～14岁	10.0	12.7	14.2	12.4	7.4	9.0	4.3
15～17岁	9.1	15.2	13.0	15.5	4.0	4.6	2.8

表 2-6-2　2010—2012 年中国城乡 6～17 岁儿童不同年龄组速食摄入量（g）

年龄	合计	城市			农村		
		小计	大城市	中小城市	小计	普通农村	贫困农村
合计	33.8	44.5	69.0	40.9	24.0	27.3	17.6
6～8 岁	31.2	41.7	66.3	38.8	22.0	24.5	16.7
9～11 岁	32.4	41.8	66.5	37.6	23.2	25.2	19.4
12～14 岁	37.4	48.9	64.0	46.3	26.2	32.6	14.2
15～17 岁	34.2	45.3	78.0	40.9	24.5	27.1	19.4
男生							
小计	34.5	44.3	74.0	40.2	25.5	28.4	19.7
6～8 岁	32.0	40.9	65.9	38.1	24.3	28.1	16.1
9～11 岁	32.0	41.1	66.4	37.0	23.5	24.8	21.0
12～14 岁	41.3	51.5	73.2	48.0	31.5	40.0	15.6
15～17 岁	33.0	43.7	86.9	38.1	23.4	22.9	24.3
女生							
小计	33.1	44.7	63.7	41.8	22.3	25.9	15.2
6～8 岁	30.3	42.5	66.7	39.5	19.5	20.5	17.4
9～11 岁	32.7	42.6	66.7	38.3	22.8	25.7	17.5
12～14 岁	32.9	45.9	54.4	44.4	19.8	23.7	12.5
15～17 岁	35.6	47.3	67.9	44.4	25.9	31.9	14.0

表 2-6-3　2010—2012 年中国城乡 6～17 岁儿童不同年龄组糖、蜜饯类摄入量（g）

年龄	合计	城市			农村		
		小计	大城市	中小城市	小计	普通农村	贫困农村
合计	0.7	0.9	1.0	0.9	0.5	0.6	0.2
6～8 岁	0.6	0.9	1.6	0.8	0.3	0.3	0.2
9～11 岁	0.8	1.1	0.9	1.1	0.6	0.7	0.3
12～14 岁	0.9	1.2	1.0	1.2	0.6	0.8	0.2
15～17 岁	0.6	0.7	0.5	0.7	0.4	0.6	0.2
男生							
小计	0.6	0.7	0.8	0.6	0.5	0.7	0.2
6～8 岁	0.7	0.9	1.8	0.9	0.8	0.6	0.1
9～11 岁	0.7	1.1	0.8	1.1	1.1	0.6	0.2
12～14 岁	0.7	0.7	1.0	0.6	1.7	0.9	0.1
15～17 岁	0.4	0.2	0.2	0.1	1.3	0.6	0.3
女生							
小计	0.8	1.2	1.1	1.2	0.4	0.5	0.2
6～8 岁	0.4	0.4	1.3	0.7	0.2	0.1	0.3
9～11 岁	0.9	0.4	1.0	1.1	0.8	1.0	0.5
12～14 岁	1.1	0.6	1.0	1.8	0.6	0.7	0.3
15～17 岁	0.8	0.5	0.9	1.4	0.3	0.5	0.1

2. 其他食物摄入频次

表 2-6-4　2010—2012 年中国城乡 6～17 岁儿童不同年龄组油炸类食物摄入频次（次 / 周）

年龄	合计	城市			农村		
		小计	大城市	中小城市	小计	普通农村	贫困农村
合计	2.3	2.3	2.4	2.3	2.2	2.3	2.2
6～8 岁	1.9	1.8	1.9	1.7	2.1	2.1	1.9
9～11 岁	2.0	2.1	2.2	2.0	2.0	2.0	2.1
12～14 岁	2.5	2.7	2.7	2.7	2.3	2.3	2.2
15～17 岁	2.7	2.8	2.8	2.7	2.6	2.6	2.5
男生							
小计	2.4	2.4	2.5	2.4	2.3	2.3	2.3
6～8 岁	2.0	1.8	1.9	1.7	2.1	2.2	2.0
9～11 岁	2.1	2.1	2.2	2.1	2.1	2.1	2.2
12～14 岁	2.6	2.9	2.8	2.9	2.3	2.4	2.3
15～17 岁	2.7	2.8	2.9	2.7	2.6	2.6	2.6
女生							
小计	2.2	2.2	2.3	2.2	2.2	2.2	2.1
6～8 岁	1.8	1.7	1.8	1.7	2.0	2.1	1.9
9～11 岁	2.0	2.0	2.1	1.9	1.9	1.8	2.0
12～14 岁	2.3	2.5	2.5	2.5	2.2	2.2	2.1
15～17 岁	2.6	2.7	2.6	2.7	2.5	2.6	2.4

表 2-6-5　2010—2012 年中国城乡 6～17 岁儿童不同年龄组休闲食品摄入频次（次 / 周）

年龄	合计	城市			农村		
		小计	大城市	中小城市	小计	普通农村	贫困农村
合计	8.7	10.5	12.2	9.1	6.7	7.6	5.3
6～8 岁	7.6	8.7	9.6	7.9	6.4	6.9	5.4
9～11 岁	8.5	9.9	11.8	8.4	6.7	7.5	5.4
12～14 岁	9.4	12.0	14.3	10.1	6.6	7.5	5.3
15～17 岁	9.3	11.3	13.2	9.8	7.1	8.5	4.9
男							
小计	8.4	10.0	11.8	8.6	6.5	7.3	5.0
6～8 岁	7.6	8.7	9.6	8.0	6.2	6.9	4.9
9～11 岁	8.2	9.6	11.4	8.2	6.5	7.1	5.4
12～14 岁	9.0	11.3	13.9	9.3	6.6	7.5	5.3
15～17 岁	8.5	10.4	12.3	8.9	6.6	7.9	4.5
女							
小计	9.1	10.9	12.6	9.6	7.0	7.9	5.5
6～8 岁	7.7	8.6	9.5	7.9	6.6	6.9	5.9
9～11 岁	8.8	10.2	12.0	8.7	7.0	7.9	5.5
12～14 岁	9.7	12.6	14.7	10.9	6.7	7.6	5.4
15～17 岁	10.0	12.3	14.1	10.8	7.7	9.1	5.3

表 2-6-6　2010—2012 年中国城乡 6～17 岁儿童不同年龄组糕点摄入频次（次 / 周）

年龄	合计	城市			农村		
		小计	大城市	中小城市	小计	普通农村	贫困农村
合计	4.1	4.8	5.5	4.3	3.2	3.6	2.5
6～8 岁	3.8	4.4	4.8	4.0	3.1	3.5	2.4
9～11 岁	4.0	4.7	5.3	4.1	3.2	3.5	2.7
12～14 岁	4.2	5.2	6.1	4.5	3.1	3.5	2.5
15～17 岁	4.3	5.1	5.6	4.6	3.4	3.9	2.6
男							
小计	4.0	4.7	5.4	4.2	3.1	3.5	2.5
6～8 岁	3.8	4.4	4.8	4.1	3.0	3.3	2.4
9～11 岁	3.9	4.5	5.2	4.0	3.1	3.3	2.6
12～14 岁	4.1	5.1	6.1	4.3	3.1	3.5	2.4
15～17 岁	4.1	4.8	5.4	4.4	3.3	3.8	2.5
女							
小计	4.2	4.9	5.5	4.4	3.3	3.7	2.6
6～8 岁	3.8	4.3	4.7	3.9	3.2	3.6	2.5
9～11 岁	4.1	4.8	5.5	4.2	3.3	3.7	2.7
12～14 岁	4.2	5.4	6.1	4.8	3.1	3.4	2.5
15～17 岁	4.4	5.3	5.8	4.9	3.5	4.0	2.7

表 2-6-7　2010—2012 年中国城乡 6～17 岁儿童不同年龄组巧克力摄入频次（次 / 周）

年龄	合计	城市			农村		
		小计	大城市	中小城市	小计	普通农村	贫困农村
合计	0.8	1.0	1.2	0.8	0.5	0.6	0.4
6～8 岁	0.6	0.8	0.9	0.6	0.5	0.6	0.3
9～11 岁	0.7	0.9	1.2	0.7	0.5	0.6	0.4
12～14 岁	0.9	1.1	1.4	1.0	0.6	0.6	0.4
15～17 岁	0.8	1.0	1.3	0.8	0.5	0.7	0.3
男							
小计	0.7	0.9	1.2	0.7	0.5	0.6	0.3
6～8 岁	0.7	0.8	0.9	0.7	0.5	0.6	0.3
9～11 岁	0.7	0.9	1.2	0.7	0.5	0.6	0.4
12～14 岁	0.8	1.1	1.3	0.9	0.6	0.7	0.4
15～17 岁	0.7	0.9	1.2	0.7	0.5	0.7	0.3
女							
小计	0.8	1.0	1.2	0.8	0.5	0.6	0.4
6～8 岁	0.6	0.7	0.8	0.6	0.5	0.5	0.4
9～11 岁	0.8	0.9	1.2	0.7	0.5	0.6	0.3
12～14 岁	0.9	1.2	1.4	1.1	0.5	0.6	0.4
15～17 岁	0.8	1.0	1.4	0.8	0.5	0.6	0.3

表 2-6-8 2010—2012 年中国城乡 6～17 岁儿童不同年龄组油炸小食品摄入频次（次/周）

年龄	合计	城市			农村		
		小计	大城市	中小城市	小计	普通农村	贫困农村
合计	1.0	1.1	1.2	0.9	0.9	0.9	0.8
6～8 岁	0.9	0.9	0.9	0.9	0.9	0.9	0.9
9～11 岁	0.9	0.9	1.1	0.8	0.8	0.9	0.8
12～14 岁	1.1	1.2	1.5	1.1	0.9	0.9	0.8
15～17 岁	1.0	1.2	1.4	1.0	0.9	1.0	0.7
男							
小计	1.0	1.1	1.2	0.9	0.8	0.9	0.7
6～8 岁	0.9	0.9	0.9	0.9	0.8	0.9	0.7
9～11 岁	0.9	1.0	1.2	0.9	0.9	0.9	0.8
12～14 岁	1.1	1.2	1.5	1.0	0.9	0.9	0.8
15～17 岁	0.9	1.1	1.3	0.9	0.8	0.9	0.6
女							
小计	1.0	1.1	1.2	1.0	0.9	0.9	0.9
6～8 岁	0.9	0.8	0.9	0.8	0.9	0.9	1.0
9～11 岁	0.9	0.9	1.0	0.8	0.8	0.8	0.8
12～14 岁	1.1	1.3	1.5	1.1	0.8	0.9	0.8
15～17 岁	1.1	1.3	1.5	1.1	1.0	1.1	0.8

表 2-6-9 2010—2012 年中国城乡 6～17 岁儿童不同年龄组膨化食品摄入频次（次/周）

年龄	合计	城市			农村		
		小计	大城市	中小城市	小计	普通农村	贫困农村
合计	0.8	0.9	1.0	0.8	0.7	0.7	0.6
6～8 岁	0.6	0.6	0.6	0.6	0.6	0.6	0.7
9～11 岁	0.7	0.7	0.8	0.6	0.6	0.6	0.5
12～14 岁	0.9	1.0	1.2	0.9	0.7	0.8	0.5
15～17 岁	0.9	1.1	1.2	0.9	0.8	0.9	0.5
男							
小计	0.7	0.8	1.0	0.7	0.6	0.7	0.5
6～8 岁	0.6	0.6	0.7	0.6	0.6	0.6	0.6
9～11 岁	0.7	0.8	0.9	0.6	0.6	0.6	0.5
12～14 岁	0.8	1.0	1.2	0.8	0.7	0.8	0.5
15～17 岁	0.8	0.9	1.1	0.8	0.7	0.8	0.4
女							
小计	0.8	0.9	1.0	0.8	0.7	0.8	0.6
6～8 岁	0.6	0.6	0.6	0.6	0.7	0.6	0.8
9～11 岁	0.6	0.7	0.8	0.6	0.6	0.6	0.5
12～14 岁	0.9	1.1	1.2	1.0	0.6	0.8	0.5
15～17 岁	1.0	1.2	1.4	1.1	0.9	1.0	0.6

表 2-6-10　2010—2012 年中国城乡 6～17 岁儿童不同年龄组蜜饯摄入频次（次/周）

年龄	合计	城市			农村		
		小计	大城市	中小城市	小计	普通农村	贫困农村
合计	1.7	2.2	2.7	1.8	1.2	1.4	0.8
6～8 岁	1.3	1.6	1.9	1.4	1.0	1.0	0.9
9～11 岁	1.8	2.2	2.6	1.8	1.3	1.5	0.9
12～14 岁	1.9	2.6	3.3	2.1	1.2	1.4	0.9
15～17 岁	1.8	2.4	2.8	2.0	1.2	1.6	0.7
男							
小计	1.6	2.0	2.5	1.6	1.1	1.2	0.8
6～8 岁	1.3	1.6	1.8	1.3	0.9	1.1	0.7
9～11 岁	1.6	2.0	2.4	1.6	1.2	1.3	0.9
12～14 岁	1.8	2.4	3.0	1.8	1.1	1.3	0.9
15～17 岁	1.5	2.0	2.5	1.7	1.0	1.3	0.5
女							
小计	1.9	2.4	2.9	2.0	1.3	1.6	0.9
6～8 岁	1.4	1.7	2.0	1.5	1.0	1.0	1.1
9～11 岁	2.0	2.4	2.9	1.9	1.5	1.8	0.9
12～14 岁	2.1	2.9	3.6	2.3	1.3	1.5	0.9
15～17 岁	2.1	2.7	3.1	2.4	1.5	1.9	0.8

3. 其他食物摄入频率分布

表 2-6-11　2010—2012 年中国城乡 6～17 岁儿童不同年龄组油炸类食物摄入频率分布（%）

年龄	频率	合计	城市			农村		
			小计	大城市	中小城市	小计	普通农村	贫困农村
合计	≥3 次/天	0.7	0.7	0.8	0.7	0.6	0.7	0.4
	2 次/天	1.3	1.2	1.4	1.0	1.3	1.1	1.8
	1 次/天	5.2	5.4	5.7	5.1	5.1	5.0	5.3
	4～6 次/周	11.2	12.1	11.8	12.3	10.2	10.3	10.0
	1～3 次/周	43.6	42.2	42.8	41.7	45.1	45.8	43.9
	<1 次/周	22.9	22.9	22.4	23.3	22.8	22.9	22.7
	0 次	15.2	15.5	15.1	15.8	14.8	14.1	16.0
6～8 岁	≥3 次/天	0.5	0.3	0.2	0.4	0.7	1.0	0.1
	2 次/天	0.9	0.5	0.5	0.5	1.3	1.1	1.7
	1 次/天	3.5	3.3	4.4	2.4	3.7	3.6	3.7
	4～6 次/周	9.3	9.3	10.0	8.7	9.3	9.0	9.8
	1～3 次/周	43.1	41.0	41.9	40.3	45.6	47.0	43.0
	<1 次/周	25.3	27.3	25.9	28.5	23.0	22.8	23.4
	0 次	17.5	18.3	17.1	19.3	16.5	15.5	18.4

续表

年龄	频率	合计	城市			农村		
			小计	大城市	中小城市	小计	普通农村	贫困农村
9～11岁	≥3次/天	0.6	0.7	0.8	0.6	0.5	0.5	0.4
	2次/天	0.9	0.9	1.2	0.5	1.0	0.8	1.3
	1次/天	3.8	3.6	4.0	3.3	4.2	3.9	4.5
	4～6次/周	10.3	11.2	11.1	11.3	9.1	8.3	10.6
	1～3次/周	44.0	42.8	43.9	42.0	45.5	46.4	44.0
	<1次/周	24.3	24.6	23.3	25.6	24.0	25.0	22.2
	0次	16.0	16.3	15.7	16.7	15.7	15.0	16.9
12～14岁	≥3次/天	0.8	1.1	1.0	1.1	0.4	0.6	0.3
	2次/天	1.4	1.6	1.9	1.3	1.2	0.9	1.6
	1次/天	6.6	7.5	7.7	7.3	5.8	5.6	6.0
	4～6次/周	11.3	12.4	11.5	13.1	10.3	11.0	9.3
	1～3次/周	43.3	41.8	43.1	40.7	44.9	45.1	44.7
	<1次/周	22.3	21.2	20.8	21.6	23.5	23.0	24.2
	0次	14.2	14.5	14.0	14.9	13.9	13.8	14.0
15～17岁	≥3次/天	0.8	0.8	1.1	0.6	0.8	0.9	0.7
	2次/天	1.8	1.7	1.9	1.6	1.8	1.5	2.3
	1次/天	6.8	7.0	6.6	7.3	6.6	6.8	6.3
	4～6次/周	13.8	15.6	14.9	16.1	11.9	12.7	10.6
	1～3次/周	43.8	43.2	42.5	43.8	44.5	44.9	43.8
	<1次/周	19.7	18.7	19.5	18.0	20.8	20.8	20.7
	0次	13.3	13.0	13.4	12.6	13.6	12.3	15.7
男生								
小计	≥3次/天	0.8	0.8	0.8	0.9	0.8	0.9	0.5
	2次/天	1.3	1.3	1.6	1.0	1.4	1.0	1.9
	1次/天	5.4	5.6	6.1	5.2	5.2	5.2	5.3
	4～6次/周	11.7	12.6	12.5	12.6	10.6	10.6	10.7
	1～3次/周	43.5	41.7	41.8	41.7	45.3	46.6	43.1
	<1次/周	22.4	22.7	22.6	22.7	22.2	22.0	22.4
	0次	14.9	15.3	14.6	15.9	14.5	13.6	16.0
6～8岁	≥3次/天	0.5	0.4	0.5	0.3	0.6	0.9	0.0
	2次/天	0.9	0.5	0.6	0.5	1.3	0.9	2.0
	1次/天	3.5	3.4	4.7	2.2	3.7	3.9	3.3
	4～6次/周	9.9	9.9	10.2	9.7	9.8	9.7	9.9
	1～3次/周	43.7	40.9	40.6	41.2	47.1	48.5	44.5
	<1次/周	25.1	27.3	27.0	27.5	22.5	22.1	23.2
	0次	16.4	17.6	16.3	18.7	15.1	14.0	17.1
9～11岁	≥3次/天	0.8	0.8	0.7	0.9	0.8	0.8	0.6
	2次/天	0.8	0.8	1.1	0.5	0.9	0.6	1.4

续表

年龄	频率	合计	城市			农村		
			小计	大城市	中小城市	小计	普通农村	贫困农村
	1 次 / 天	4.1	3.7	4.0	3.4	4.5	4.7	4.3
	4～6 次 / 周	10.8	11.7	12.6	10.9	9.9	8.8	11.7
	1～3 次 / 周	44.0	43.7	44.2	43.4	44.4	45.2	42.9
	<1 次 / 周	24.1	24.1	23.3	24.7	24.2	25.3	22.3
	0 次	15.4	15.3	14.2	16.3	15.4	14.6	16.8
12～14 岁	≥3 次 / 天	0.9	1.2	0.8	1.5	0.6	0.7	0.4
	2 次 / 天	1.6	1.9	2.6	1.4	1.3	1.1	1.6
	1 次 / 天	7.1	8.0	8.8	7.3	6.1	5.6	7.0
	4～6 次 / 周	11.6	12.5	11.6	13.2	10.7	10.9	10.3
	1～3 次 / 周	43.9	41.3	42.2	40.5	46.6	48.2	44.0
	<1 次 / 周	21.2	20.7	20.1	21.2	21.6	20.7	23.1
	0 次	13.8	14.4	14.0	14.8	13.1	12.8	13.6
15～17 岁	≥3 次 / 天	1.0	0.9	1.3	0.6	1.2	1.3	1.1
	2 次 / 天	1.9	1.8	2.0	1.7	2.0	1.6	2.6
	1 次 / 天	6.8	7.3	6.9	7.6	6.2	6.3	6.0
	4～6 次 / 周	14.2	16.2	15.9	16.4	12.0	12.8	10.7
	1～3 次 / 周	42.2	41.0	40.1	41.7	43.4	44.6	41.4
	<1 次 / 周	19.6	18.8	19.9	18.0	20.5	20.1	21.2
	0 次	14.3	13.9	13.8	14.1	14.7	13.3	17.1
女生								
小计	≥3 次 / 天	0.5	0.6	0.7	0.5	0.4	0.6	0.2
	2 次 / 天	1.2	1.1	1.2	0.9	1.3	1.1	1.6
	1 次 / 天	5.1	5.1	5.3	5.0	5.0	4.9	5.2
	4～6 次 / 周	10.8	11.6	11.1	12.1	9.8	10.0	9.4
	1～3 次 / 周	43.7	42.7	43.8	41.7	44.9	45.0	44.7
	<1 次 / 周	23.3	23.2	22.2	24.0	23.5	23.8	22.9
	0 次	15.4	15.7	15.6	15.8	15.1	14.6	16.0
	≥3 次 / 天	0.5	0.2	0.0	0.4	0.8	1.1	0.2
	2 次 / 天	0.9	0.4	0.5	0.4	1.3	1.3	1.3
	1 次 / 天	3.4	3.3	4.1	2.6	3.6	3.4	4.1
	4～6 次 / 周	8.7	8.6	9.7	7.7	8.8	8.4	9.8
	1～3 次 / 周	42.5	41.1	43.1	39.4	44.1	45.5	41.4
	<1 次 / 周	25.5	27.3	24.7	29.5	23.5	23.5	23.6
	0 次	18.5	19.0	17.9	19.9	17.9	16.9	19.7
	≥3 次 / 天	0.4	0.6	0.9	0.3	0.2	0.2	0.2
	2 次 / 天	1.0	1.0	1.4	0.6	1.1	1.1	1.2
	1 次 / 天	3.6	3.5	4.0	3.1	3.8	3.2	4.8
	4～6 次 / 周	9.7	10.8	9.7	11.7	8.4	7.9	9.3

续表

年龄	频率	合计	城市			农村		
			小计	大城市	中小城市	小计	普通农村	贫困农村
	1～3次/周	44.0	42.0	43.6	40.6	46.7	47.5	45.2
	<1次/周	24.5	25.0	23.3	26.5	23.8	24.7	22.1
	0次	16.7	17.2	17.2	17.1	16.1	15.5	17.1
	≥3次/天	0.6	0.9	1.2	0.7	0.3	0.5	0.1
	2次/天	1.2	1.3	1.3	1.2	1.1	0.7	1.7
	1次/天	6.2	7.0	6.7	7.3	5.4	5.6	5.1
	4～6次/周	11.1	12.3	11.4	13.0	9.9	11.1	8.3
	1～3次/周	42.8	42.3	43.9	40.9	43.3	41.7	45.4
	<1次/周	23.5	21.7	21.4	21.9	25.4	25.6	25.1
	0次	14.6	14.6	14.1	15.0	14.6	14.9	14.3
	≥3次/天	0.6	0.8	0.8	0.7	0.5	0.6	0.3
	2次/天	1.7	1.6	1.8	1.5	1.7	1.5	2.1
	1次/天	6.8	6.7	6.3	7.1	6.9	7.2	6.5
	4～6次/周	13.4	14.9	13.9	15.8	11.8	12.6	10.5
	1～3次/周	45.5	45.4	44.8	46.0	45.6	45.3	46.2
	<1次/周	19.8	18.5	19.2	18.0	21.0	21.6	20.2
	0次	12.2	12.0	13.1	11.0	12.4	11.3	14.2

表 2-6-12　2010—2012年中国城乡6～17岁儿童不同年龄组休闲食品摄入频率分布（%）

年龄	频率	合计	城市			农村		
			小计	大城市	中小城市	小计	普通农村	贫困农村
合计	≥1次/天	43.4	53.3	61.6	46.5	32.1	37.3	23.5
	4～6次/周	23.5	22.7	21.5	23.7	24.4	27.0	20.1
	1～3次/周	21.7	17.3	13.0	20.9	26.6	25.0	29.3
	<1次/周	6.5	3.6	2.0	4.9	9.8	6.7	14.9
	不吃	4.9	3.0	1.8	4.1	7.0	4.0	12.1
6～8岁	≥1次/天	40.8	48.5	54.8	43.1	31.7	35.0	25.5
	4～6次/周	25.9	26.2	27.2	25.3	25.5	27.6	21.7
	1～3次/周	22.2	18.4	14.1	22.1	26.8	27.3	25.9
	<1次/周	6.6	4.1	2.5	5.5	9.5	6.2	15.6
	不吃	4.5	2.8	1.5	4.0	6.5	3.9	11.3
9～11岁	≥1次/天	44.2	53.0	62.1	45.7	33.3	38.0	25.0
	4～6次/周	23.2	22.2	19.5	24.3	24.6	27.0	20.4
	1～3次/周	21.5	18.6	14.2	22.2	25.1	24.9	25.5
	<1次/周	6.3	3.5	2.2	4.6	9.7	6.6	15.0
	不吃	4.8	2.7	2.0	3.2	7.4	3.5	14.1

续表

年龄	频率	合计	城市			农村		
			小计	大城市	中小城市	小计	普通农村	贫困农村
12～14岁	≥1次/天	43.9	56.4	66.6	48.2	30.9	36.7	22.6
	4～6次/周	22.7	21.2	20.0	22.1	24.3	27.2	19.9
	1～3次/周	21.6	15.3	10.3	19.2	28.3	25.2	32.7
	<1次/周	6.4	3.2	1.4	4.7	9.7	6.9	14.0
	不吃	5.4	4.0	1.7	5.8	6.8	4.1	10.8
15～17岁	≥1次/天	44.2	55.2	62.8	49.0	32.7	39.3	21.8
	4～6次/周	22.6	21.6	19.7	23.2	23.5	26.4	18.8
	1～3次/周	21.5	17.1	13.4	20.1	26.1	22.9	31.5
	<1次/周	6.7	3.5	2.0	4.7	10.2	7.1	15.3
	不吃	5.0	2.6	2.0	3.1	7.4	4.4	12.5
男生								
小计	≥1次/天	41.7	51.5	59.9	44.7	30.7	35.9	22.0
	4～6次/周	23.3	22.5	21.8	23.1	24.3	26.3	20.9
	1～3次/周	22.5	18.2	13.7	21.9	27.2	25.4	30.3
	<1次/周	7.0	3.9	2.4	5.1	10.4	7.7	15.0
	不吃	5.5	3.8	2.2	5.2	7.4	4.8	11.9
6～8岁	≥1次/天	40.4	48.2	54.3	43.0	31.1	36.0	21.9
	4～6次/周	26.2	26.6	27.8	25.5	25.8	26.2	25.0
	1～3次/周	21.8	17.3	12.7	21.4	27.1	26.8	27.6
	<1次/周	6.8	4.2	3.2	5.1	9.9	7.0	15.4
	不吃	4.8	3.6	2.0	5.1	6.1	4.0	10.1
9～11岁	≥1次/天	42.4	51.8	61.9	43.6	31.3	35.4	24.2
	4～6次/周	23.0	21.2	19.4	22.7	25.1	27.5	21.0
	1～3次/周	22.9	19.8	14.3	24.3	26.5	25.9	27.5
	<1次/周	6.5	3.6	2.2	4.7	9.9	7.0	14.9
	不吃	5.3	3.6	2.2	4.8	7.2	4.2	12.3
12～14岁	≥1次/天	42.8	54.4	64.5	46.5	30.7	35.9	22.5
	4～6次/周	22.1	20.9	19.8	21.8	23.3	25.8	19.6
	1～3次/周	22.8	16.6	11.9	20.3	29.2	26.1	34.1
	<1次/周	6.7	3.6	1.9	4.9	10.0	7.7	13.7
	不吃	5.6	4.5	1.9	6.6	6.7	4.5	10.2
15～17岁	≥1次/天	40.9	51.3	58.7	45.5	29.9	36.1	19.5
	4～6次/周	22.4	21.6	20.4	22.6	23.3	25.9	18.8
	1～3次/周	22.4	19.2	15.9	21.7	25.8	22.9	30.8
	<1次/周	7.9	4.4	2.4	6.0	11.6	8.9	16.1
	不吃	6.4	3.5	2.6	4.3	9.4	6.2	14.7

续表

年龄	频率	合计	城市			农村		
			小计	大城市	中小城市	小计	普通农村	贫困农村
女生								
小计	≥1 次 / 天	45.0	55.1	63.3	48.4	33.5	38.7	25.1
	4～6 次 / 周	23.7	23.0	21.3	24.3	24.6	27.8	19.4
	1～3 次 / 周	20.9	16.4	12.3	19.8	26.0	24.6	28.3
	<1 次 / 周	6.0	3.2	1.6	4.6	9.2	5.7	14.8
	不吃	4.3	2.2	1.4	2.9	6.7	3.2	12.4
6～8 岁	≥1 次 / 天	41.2	48.7	55.2	43.2	32.3	34.0	29.1
	4～6 次 / 周	25.6	25.7	26.5	25.1	25.3	28.9	18.4
	1～3 次 / 周	22.7	19.5	15.5	22.9	26.5	27.7	24.1
	<1 次 / 周	6.3	4.0	1.8	5.9	9.0	5.5	15.8
	不吃	4.2	2.0	0.9	2.9	6.8	3.8	12.5
9～11 岁	≥1 次 / 天	46.0	54.1	62.3	47.6	35.4	40.7	25.8
	4～6 次 / 周	23.5	23.1	19.6	25.8	24.0	26.4	19.7
	1～3 次 / 周	20.1	17.4	14.0	20.2	23.6	23.9	23.2
	<1 次 / 周	6.1	3.5	2.2	4.6	9.4	6.2	15.2
	不吃	4.3	1.8	1.8	1.8	7.5	2.8	16.1
12～14 岁	≥1 次 / 天	45.1	58.4	68.6	49.9	31.1	37.4	22.7
	4～6 次 / 周	23.3	21.5	20.2	22.5	25.2	28.8	20.2
	1～3 次 / 周	20.5	13.9	8.8	18.1	27.3	24.2	31.5
	<1 次 / 周	6.1	2.8	0.9	4.4	9.5	6.0	14.1
	不吃	5.1	3.4	1.5	5.0	6.9	3.5	11.5
15～17 岁	≥1 次 / 天	47.6	59.2	67.0	52.6	35.5	42.5	24.1
	4～6 次 / 周	22.7	21.6	19.1	23.8	23.8	26.9	18.9
	1～3 次 / 周	20.5	15.0	11.0	18.3	26.4	22.8	32.2
	<1 次 / 周	5.6	2.5	1.5	3.4	8.8	5.2	14.5
	不吃	3.5	1.7	1.4	1.9	5.5	2.5	10.3

表 2-6-13　2010—2012 年中国城乡 6～17 岁儿童不同年龄组糕点摄入频率分布（%）

年龄	频率	合计	城市			农村		
			小计	大城市	中小城市	小计	普通农村	贫困农村
合计	≥1 次 / 天	17.2	22.5	27.8	18.1	11.2	12.6	9.0
	4～6 次 / 周	22.7	26.1	26.8	25.5	18.8	21.4	14.4
	1～3 次 / 周	38.0	36.1	34.3	37.5	40.3	43.5	34.8
	<1 次 / 周	13.8	9.3	6.6	11.5	18.8	15.2	24.9
	不吃	8.3	6.0	4.4	7.3	11.0	7.3	17.0
6～8 岁	≥1 次 / 天	14.9	18.7	23.3	14.7	10.5	11.7	8.3
	4～6 次 / 周	24.0	28.3	28.3	28.3	18.8	20.8	15.1
	1～3 次 / 周	39.8	37.7	36.8	38.4	42.4	45.5	36.6
	<1 次 / 周	13.5	9.9	7.6	11.8	17.9	14.9	23.6
	不吃	7.7	5.5	3.9	6.8	10.4	7.2	16.4

续表

年龄	频率	合计	城市			农村		
			小计	大城市	中小城市	小计	普通农村	贫困农村
9～11岁	≥1次/天	16.6	21.1	26.5	16.6	11.1	11.2	11.0
	4～6次/周	23.0	26.6	27.4	26.0	18.5	21.4	13.3
	1～3次/周	38.5	37.1	33.9	39.7	40.3	45.1	31.8
	<1次/周	14.0	9.7	7.5	11.5	19.3	15.9	25.3
	不吃	7.9	5.5	4.8	6.2	10.8	6.4	18.6
12～14岁	≥1次/天	18.4	25.7	32.5	20.3	10.7	12.0	8.8
	4～6次/周	21.3	23.8	25.1	22.7	18.8	22.0	14.1
	1～3次/周	37.2	34.7	33.5	35.6	39.8	43.0	35.2
	<1次/周	14.3	8.6	4.9	11.7	20.2	15.1	27.6
	不吃	8.8	7.1	4.0	9.7	10.5	7.9	14.4
15～17岁	≥1次/天	18.6	24.4	28.9	20.7	12.5	15.2	8.0
	4～6次/周	22.6	26.0	26.6	25.4	19.0	21.4	15.1
	1～3次/周	36.7	34.7	33.0	36.1	38.9	40.9	35.5
	<1次/周	13.2	9.1	6.5	11.2	17.6	14.8	22.2
	不吃	8.9	5.8	4.9	6.6	12.0	7.7	19.2
男生								
小计	≥1次/天	16.6	21.7	27.3	17.2	10.9	12.2	8.6
	4～6次/周	22.2	25.6	25.9	25.3	18.3	20.9	14.0
	1～3次/周	37.9	36.1	35.0	36.9	39.9	42.5	35.5
	<1次/周	13.9	9.5	6.8	11.8	18.8	15.6	24.2
	不吃	9.5	7.1	5.1	8.8	12.1	8.8	17.7
6～8岁	≥1次/天	14.5	18.5	23.0	14.6	9.8	10.9	7.7
	4～6次/周	24.4	28.9	28.7	29.2	19.0	21.2	14.9
	1～3次/周	39.3	37.0	36.2	37.6	42.2	43.5	39.7
	<1次/周	13.5	9.4	7.6	10.9	18.4	16.0	23.0
	不吃	8.2	6.3	4.5	7.8	10.6	8.4	14.7
9～11岁	≥1次/每天	16.2	21.1	27.0	16.3	10.4	10.6	10.1
	4～6次/周	21.6	24.6	25.8	23.6	18.1	20.7	13.6
	1～3次/周	38.8	37.8	34.7	40.3	40.1	44.2	33.1
	<1次/周	14.6	10.1	7.5	12.2	20.0	16.8	25.5
	不吃	8.7	6.5	5.1	7.6	11.4	7.7	17.7
12～14岁	≥1次/天	17.7	23.9	30.7	18.5	11.3	12.9	8.9
	4～6次/周	21.2	23.6	23.9	23.4	18.7	21.7	14.0
	1～3次/周	37.0	35.3	35.3	35.3	38.8	41.7	34.2
	<1次/周	14.5	8.9	5.1	11.8	20.3	15.2	28.3
	不吃	9.6	8.3	5.0	10.9	10.9	8.5	14.7

续表

年龄	频率	合计	城市			农村		
			小计	大城市	中小城市	小计	普通农村	贫困农村
15～17岁	≥1次/天	17.6	23.1	28.4	19.0	11.8	14.2	7.7
	4～6次/周	21.6	25.4	25.1	25.6	17.5	19.8	13.7
	1～3次/周	36.5	34.2	33.9	34.5	39.0	40.9	35.6
	<1次/周	13.0	9.9	6.8	12.3	16.3	14.5	19.4
	不吃	11.3	7.3	5.7	8.6	15.4	10.5	23.6
女生								
小计	≥1次/天	17.8	23.3	28.4	19.1	11.6	12.9	9.4
	4～6次/周	23.2	26.7	27.8	25.7	19.2	22.0	14.7
	1～3次/周	38.2	36.0	33.6	38.1	40.6	44.6	34.1
	<1次/周	13.6	9.1	6.5	11.2	18.8	14.7	25.5
	不吃	7.2	4.9	3.7	5.9	9.8	5.8	16.3
6～8岁	≥1次/天	15.3	18.9	23.6	14.9	11.2	12.4	8.8
	4～6次/周	23.5	27.7	28.0	27.4	18.6	20.4	15.3
	1～3次/周	40.4	38.4	37.5	39.3	42.6	47.4	33.5
	<1次/周	13.6	10.4	7.7	12.7	17.4	13.8	24.3
	不吃	7.2	4.7	3.3	5.8	10.2	6.1	18.0
9～11岁	≥1次/天	17.1	21.0	26.1	16.9	11.9	11.9	11.9
	4～6次/周	24.4	28.6	28.9	28.3	18.9	22.1	13.0
	1～3次/周	38.2	36.5	33.1	39.2	40.4	46.0	30.4
	<1次/周	13.3	9.3	7.4	10.8	18.6	14.9	25.1
	不吃	7.1	4.7	4.5	4.8	10.2	5.1	19.6
12～14岁	≥1次/天	19.1	27.7	34.4	22.1	10.1	11.2	8.7
	4～6次/周	21.4	23.9	26.2	22.0	18.9	22.4	14.1
	1～3次/周	37.4	34.1	31.8	36.0	40.8	44.3	36.1
	<1次/周	14.1	8.4	4.6	11.5	20.0	14.9	27.0
	不吃	8.0	5.9	3.0	8.4	10.2	7.3	14.1
15～17岁	≥1次/天	19.6	25.7	29.4	22.5	13.2	16.2	8.4
	4～6次/周	23.6	26.5	28.1	25.2	20.5	22.9	16.5
	1～3次/周	37.0	35.2	32.2	37.8	38.8	40.9	35.3
	<1次/周	13.5	8.3	6.2	10.0	18.9	15.2	25.0
	不吃	6.4	4.3	4.1	4.5	8.6	4.8	14.8

表 2-6-14　2010—2012 年中国城乡 6～17 岁儿童不同年龄组巧克力摄入频率分布（%）

年龄	频率	合计	城市			农村		
			小计	大城市	中小城市	小计	普通农村	贫困农村
合计	≥1 次 / 周	28.1	34.4	41.1	28.8	21.0	25.3	13.9
	<1 次 / 周	32.7	34.9	33.6	35.9	30.2	33.3	25.0
	不吃	39.2	30.8	25.3	35.3	48.8	41.3	61.1
6～8 岁	≥1 次 / 周	26.0	31.0	36.6	26.3	20.0	24.4	11.7
	<1 次 / 周	35.2	38.4	36.0	40.5	31.5	35.2	24.4
	不吃	38.8	30.6	27.4	33.2	48.6	40.4	63.9
9～11 岁	≥1 次 / 周	28.3	33.4	40.9	27.4	21.9	25.7	15.3
	<1 次 / 周	33.6	36.3	35.6	36.9	30.4	34.6	22.9
	不吃	38.1	30.3	23.6	35.7	47.7	39.7	61.8
12～14 岁	≥1 次 / 周	30.7	38.2	44.1	33.5	22.8	27.9	15.4
	<1 次 / 周	29.9	31.3	31.6	31.0	28.5	29.5	27.2
	不吃	39.4	30.5	24.3	35.6	48.6	42.6	57.4
15～17 岁	≥1 次 / 周	27.1	34.5	43.0	27.7	19.2	23.1	12.6
	<1 次 / 周	32.2	33.6	31.1	35.7	30.8	34.4	24.7
	不吃	40.7	31.8	25.9	36.6	50.1	42.4	62.7
男生								
小计	≥1 次 / 周	27.6	33.6	41.4	27.2	21.0	25.2	13.8
	<1 次 / 周	31.2	33.5	32.2	34.6	28.5	31.0	24.2
	不吃	41.2	32.9	26.4	38.2	50.5	43.8	61.9
6～8 岁	≥1 次 / 周	26.3	31.2	37.2	26.0	20.4	26.0	9.9
	<1 次 / 周	34.8	38.3	37.6	39.0	30.6	34.0	24.1
	不吃	38.9	30.5	25.2	35.1	49.1	40.0	66.0
9～11 岁	≥1 次 / 周	27.9	32.7	41.7	25.3	22.3	25.4	16.9
	<1 次 / 周	32.1	35.2	33.0	37.0	28.4	31.9	22.5
	不吃	40.0	32.1	25.2	37.8	49.4	42.7	60.6
12～14 岁	≥1 次 / 周	30.0	36.7	44.8	30.4	22.9	27.7	15.3
	<1 次 / 周	28.4	30.3	29.4	31.0	26.4	26.5	26.2
	不吃	41.7	33.0	25.9	38.5	50.7	45.8	58.5
15～17 岁	≥1 次 / 周	26.0	33.5	41.7	27.0	18.1	21.5	12.3
	<1 次 / 周	29.8	30.5	28.7	31.9	29.1	32.3	23.9
	不吃	44.1	36.0	29.6	41.1	52.7	46.2	63.8

续表

年龄	频率	合计	城市			农村		
			小计	大城市	中小城市	小计	普通农村	贫困农村
女生								
小计	≥1 次 / 周	28.6	35.1	40.9	30.4	21.1	25.5	14.0
	<1 次 / 周	34.2	36.2	35.0	37.2	31.9	35.7	25.7
	不吃	37.2	28.7	24.1	32.5	47.0	38.8	60.4
6～8 岁	≥1 次 / 周	25.7	30.9	35.9	26.6	19.6	22.8	13.4
	<1 次 / 周	35.6	38.5	34.4	42.0	32.3	36.3	24.7
	不吃	38.7	30.6	29.7	31.4	48.1	40.9	61.9
9～11 岁	≥1 次 / 周	28.7	34.1	40.0	29.4	21.5	26.0	13.5
	<1 次 / 周	35.2	37.3	38.0	36.8	32.4	37.5	23.4
	不吃	36.1	28.6	22.0	33.8	46.1	36.6	63.1
12～14 岁	≥1 次 / 周	31.4	39.7	43.4	36.6	22.8	28.2	15.5
	<1 次 / 周	31.5	32.3	33.8	31.0	30.7	32.6	28.2
	不吃	37.1	28.1	22.8	32.4	46.5	39.2	56.3
15～17 岁	≥1 次 / 周	28.1	35.6	44.3	28.4	20.2	24.8	12.9
	<1 次 / 周	34.7	36.8	33.4	39.7	32.4	36.6	25.4
	不吃	37.2	27.5	22.3	31.9	47.4	38.6	61.7

表 2-6-15 2010—2012 年中国城乡 6～17 岁儿童不同年龄组油炸小食品摄入频率分布（%）

年龄	频率	合计	城市			农村		
			小计	大城市	中小城市	小计	普通农村	贫困农村
合计	≥1 次 / 周	36.5	39.3	43.1	36.1	33.3	36.3	28.4
	<1 次 / 周	28.0	29.8	29.8	29.7	26.0	28.5	21.8
	不吃	35.5	31.0	27.1	34.1	40.7	35.1	49.9
6～8 岁	≥1 次 / 周	35.1	35.6	37.1	34.3	34.5	37.4	28.9
	<1 次 / 周	31.2	33.4	34.2	32.6	28.6	30.3	25.3
	不吃	33.8	31.1	28.8	33.0	37.0	32.3	45.8
9～11 岁	≥1 次 / 周	35.1	37.1	41.1	33.8	32.6	35.7	27.1
	<1 次 / 周	30.0	32.3	32.0	32.5	27.2	30.2	22.0
	不吃	34.9	30.7	26.9	33.7	40.2	34.1	50.9
12～14 岁	≥1 次 / 周	38.7	42.8	48.3	38.3	34.4	36.6	31.3
	<1 次 / 周	25.2	26.6	27.1	26.3	23.8	26.8	19.3
	不吃	36.1	30.6	24.6	35.5	41.8	36.6	49.4
15～17 岁	≥1 次 / 周	36.9	41.7	46.1	38.2	31.9	35.6	25.7
	<1 次 / 周	25.9	26.8	25.7	27.6	25.0	27.1	21.6
	不吃	37.1	31.5	28.2	34.2	43.1	37.3	52.7

续表

年龄	频率	合计	城市			农村		
			小计	大城市	中小城市	小计	普通农村	贫困农村
男生								
小计	≥1 次 / 周	35.8	38.8	43.3	35.2	32.4	35.7	26.9
	<1 次 / 周	27.1	28.6	28.3	28.8	25.5	27.0	23.0
	不吃	37.1	32.6	28.4	36.1	42.0	37.3	50.0
6～8 岁	≥1 次 / 周	35.4	35.9	36.8	35.2	34.8	39.3	26.3
	<1 次 / 周	30.7	32.6	34.8	30.8	28.3	29.1	26.8
	不吃	33.9	31.4	28.4	34.1	36.9	31.6	46.9
9～11 岁	≥1 次 / 周	35.0	37.8	43.6	33.1	31.7	34.7	26.7
	<1 次 / 周	29.3	31.3	29.8	32.5	27.0	29.0	23.7
	不吃	35.6	30.9	26.5	34.4	41.2	36.4	49.5
12～14 岁	≥1 次 / 周	38.2	42.0	48.2	37.1	34.3	36.2	31.4
	<1 次 / 周	24.9	25.8	25.0	26.4	24.0	25.8	21.1
	不吃	36.8	32.3	26.8	36.5	41.6	38.0	47.4
15～17 岁	≥1 次 / 周	34.3	39.3	44.4	35.3	29.0	32.8	22.6
	<1 次 / 周	24.0	24.7	23.6	25.5	23.3	24.5	21.4
	不吃	41.7	36.0	32.0	39.2	47.7	42.7	56.1
女生								
小计	≥1 次 / 周	37.2	39.8	43.0	37.1	34.3	37.0	29.8
	<1 次 / 周	28.8	30.9	31.2	30.7	26.5	30.1	20.5
	不吃	34.0	29.3	25.8	32.2	39.3	32.9	49.7
6～8 岁	≥1 次 / 周	34.7	35.2	37.3	33.4	34.2	35.6	31.5
	<1 次 / 周	31.7	34.1	33.6	34.5	28.8	31.4	23.8
	不吃	33.6	30.7	29.1	32.0	37.0	33.0	44.8
9～11 岁	≥1 次 / 周	35.1	36.3	38.6	34.5	33.5	36.8	27.5
	<1 次 / 周	30.7	33.2	34.1	32.5	27.4	31.4	20.1
	不吃	34.2	30.5	27.3	33.1	39.1	31.8	52.4
12～14 岁	≥1 次 / 周	39.1	43.6	48.4	39.6	34.5	37.0	31.1
	<1 次 / 周	25.5	27.5	29.1	26.1	23.6	27.9	17.7
	不吃	35.3	29.0	22.5	34.3	42.0	35.1	51.2
15～17 岁	≥1 次 / 周	39.6	44.2	47.7	41.3	34.8	38.6	28.7
	<1 次 / 周	27.9	29.0	27.9	29.9	26.7	29.7	21.9
	不吃	32.5	26.8	24.4	28.9	38.4	31.7	49.4

表 2-6-16　2010—2012 年中国城乡 6～17 岁儿童不同年龄组膨化食品摄入频率分布（%）

年龄	频率	合计	城市			农村		
			小计	大城市	中小城市	小计	普通农村	贫困农村
合计	≥1 次 / 周	28.3	30.4	33.6	27.7	25.9	29.9	19.3
	<1 次 / 周	21.7	22.7	23.2	22.3	20.5	21.0	19.7
	不吃	50.1	47.0	43.3	50.0	53.6	49.1	61.0
6～8 岁	≥1 次 / 周	25.2	25.3	25.4	25.2	25.1	27.2	21.1
	<1 次 / 周	23.3	24.6	26.5	23.0	21.6	21.9	21.2
	不吃	51.6	50.1	48.1	51.9	53.3	50.9	57.8
9～11 岁	≥1 次 / 周	26.0	27.0	30.3	24.4	24.7	28.4	18.3
	<1 次 / 周	22.3	23.6	23.9	23.4	20.7	22.0	18.3
	不吃	51.7	49.4	45.8	52.3	54.6	49.6	63.3
12～14 岁	≥1 次 / 周	30.1	33.9	39.5	29.3	26.2	30.9	19.3
	<1 次 / 周	20.7	21.2	20.8	21.6	20.2	19.5	21.2
	不吃	49.2	44.9	39.7	49.1	53.7	49.7	59.5
15～17 岁	≥1 次 / 周	31.6	35.4	39.2	32.3	27.6	33.0	18.7
	<1 次 / 周	20.5	21.3	21.5	21.2	19.7	20.7	18.0
	不吃	47.9	43.3	39.3	46.5	52.7	46.3	63.3
男生								
小计	≥1 次 / 周	27.5	29.5	33.3	26.3	25.4	29.4	18.6
	<1 次 / 周	21.2	22.0	22.7	21.5	20.2	20.5	19.8
	不吃	51.3	48.5	44.0	52.2	54.4	50.1	61.6
6～8 岁	≥1 次 / 周	25.2	25.2	26.0	24.6	25.1	29.1	17.6
	<1 次 / 周	22.8	24.7	27.6	22.2	20.4	20.2	21.0
	不吃	52.1	50.1	46.4	53.2	54.5	50.7	61.4
9～11 岁	≥1 次 / 周	26.1	27.9	32.3	24.3	23.9	27.3	18.2
	<1 次 / 周	22.0	22.4	23.0	22.0	21.4	22.8	19.1
	不吃	51.9	49.7	44.7	53.7	54.6	49.9	62.7
12～14 岁	≥1 次 / 周	29.4	32.1	38.3	27.3	26.6	30.4	20.7
	<1 次 / 周	20.5	21.1	19.9	22.1	19.7	19.4	20.3
	不吃	50.1	46.8	41.9	50.6	53.6	50.3	58.9
15～17 岁	≥1 次 / 周	29.2	32.5	36.8	29.1	25.7	30.7	17.4
	<1 次 / 周	19.7	19.9	20.2	19.6	19.5	19.8	18.8
	不吃	51.1	47.6	43.0	51.3	54.8	49.5	63.8
女生								
小计	≥1 次 / 周	29.0	31.3	33.8	29.2	26.5	30.5	20.0
	<1 次 / 周	22.1	23.4	23.7	23.1	20.8	21.5	19.6
	不吃	48.8	45.4	42.6	47.7	52.7	48.0	60.4
6～8 岁	≥1 次 / 周	25.2	25.3	24.7	25.7	25.1	25.4	24.5
	<1 次 / 周	23.8	24.6	25.4	23.8	22.8	23.6	21.4
	不吃	51.1	50.2	49.8	50.5	52.1	51.1	54.1

续表

年龄	频率	合计	城市			农村		
			小计	大城市	中小城市	小计	普通农村	贫困农村
9～11岁	≥1次/周	25.9	26.2	28.3	24.4	25.6	29.5	18.5
	<1次/周	22.6	24.7	24.7	24.7	19.9	21.3	17.5
	不吃	51.5	49.2	46.9	50.9	54.5	49.2	64.0
12～14岁	≥1次/周	30.8	35.6	40.6	31.5	25.7	31.4	18.0
	<1次/周	21.0	21.3	21.7	21.0	20.6	19.6	22.0
	不吃	48.3	43.0	37.7	47.5	53.7	49.0	60.0
15～17岁	≥1次/周	34.0	38.3	41.6	35.6	29.5	35.5	19.9
	<1次/周	21.4	22.8	22.8	22.9	19.9	21.5	17.2
	不吃	44.6	38.8	35.6	41.5	50.6	43.0	62.9

表2-6-17　2010—2012年中国城乡6～17岁儿童不同年龄组蜜饯摄入频率分布(%)

年龄	频率	合计	城市			农村		
			小计	大城市	中小城市	小计	普通农村	贫困农村
合计	≥3次/周	16.3	21.9	26.8	17.7	10.2	12.7	6.4
	1～3次/周	29.6	35.4	37.5	33.7	23.2	29.8	13.0
	<1次/周	9.1	7.9	7.4	8.3	10.4	9.0	12.4
	不吃	45.0	34.8	28.3	40.3	56.2	48.4	68.2
6～8岁	≥3次/周	12.8	17.6	21.5	14.2	7.4	7.9	6.7
	1～3次/周	29.5	35.6	39.7	32.0	22.7	29.3	11.0
	<1次/周	9.4	9.3	8.9	9.8	9.5	10.0	8.8
	不吃	48.2	37.5	29.9	44.0	60.4	52.9	73.5
9～11岁	≥3次/周	16.3	20.5	25.5	16.4	11.2	13.8	7.1
	1～3次/周	31.8	36.9	39.5	34.9	25.4	32.5	14.0
	<1次/周	8.2	8.4	8.1	8.6	7.9	7.9	7.8
	不吃	43.8	34.2	26.9	40.0	55.5	45.8	71.1
12～14岁	≥3次/周	17.6	24.3	30.4	19.3	10.5	13.6	6.5
	1～3次/周	28.6	34.5	35.1	34.0	22.5	29.3	13.7
	<1次/周	9.0	6.7	5.6	7.7	11.3	8.3	15.2
	不吃	44.8	34.4	28.9	39.0	55.7	48.8	64.6
15～17岁	≥3次/周	18.2	24.7	29.4	20.8	11.4	15.2	5.5
	1～3次/周	28.6	34.6	36.0	33.4	22.3	28.4	13.0
	<1次/周	9.7	7.2	7.1	7.3	12.4	10.0	16.0
	不吃	43.4	33.5	27.5	38.5	53.9	46.3	65.5
男生								
小计	≥3次/周	14.4	19.3	24.0	15.5	9.1	11.3	5.6
	1～3次/周	26.9	32.4	34.7	30.4	20.8	26.4	12.1
	<1次/周	8.9	8.0	8.0	7.9	10.0	9.1	11.5
	不吃	49.8	40.4	33.3	46.1	60.1	53.3	70.8

续表

年龄	频率	合计	城市			农村		
			小计	大城市	中小城市	小计	普通农村	贫困农村
6～8岁	≥3次/周	12.3	16.4	20.0	13.3	7.5	9.0	4.8
	1～3次/周	27.9	33.9	37.2	31.0	21.0	27.7	9.4
	<1次/周	9.1	9.0	10.3	7.8	9.1	9.4	8.7
	不吃	50.7	40.7	32.5	48.0	62.4	53.9	77.1
9～11岁	≥3次/周	14.2	17.8	22.4	14.1	10.1	12.2	6.7
	1～3次/周	28.9	34.1	38.8	30.3	23.0	29.1	13.2
	<1次/周	8.1	8.2	7.8	8.5	8.1	8.1	8.0
	不吃	48.7	40.0	31.0	47.1	58.9	50.5	72.1
12～14岁	≥3次/周	15.9	21.9	27.6	17.3	9.6	11.7	6.6
	1～3次/周	26.0	31.8	31.3	32.1	20.1	25.9	11.7
	<1次/周	9.1	7.1	6.4	7.6	11.1	9.0	14.2
	不吃	49.1	39.2	34.7	42.9	59.2	53.4	67.5
15～17岁	≥3次/周	15.0	20.8	25.5	17.0	8.9	11.9	4.0
	1～3次/周	24.8	29.8	31.8	28.3	19.5	23.1	13.7
	<1次/周	9.5	7.8	7.7	7.8	11.3	9.8	13.7
	不吃	50.7	41.6	35.0	46.9	60.4	55.2	68.5
女生								
小计	≥3次/周	18.3	24.5	29.7	20.1	11.4	14.2	7.2
	1～3次/周	32.4	38.5	40.4	37.0	25.6	33.5	14.0
	<1次/周	9.2	7.8	6.7	8.7	10.7	9.0	13.2
	不吃	40.1	29.2	23.2	34.2	52.2	43.3	65.5
6～8岁	≥3次/周	13.4	18.9	23.2	15.2	7.4	6.8	8.6
	1～3次/周	31.1	37.4	42.4	33.1	24.3	30.8	12.7
	<1次/周	9.8	9.7	7.3	11.8	9.9	10.5	8.8
	不吃	45.7	34.0	27.1	39.9	58.4	51.9	69.9
9～11岁	≥3次/周	18.4	23.1	28.4	18.7	12.5	15.4	7.5
	1～3次/周	34.6	39.7	40.1	39.4	28.0	35.9	14.9
	<1次/周	8.2	8.6	8.4	8.8	7.6	7.7	7.5
	不吃	38.8	28.6	23.1	33.0	51.9	41.0	70.1
12～14岁	≥3次/周	19.3	26.8	33.2	21.3	11.5	15.9	6.4
	1～3次/周	31.3	37.3	39.0	36.0	25.0	33.1	15.6
	<1次/周	8.9	6.4	4.8	7.8	11.5	7.6	16.0
	不吃	40.5	29.5	23.0	34.9	52.0	43.4	62.0
15～17岁	≥3次/周	21.6	28.8	33.4	24.9	14.0	18.8	7.0
	1～3次/周	32.6	39.6	40.3	39.0	25.3	34.2	12.2
	<1次/周	9.9	6.5	6.5	6.6	13.5	10.2	18.2
	不吃	35.8	25.0	19.8	29.4	47.2	36.8	62.6

（七）主要食物摄入量分布

表 2-7-1 中国不同地区 6～17 岁儿童谷薯杂豆摄入量占推荐摄入量的比例（%）

年龄	合计	城市			农村		
		小计	大城市	中小城市	小计	普通农村	贫困农村
合计	164.5	142.7	136.4	147.1	179.6	161.7	205.7
6～8 岁	165.2	140.4	130.7	147.0	178.4	162.6	201.7
9～11 岁	173.0	150.3	145.9	152.9	188.3	169.9	216.2
12～14 岁	158.1	142.0	137.5	144.9	170.6	151.8	199.5
15～17 岁	156.6	135.2	130.7	139.6	178.2	157.5	202.9
男生							
小计	173.3	153.0	144.0	159.8	186.7	168.2	213.7
6～8 岁	171.5	149.0	134.7	160.9	182.3	161.8	212.5
9～11 岁	179.3	156.8	145.7	164.2	193.4	175.8	221.5
12～14 岁	169.6	153.7	149.6	156.3	181.4	164.3	205.5
15～17 岁	170.5	151.6	147.2	156.0	190.9	172.8	213.4
女生							
小计	154.4	131.7	127.6	134.4	171.1	154.0	196.2
6～8 岁	158.1	131.7	125.4	135.2	173.5	163.7	188.3
9～11 岁	165.3	143.2	146.2	141.7	181.7	162.0	209.7
12～14 岁	146.0	130.2	126.5	132.9	158.9	139.3	192.2
15～17 岁	141.4	115.8	111.0	120.3	165.3	141.3	192.6

表 2-7-2 中国不同地区 6～17 岁儿童谷薯杂豆摄入量分布（%）

年龄		合计	城市			农村		
			小计	大城市	中小城市	小计	普通农村	贫困农村
合计	80%～120%	21.8	26.9	28.9	25.5	18.4	22.6	12.3
	>120%	67.1	57.0	51.4	60.9	74.2	68.6	82.2
6～8 岁	80%～120%	22.5	29.0	31.4	27.4	19.0	22.5	13.8
	>120%	66.8	54.9	50.2	58.1	73.1	69.3	78.8
9～11 岁	80%～120%	20.0	25.7	28.1	24.3	16.1	19.3	11.3
	>120%	71.2	61.0	53.5	65.4	78.1	73.3	85.5
12～14 岁	80%～120%	22.6	26.4	29.6	24.3	19.7	25.4	10.9
	>120%	65.4	57.6	53.1	60.5	71.5	64.6	82.1
15～17 岁	80%～120%	23.0	26.4	26.2	26.6	19.7	25.4	12.8
	>120%	62.5	52.8	48.5	57.0	72.4	63.1	83.4
男生								
小计	80%～120%	19.9	24.2	27.1	22.1	17.1	21.2	11.2
	>120%	71.3	63.0	56.7	67.7	76.7	71.3	84.6
6～8 岁	80%～120%	21.4	27.1	29.7	24.9	18.7	22.8	12.6
	>120%	69.7	59.7	52.9	65.5	74.5	68.6	83.1

续表

年龄		合计	城市			农村		
			小计	大城市	中小城市	小计	普通农村	贫困农村
9～11岁	80%～120%	18.8	23.4	27.0	20.9	15.9	19.9	9.7
	>120%	73.5	64.4	55.4	70.5	79.2	74.3	86.8
12～14岁	80%～120%	19.5	24.8	27.6	23.2	15.5	19.9	9.3
	>120%	71.5	63.4	59.5	65.8	77.5	72.2	84.9
15～17岁	80%～120%	20.1	21.3	24.0	18.8	18.8	22.3	14.4
	>120%	69.6	64.4	60.0	68.8	75.2	69.2	82.7
女生								
小计	80%～120%	24.0	29.7	30.9	28.9	19.9	24.2	13.5
	>120%	62.4	50.6	45.1	54.0	71.1	65.4	79.5
6～8岁	80%～120%	23.7	31.0	33.6	29.5	19.4	22.2	15.2
	>120%	63.5	50.0	46.7	51.8	71.4	70.0	73.5
9～11岁	80%～120%	21.4	28.2	29.5	27.6	16.3	18.4	13.4
	>120%	68.5	57.3	50.9	60.4	76.8	71.8	84.0
12～14岁	80%～120%	26.0	28.0	31.5	25.6	24.3	31.0	12.9
	>120%	59.0	51.8	47.2	55.0	64.9	56.9	78.6
15～17岁	80%～120%	26.2	32.4	28.9	35.8	20.5	28.7	11.2
	>120%	54.8	39.0	34.6	43.1	69.4	56.6	84.1

表 2-7-3 中国不同地区 6～17 岁儿童蔬菜摄入量占推荐摄入量的比例(%)

年龄	合计	城市			农村		
		小计	大城市	中小城市	小计	普通农村	贫困农村
合计	48.2	51.3	54.4	49.2	46.0	48.9	41.7
6～8岁	48.3	53.2	57.2	50.5	45.7	47.5	43.0
9～11岁	52.2	55.1	59.6	52.5	50.2	52.6	46.5
12～14岁	44.8	47.0	51.5	44.0	43.1	46.9	37.3
15～17岁	45.3	48.7	48.7	48.8	41.9	46.9	36.0
男生							
小计	49.4	53.7	57.3	51.1	46.6	49.1	42.9
6～8岁	49.1	56.6	57.7	55.6	45.5	46.6	43.8
9～11岁	53.7	57.3	62.4	53.9	51.5	53.7	48.1
12～14岁	45.8	48.3	55.0	44.2	44.0	47.7	38.8
15～17岁	46.9	51.8	52.8	50.9	41.6	45.8	36.3
女生							
小计	46.7	48.7	51.0	47.2	45.2	48.6	40.2
6～8岁	47.4	49.9	56.5	46.2	46.0	48.6	42.0
9～11岁	50.3	52.7	55.9	51.2	48.4	51.2	44.6
12～14岁	43.7	45.7	48.3	43.8	42.2	46.1	35.4
15～17岁	43.6	45.0	43.7	46.3	42.3	48.1	35.7

表 2-7-4　中国不同地区 6～17 岁儿童蔬菜摄入量达到推荐量 80% 以上的比例（%）

年龄	合计	城市			农村		
		小计	大城市	中小城市	小计	普通农村	贫困农村
合计	13.7	15.2	16.7	14.2	12.7	14.0	10.7
6～8 岁	13.7	16.8	20.0	14.5	12.1	12.4	11.8
9～11 岁	16.8	17.7	17.7	17.8	16.2	17.0	14.9
12～14 岁	11.3	12.2	16.1	9.7	10.6	13.3	6.4
15～17 岁	11.4	13.3	12.7	13.9	9.5	12.3	6.2
男生							
小计	14.9	17.4	18.8	16.4	13.3	14.9	11.0
6～8 岁	14.5	20.8	23.9	18.2	11.5	11.5	11.4
9～11 岁	18.3	18.8	17.6	19.6	18.0	19.3	15.8
12～14 岁	13.1	15.4	20.7	12.1	11.4	15.4	5.8
15～17 岁	11.9	13.8	12.8	14.8	9.8	11.5	7.7
女生							
小计	12.3	12.9	14.2	12.0	11.9	13.0	10.3
6～8 岁	12.8	12.7	15.0	11.4	12.9	13.4	12.3
9～11 岁	15.1	16.6	17.9	16.0	13.9	13.9	13.9
12～14 岁	9.5	9.1	11.8	7.2	9.8	11.3	7.1
15～17 岁	10.9	12.7	12.5	12.8	9.2	13.1	4.7

表 2-7-5　中国不同地区 6～17 岁儿童水果摄入量占推荐摄入量的比例（%）

年龄	合计	城市			农村		
		小计	大城市	中小城市	小计	普通农村	贫困农村
合计	22.2	26.6	34.3	21.3	19.0	21.9	14.8
6～8 岁	24.1	31.2	45.4	21.5	20.3	23.5	15.5
9～11 岁	26.1	33.0	39.7	29.0	21.4	23.3	18.5
12～14 岁	19.5	22.3	28.6	18.2	17.3	20.7	12.0
15～17 岁	15.3	16.9	22.5	11.4	13.6	16.7	9.9
男生							
小计	22.0	25.7	33.3	20.0	19.6	23.1	14.5
6～8 岁	23.4	29.0	40.7	19.2	20.8	24.5	15.3
9～11 岁	27.6	34.0	39.8	30.1	23.6	26.9	18.3
12～14 岁	19.2	21.2	29.4	16.2	17.7	20.9	13.1
15～17 岁	12.5	15.1	21.1	9.2	9.8	12.5	6.3
女生							
小计	22.3	27.7	35.5	22.6	18.4	20.6	15.2
6～8 岁	24.8	33.4	51.4	23.4	19.8	22.4	15.8
9～11 岁	24.2	31.8	39.5	28.0	18.6	18.4	18.8
12～14 岁	19.8	23.5	27.9	20.4	16.9	20.5	10.7
15～17 岁	18.2	19.0	24.2	14.0	17.5	21.1	13.4

表 2-7-6　中国不同地区 6～17 岁儿童水果摄入量达到推荐量 80% 以上的比例（%）

年龄	合计	城市			农村		
		小计	大城市	中小城市	小计	普通农村	贫困农村
合计	8.6	10.5	14.5	7.7	7.3	8.3	6.0
6～8 岁	9.7	13.8	22.9	7.5	7.5	8.4	6.1
9～11 岁	11.7	15.0	18.9	12.8	9.4	10.4	8.0
12～14 岁	6.4	6.5	9.5	4.6	6.3	7.3	4.8
15～17 岁	4.3	4.5	6.1	3.0	4.1	4.8	3.3
男生							
小计	8.5	10.3	15.2	6.7	7.3	8.5	5.5
6～8 岁	9.5	13.9	22.5	6.7	7.3	8.3	5.9
9～11 岁	12.0	15.5	20.3	12.3	9.8	11.9	6.6
12～14 岁	6.4	6.5	10.3	4.2	6.3	7.1	5.2
15～17 岁	2.9	3.2	5.6	0.8	2.6	2.3	2.9
女生							
小计	8.8	10.6	13.8	8.6	7.4	8.0	6.4
6～8 岁	9.9	13.7	23.4	8.3	7.6	8.5	6.4
9～11 岁	11.3	14.5	17.0	13.3	8.8	8.3	9.6
12～14 岁	6.4	6.5	8.7	5.0	6.3	7.5	4.3
15～17 岁	5.9	6.1	6.7	5.5	5.7	7.4	3.7

表 2-7-7　中国不同地区 6～17 岁儿童禽畜肉摄入量占推荐摄入量的比例（%）

年龄	合计	城市			农村		
		小计	大城市	中小城市	小计	普通农村	贫困农村
合计	168.1	205.8	251	174.6	141.8	161.4	113.2
6～8 岁	162.6	205.0	248.3	175.3	140.2	153.2	120.7
9～11 岁	184.5	231.3	293.1	195.2	152.9	180.1	111.8
12～14 岁	162.0	193.3	237.8	164.0	137.9	155.4	110.8
15～17 岁	156.4	185.0	220.0	151.1	127.6	148.0	103.1
男生							
小计	178.5	221.1	270	184.5	150.4	171.4	119.7
6～8 岁	166.5	221.8	257.8	191.6	139.7	150.8	123.6
9～11 岁	196.7	247.1	314.6	201.6	165.3	196.3	116.1
12～14 岁	178.0	210.1	264.5	176.8	154.3	172.9	128.2
15～17 岁	166.5	196.0	235.6	157.3	134.5	158.5	104.5
女生							
小计	156.2	189.6	228.7	164.7	131.6	149.5	105.4
6～8 岁	158.2	188.1	236.1	161.4	140.7	156.2	117.2
9～11 岁	169.8	214.1	264.7	188.9	136.8	158.1	106.6
12～14 岁	145.3	176.5	213.4	150.5	120.0	137.8	89.5
15～17 岁	145.2	171.9	201.2	143.9	120.4	136.8	101.8

表 2-7-8 中国不同地区 6～17 岁儿童禽畜肉摄入量分布(%)

年龄		合计	城市			农村		
			小计	大城市	中小城市	小计	普通农村	贫困农村
合计	80%～120%	12.6	11.7	11.1	12.1	13.3	14.6	11.5
	>120%	52.2	63.2	75.5	54.7	44.5	50.3	35.9
6～8 岁	80%～120%	12.1	11.8	9.8	13.1	12.3	14.6	9.0
	>120%	51.0	62.7	75.5	53.9	44.8	49.0	38.7
9～11 岁	80%～120%	11.8	11.6	8.9	13.3	12.0	12.1	11.8
	>120%	55.5	67.1	81.2	58.9	47.7	55.4	35.9
12～14 岁	80%～120%	13.4	11.3	10.7	11.6	15.0	16.5	12.8
	>120%	51.2	61.7	73.7	53.8	43.1	47.5	36.2
15～17 岁	80%～120%	14.0	12.0	15.3	8.9	16.0	17.5	14.2
	>120%	49.5	60.1	71.2	49.4	38.9	46.8	29.4
男生								
小计	80%～120%	12.1	10.8	10.3	11.2	13.0	13.7	12.0
	>120%	54.5	67.2	78.9	58.3	46.1	52.0	37.6
6～8 岁	80%～120%	11.2	9.2	7.3	10.9	12.1	14.5	8.7
	>120%	52.7	69.6	79.0	61.8	44.5	48.3	39.0
9～11 岁	80%～120%	11.6	10.6	7.4	12.7	12.2	11.6	13.2
	>120%	57.4	71.2	85.1	61.8	48.8	56.6	36.4
12～14 岁	80%～120%	12.1	10.1	9.5	10.5	13.6	13.7	13.4
	>120%	54.9	65.7	79.3	57.4	47.0	51.5	40.7
15～17 岁	80%～120%	15.0	13.8	17.6	10.2	16.2	16.9	15.4
	>120%	51.5	60.1	71.2	49.2	42.3	50.8	31.7
女生								
小计	80%～120%	13.2	12.5	12.0	12.9	13.7	15.7	10.8
	>120%	49.5	59.0	71.6	51.1	42.5	48.4	33.9
6～8 岁	80%～120%	13.2	14.3	13.1	15.0	12.5	14.7	9.3
	>120%	49.1	55.7	71.0	47.2	45.2	49.8	38.2
9～11 岁	80%～120%	12.2	12.8	10.7	13.8	11.7	12.8	10.2
	>120%	53.2	62.6	75.9	56.0	46.1	53.8	35.3
12～14 岁	80%～120%	14.7	12.4	11.8	12.8	16.6	19.3	12.1
	>120%	47.2	57.7	68.5	50.0	38.8	43.5	30.7
15～17 岁	80%～120%	12.9	9.9	12.5	7.3	15.7	18.0	13.1
	>120%	47.3	60.1	71.2	49.5	35.4	42.6	27.1

表 2-7-9　中国不同地区 6～17 岁儿童水产类摄入量占推荐摄入量的比例（%）

年龄	合计	城市			农村		
		小计	大城市	中小城市	小计	普通农村	贫困农村
合计	37.8	61.5	67.5	57.3	21.4	24.7	16.5
6～8 岁	37.2	63.1	70.4	58.1	23.5	25.7	20.3
9～11 岁	40.8	65.5	63.5	66.6	24.2	27.8	18.7
12～14 岁	34.5	56.1	75.0	43.7	17.7	21.9	11.4
15～17 岁	38.2	60.4	61.0	59.8	16.0	19.8	11.4
男生							
小计	39.0	64.8	72.6	58.9	22.0	26.5	15.4
6～8 岁	34.6	61.1	61.4	60.7	21.8	23.4	19.5
9～11 岁	41.4	66.5	70.9	63.5	25.8	31.9	15.9
12～14 岁	40.4	66.5	98.3	47.0	21.1	29.6	9.3
15～17 岁	40.4	64.6	62.8	66.4	14.3	14.1	14.6
女生							
小计	36.5	58.0	61.6	55.6	20.7	22.7	17.7
6～8 岁	40.2	65.1	82.1	55.8	25.6	28.5	21.2
9～11 岁	40.2	64.3	53.8	69.6	22.2	22.2	22.1
12～14 岁	28.2	45.8	53.7	40.2	14.0	14.1	13.8
15～17 岁	35.8	55.4	58.8	52.0	17.7	25.9	8.3

表 2-7-10　中国不同地区 6～17 岁儿童水产品摄入量达到推荐量 80% 以上的比例（%）

年龄	合计	城市			农村		
		小计	大城市	中小城市	小计	普通农村	贫困农村
合计	17.4	27.6	30.8	25.3	10.3	12.1	7.7
6～8 岁	17.1	28.4	33.1	25.1	11.1	11.8	10.0
9～11 岁	18.7	29.4	31.5	28.1	11.4	14.0	7.5
12～14 岁	15.1	23.3	27.6	20.5	8.7	11.0	5.1
15～17 岁	19.1	29.4	31.0	27.9	8.6	10.3	6.6
男生							
小计	18.0	28.5	30.4	27.0	11.1	13.4	7.8
6～8 岁	16.9	29.0	30.4	27.9	11.0	11.8	9.8
9～11 岁	19.9	31.5	34.5	29.6	12.7	16.0	7.5
12～14 岁	15.9	22.2	26.7	19.5	11.1	15.4	5.2
15～17 岁	19.5	30.8	28.8	32.8	7.3	6.9	7.7
女生							
小计	16.7	26.6	31.3	23.6	9.4	10.6	7.5
6～8 岁	17.3	27.7	36.5	22.8	11.2	11.7	10.3
9～11 岁	17.1	27.0	27.7	26.7	9.7	11.3	7.5
12～14 岁	14.3	24.4	28.4	21.7	6.1	6.7	5.0
15～17 岁	18.6	27.7	33.7	22.0	10.0	13.9	5.6

表 2-7-11 中国不同地区 6～17 岁儿童蛋类摄入量占推荐摄入量的比例（%）

年龄	合计	城市			农村		
		小计	大城市	中小城市	小计	普通农村	贫困农村
合计	57.7	75.7	88.1	67.2	45.2	50.1	38.1
6～8 岁	69.9	95.9	118.8	80.1	56.1	61.8	47.7
9～11 岁	59.0	78.6	87.0	73.6	45.8	49.3	40.4
12～14 岁	48.2	62.5	71.4	56.7	37.1	43.1	27.9
15～17 岁	46.9	62.8	74.0	51.9	30.8	33.5	27.6
男生							
小计	60.2	81.2	94.7	71.1	46.3	51.5	38.7
6～8 岁	73.4	106.8	128.7	88.4	57.3	62.5	49.8
9～11 岁	59.2	82.2	87.1	78.8	44.9	49.6	37.6
12～14 岁	51.1	65.3	78.5	57.2	40.6	48.4	29.5
15～17 岁	50.0	68.4	81.1	56.0	30.2	31.1	29.1
女生							
小计	54.9	69.9	80.3	63.3	43.9	48.3	37.3
6～8 岁	65.8	84.9	106.1	73.1	54.6	60.9	45.0
9～11 岁	58.7	74.6	87.0	68.5	46.9	49.0	43.9
12～14 岁	45.2	59.8	64.8	56.2	33.3	37.7	25.8
15～17 岁	43.3	56.1	65.5	47.2	31.4	36.0	26.2

表 2-7-12 中国不同地区 6～17 岁儿童蛋类摄入量分布（%）

年龄		合计	城市			农村		
			小计	大城市	中小城市	小计	普通农村	贫困农村
合计	80%～120%	11.7	15.4	18.8	13.0	9.1	10.6	6.9
	>120%	17.2	24.0	29.2	20.4	12.4	14.3	9.7
6～8 岁	80%～120%	10.7	10.8	15.1	7.8	10.6	12.4	8.1
	>120%	22.9	34.2	42.9	28.2	17.0	19.4	13.3
9～11 岁	80%～120%	11.5	15.3	17.7	13.9	8.9	10.4	6.8
	>120%	18.6	26.8	32.3	23.6	13.0	14.2	11.3
12～14 岁	80%～120%	11.6	16.0	17.7	14.9	8.2	10.0	5.5
	>120%	12.6	17.5	21.0	15.1	8.8	11.0	5.5
15～17 岁	80%～120%	14.0	20.6	25.3	16.0	7.3	7.9	6.6
	>120%	10.7	15.2	19.7	11.0	6.1	7.1	4.7
男生								
小计	80%～120%	11.3	15.4	19.0	12.7	8.5	9.8	6.7
	>120%	18.6	26.5	31.7	22.6	13.4	15.8	9.9
6～8 岁	80%～120%	10.1	8.9	13.0	5.5	10.7	12.6	7.9
	>120%	24.5	38.3	46.4	31.5	17.9	20.6	13.8

续表

年龄		合计	城市			农村		
			小计	大城市	中小城市	小计	普通农村	贫困农村
9～11岁	80%～120%	10.3	14.1	16.2	12.7	8.0	8.6	7.0
	>120%	19.9	30.2	33.1	28.2	13.6	15.8	10.1
12～14岁	80%～120%	11.5	18.3	20.7	16.8	6.5	7.1	5.8
	>120%	13.9	18.3	25.0	14.2	10.7	14.1	5.8
15～17岁	80%～120%	14.8	21.3	27.2	15.6	7.7	10.0	4.8
	>120%	11.7	17.0	20.0	14.1	6.0	5.4	6.7
女生								
小计	80%～120%	12.2	15.4	18.7	13.3	9.8	11.7	7.1
	>120%	15.5	21.4	26.2	18.3	11.3	12.5	9.4
6～8岁	80%～120%	11.3	12.7	17.8	9.8	10.6	12.1	8.3
	>120%	21.1	30.0	38.3	25.4	15.9	17.9	12.8
9～11岁	80%～120%	12.9	16.6	19.6	15.1	10.2	12.8	6.4
	>120%	17.0	23.2	31.3	19.1	12.4	12.0	12.8
12～14岁	80%～120%	11.7	13.7	15.0	12.8	10.0	13.0	5.0
	>120%	11.2	16.6	17.3	16.1	6.9	8.0	5.0
15～17岁	80%～120%	13.1	19.7	23.1	16.5	7.0	5.7	8.4
	>120%	9.5	13.2	19.2	7.3	6.1	9.0	2.8

表 2-7-13　中国不同地区 6～17 岁儿童奶及奶制品摄入量占推荐摄入量的比例（%）

年龄	合计	城市			农村		
		小计	大城市	中小城市	小计	普通农村	贫困农村
合计	13.5	23.4	35.5	15.1	6.6	8.2	4.1
6～8岁	14.3	26.7	41.1	16.9	7.7	8.9	6.0
9～11岁	13.3	23.8	38.1	15.4	6.2	8.6	2.6
12～14岁	13.3	22.0	33.1	14.7	6.6	8.3	4.0
15～17岁	12.6	20.5	28.9	12.4	4.6	5.5	3.5
男生							
小计	13.7	23.9	36.7	14.4	7.0	8.8	4.4
6～8岁	14.9	28.1	42.8	15.8	8.6	9.6	7.1
9～11岁	13.2	23.8	37.2	14.8	6.5	8.8	2.9
12～14岁	13.9	23.6	37.4	15.2	6.7	9.1	3.3
15～17岁	12.4	19.4	28.7	10.4	4.7	6.2	2.8
女生							
小计	13.2	22.9	34.0	15.8	6.0	7.5	3.8
6～8岁	13.5	25.3	38.9	17.8	6.6	8.0	4.6
9～11岁	13.5	23.8	39.3	16.1	5.8	8.4	2.1
12～14岁	12.7	20.4	29.1	14.2	6.4	7.4	4.8
15～17岁	12.8	21.8	29.1	14.7	4.5	4.8	4.2

表 2-7-14　中国不同地区 6～17 岁儿童奶及奶制品摄入量达到推荐量 80% 以上的比例（%）

年龄	合计	城市			农村		
		小计	大城市	中小城市	小计	普通农村	贫困农村
合计	4.2	8.4	13.9	4.5	1.3	1.5	1.0
6～8 岁	4.4	10.0	17.6	4.8	1.5	1.3	1.8
9～11 岁	3.6	7.5	13.1	4.3	0.9	1.4	0.0
12～14 岁	4.6	8.5	13.6	5.1	1.6	2.1	1.0
15～17 岁	4.3	7.5	11.4	3.8	1.1	0.8	1.4
男生							
小计	4.6	9.2	15.4	4.6	1.5	1.8	1.1
6～8 岁	5.0	11.2	18.1	5.5	1.9	1.9	2.0
9～11 岁	3.6	7.9	12.8	4.6	0.9	1.4	0.0
12～14 岁	5.0	9.5	17.2	4.7	1.7	2.5	0.6
15～17 岁	5.1	8.3	13.6	3.1	1.7	1.5	1.9
女生							
小计	3.8	7.5	12.2	4.5	1.0	1.1	0.9
6～8 岁	3.8	8.7	16.8	4.2	1.0	0.7	1.5
9～11 岁	3.5	7.1	13.4	4.0	0.9	1.5	0.0
12～14 岁	4.2	7.5	10.2	5.6	1.6	1.7	1.4
15～17 岁	3.4	6.6	8.7	4.6	0.4	0.0	0.9

表 2-7-15　中国不同地区 6～17 岁儿童大豆及其制品摄入量占推荐摄入量的比例（%）

年龄	合计	城市			农村		
		小计	大城市	中小城市	小计	普通农村	贫困农村
合计	7.3	7.6	8.0	7.3	7.0	6.4	7.9
6～8 岁	6.7	7.0	7.2	6.9	6.6	6.0	7.4
9～11 岁	7.6	8.4	9.4	7.8	7.1	6.6	7.9
12～14 岁	7.6	7.4	7.7	7.2	7.8	6.7	9.5
15～17 岁	7.0	7.2	7.6	6.7	6.8	6.7	6.8
男生							
小计	7.0	7.6	8.3	7.0	6.7	5.9	7.9
6～8 岁	6.6	6.9	7.5	6.3	6.5	5.0	8.6
9～11 岁	7.0	8.3	8.6	8.0	6.2	6.2	6.4
12～14 岁	7.7	7.6	8.1	7.3	7.8	6.7	9.4
15～17 岁	6.9	7.3	8.7	5.9	6.6	6.3	7.0
女生							
小计	7.5	7.6	7.7	7.5	7.4	7.1	8.0
6～8 岁	6.9	7.2	6.7	7.5	6.7	7.3	5.9
9～11 岁	8.4	8.5	10.4	7.6	8.2	7.1	9.8
12～14 岁	7.5	7.2	7.2	7.2	7.8	6.7	9.7
15～17 岁	7.0	7.0	6.2	7.7	6.9	7.2	6.7

表 2-7-16　中国不同地区 6～17 岁儿童大豆及其制品摄入量达到推荐量 80% 以上的比例（%）

年龄	合计	城市			农村		
		小计	大城市	中小城市	小计	普通农村	贫困农村
合计	0.7	0.5	0.6	0.4	0.8	0.6	1.2
6～8 岁	0.4	0.2	0.4	0.0	0.5	0.3	0.9
9～11 岁	0.9	1.0	1.5	0.7	0.9	1.0	0.7
12～14 岁	0.9	0.2	0.0	0.3	1.4	1.0	1.9
15～17 岁	0.5	0.4	0.4	0.4	0.7	0.0	1.4
男生							
小计	0.7	0.5	0.6	0.4	0.8	0.4	1.3
6～8 岁	0.5	0.3	0.7	0.0	0.6	0.0	1.6
9～11 岁	0.8	1.1	1.4	0.9	0.7	0.6	0.9
12～14 岁	0.8	0.3	0.0	0.5	1.2	0.8	1.7
15～17 岁	0.2	0.0	0.0	0.0	0.4	0.0	1.0
女生							
小计	0.7	0.4	0.7	0.3	1.0	1.0	0.9
6～8 岁	0.3	0.0	0.0	0.0	0.4	0.7	0.0
9～11 岁	1.0	0.9	1.8	0.4	1.1	1.5	0.5
12～14 岁	0.9	0.0	0.0	0.0	1.6	1.3	2.1
15～17 岁	0.9	0.9	1.0	0.9	0.9	0.0	1.9

表 2-7-17　中国不同地区 6～17 岁儿童坚果摄入量占推荐摄入量的比例（%）

年龄	合计	城市			农村		
		小计	大城市	中小城市	小计	普通农村	贫困农村
合计	31.3	32.8	31.4	33.8	30.2	31.6	28.2
6～8 岁	29.8	29.8	33.4	27.4	29.8	30.8	28.4
9～11 岁	33.6	41.3	33.5	45.9	28.4	28.3	28.6
12～14 岁	32.0	32.8	34.6	31.7	31.4	32.1	30.2
15～17 岁	28.6	23.9	23.6	24.2	33.4	41.2	24.2
男生							
小计	29.8	31.6	28.1	34.3	28.6	31.5	24.5
6～8 岁	29.5	34.9	32.7	36.7	26.8	29.0	23.6
9～11 岁	33.4	40.6	22.4	52.9	28.8	26.7	32.2
12～14 岁	25.3	22.3	31.1	16.9	27.6	34.7	17.7
15～17 岁	30.2	26.0	27.1	25.0	34.8	45.9	21.0
女生							
小计	33.0	34.1	35.3	33.4	32.1	31.8	32.7
6～8 岁	30.3	24.7	34.3	19.4	33.5	33.0	34.3
9～11 岁	34.0	42.1	48.2	39.1	27.9	30.5	24.3
12～14 岁	39.0	43.3	37.7	47.3	35.5	29.5	45.7
15～17 岁	26.9	21.4	19.3	23.3	32.0	36.1	27.3

表 2-7-18 中国不同地区 6～17 岁儿童坚果摄入量达到推荐量 80% 以上的比例（%）

年龄	合计	城市			农村		
		小计	大城市	中小城市	小计	普通农村	贫困农村
合计	9.1	10.8	10.3	11.1	7.9	8.6	6.7
6～8 岁	9.3	10.8	12.2	9.8	8.5	9.3	7.4
9～11 岁	10.0	12.8	9.6	14.6	8.1	8.8	7.0
12～14 岁	8.5	10.6	11.9	9.7	6.8	7.5	5.8
15～17 岁	7.8	7.9	7.4	8.4	7.6	8.7	6.2
男生							
小计	8.8	10.9	10.1	11.5	7.4	8.4	5.8
6～8 岁	8.1	10.9	11.6	10.3	6.7	8.0	4.7
9～11 岁	9.8	12.8	7.4	16.4	8.0	8.3	7.5
12～14 岁	7.9	10.1	12.9	8.4	6.3	7.5	4.7
15～17 岁	9.2	9.1	8.8	9.4	9.4	11.5	6.7
女生							
小计	9.4	10.6	10.7	10.6	8.5	8.9	7.8
6～8 岁	10.7	10.7	13.1	9.3	10.8	10.8	10.8
9～11 岁	10.1	12.8	12.5	12.9	8.2	9.4	6.4
12～14 岁	9.0	11.1	11.0	11.1	7.4	7.5	7.1
15～17 岁	6.1	6.6	5.8	7.3	5.7	5.7	5.6

三、能量及主要营养素摄入

（一）能量和主要营养素摄入量

表 3-1-1 2010—2012 年中国城乡 6～17 岁儿童不同年龄组能量摄入量（kcal）

年龄	合计	城市			农村		
		小计	大城市	中小城市	小计	普通农村	贫困农村
合计	1766.4	1646.1	1867.0	1613.6	1876.3	1823.6	1981.1
6～8 岁	1464.9	1399.7	1587.8	1377.4	1522.1	1480.2	1613.3
9～11 岁	1652.3	1578.5	1798.9	1541.5	1725.1	1687.1	1796.5
12～14 岁	1910.1	1786.4	2001.2	1749.8	2029.3	1979.9	2123.2
15～17 岁	1971.0	1776.9	1990.3	1747.8	2137.4	2071.2	2270.0
男生							
小计	1861.2	1735.1	1991.6	1698.8	1975.6	1930.1	2067.3
6～8 岁	1515.3	1483.7	1669.9	1462.2	1542.5	1481.9	1675.0
9～11 岁	1718.8	1644.1	1808.1	1618.4	1790.0	1755.0	1857.5
12～14 岁	2020.9	1862.5	2169.5	1811.9	2171.1	2152.7	2206.2
15～17 岁	2097.8	1886.0	2193.7	1845.7	2284.5	2231.8	2391.1
女生							
小计	1657.6	1544.9	1735.4	1515.6	1761.5	1699.6	1883.1
6～8 岁	1411.2	1312.3	1506.1	1288.8	1499.9	1478.4	1546.5
9～11 岁	1573.6	1503.4	1789.5	1451.9	1645.5	1602.4	1724.2
12～14 岁	1780.4	1699.0	1818.9	1677.8	1860.4	1772.3	2025.7
15～17 岁	1823.0	1645.5	1764.2	1628.5	1970.4	1887.6	2134.5

表 3-1-2 2010—2012 年中国城乡 6～17 岁儿童不同年龄组蛋白质摄入量(g)及供能比(%)

年龄	蛋白质(g)							蛋白质供能比(%)						
	合计	城市			农村			合计	城市			农村		
		小计	大城市	中小城市	小计	普通农村	贫困农村		小计	大城市	中小城市	小计	普通农村	贫困农村
合计	53.6	54.4	65.9	52.7	52.9	52.7	53.4	12.3	13.3	14.3	13.2	11.4	11.6	11.0
6～8 岁	44.3	45.9	56.3	44.6	43.0	42.7	43.7	12.2	13.1	14.3	13.0	11.4	11.6	11.0
9～11 岁	50.7	52.4	63.1	50.6	49.0	49.5	48.1	12.4	13.4	14.0	13.3	11.4	11.7	10.8
12～14 岁	56.8	57.7	69.9	55.7	55.9	55.8	56.1	12.1	13.1	14.2	13.0	11.1	11.3	10.8
15～17 岁	60.5	59.9	71.2	58.4	61.0	60.5	62.0	12.5	13.6	14.6	13.5	11.6	11.8	11.1
男生														
小计	56.3	57.2	70.7	55.3	55.5	55.4	55.9	12.3	13.3	14.4	13.2	11.4	11.6	11.0
6～8 岁	45.9	48.5	58.7	67.1	43.6	42.5	45.9	12.2	13.1	14.1	12.9	11.4	11.6	11.1
9～11 岁	52.6	54.3	64.4	79.2	51.0	52.0	49.1	12.4	13.4	14.1	13.3	11.5	11.8	10.8
12～14 岁	60.3	60.7	77.4	79.0	59.8	60.7	58.2	12.2	13.3	14.5	13.0	11.2	11.3	10.8
15～17 岁	63.7	63.0	77.8	75.7	64.4	63.6	66.1	12.4	13.5	14.5	13.4	11.5	11.6	11.3
女生														
小计	50.5	51.2	60.8	49.7	49.9	49.6	50.5	12.4	13.4	14.2	13.2	11.4	11.7	10.9
6～8 岁	42.7	43.1	53.9	41.8	42.4	42.8	41.4	12.3	13.2	14.4	13.1	11.4	11.6	10.9
9～11 岁	48.4	50.2	61.8	48.1	46.6	46.3	47.0	12.4	13.4	13.8	13.3	11.4	11.6	10.9
12～14 岁	52.7	54.3	61.8	53.0	51.2	50.0	53.6	12.0	13.0	13.7	12.9	11.1	11.3	10.7
15～17 岁	56.7	56.3	63.9	55.2	57.1	57.0	57.3	12.6	13.7	14.7	13.6	11.7	12.1	11.0

表 3-1-3 2010—2012 年中国城乡 6～17 岁儿童不同年龄组脂肪摄入量（g）及供能比（%）

年龄	脂肪（g）							脂肪供能比（%）						
	合计	城市			农村			合计	城市			农村		
		小计	大城市	中小城市	小计	普通农村	贫困农村		小计	大城市	中小城市	小计	普通农村	贫困农村
合计	65.3	67.8	80.5	65.9	63.0	65.7	57.7	33.2	36.6	38.7	36.3	30.0	31.8	26.5
6～8 岁	55.5	59.1	71.5	57.7	52.3	53.8	49.2	34.0	37.5	40.2	37.2	30.9	32.2	28.0
9～11 岁	62.2	66.2	80.4	63.8	58.2	60.6	53.6	33.6	37.2	40.1	36.7	30.0	31.9	26.6
12～14 岁	70.3	72.6	84.4	70.6	68.1	71.6	61.5	33.0	36.0	38.1	35.6	30.1	32.2	26.1
15～17 岁	71.3	71.9	82.8	70.5	70.7	74.1	64.0	32.4	36.0	37.0	35.9	29.2	31.1	25.5
男生														
小计	68.3	70.6	84.8	68.6	66.2	69.3	59.7	32.9	36.1	38.4	35.8	30.0	31.8	26.3
6～8 岁	57.1	62.4	75.9	60.8	52.6	53.6	50.2	33.8	37.6	40.8	37.2	30.6	32.0	27.4
9～11 岁	64.0	67.9	81.7	65.7	60.4	62.9	55.6	33.1	36.3	40.5	35.7	30.0	31.8	26.6
12～14 岁	74.3	74.9	89.3	72.6	73.7	78.8	63.9	33.0	35.6	37.3	35.3	30.5	32.9	25.9
15～17 岁	75.1	75.4	89.2	73.6	74.8	79.0	66.3	32.0	35.3	36.1	35.1	29.0	30.8	25.5
女生														
小计	61.9	64.6	75.8	62.9	59.4	61.4	55.4	33.5	37.2	39.0	36.9	30.1	31.8	26.7
6～8 岁	53.8	55.8	67.1	54.4	52.1	53.9	48.1	34.2	37.5	39.6	37.2	31.3	32.5	28.6
9～11 岁	59.9	64.3	79.2	61.6	55.4	57.8	51.1	34.1	38.1	39.8	37.8	30.0	31.9	26.7
12～14 岁	65.6	69.9	79.0	68.3	61.4	62.9	58.7	33.0	36.4	38.9	36.0	29.7	31.5	26.3
15～17 岁	66.9	67.8	75.7	66.7	66.1	68.5	61.3	32.9	37.0	38.0	36.8	29.4	31.4	25.5

表 3-1-4　2010—2012 年中国城乡 6～17 岁儿童不同年龄组碳水化合物摄入量（g）及供能比（%）

年龄	碳水化合物（g）							碳水化合物供能比（%）						
	合计	城市			农村			合计	城市			农村		
		小计	大城市	中小城市	小计	普通农村	贫困农村		小计	大城市	中小城市	小计	普通农村	贫困农村
合计	245.3	208.6	224.9	206.2	278.8	259.8	316.6	55.5	51.0	48.1	51.5	59.6	57.6	63.6
6～8 岁	200.4	174.4	184.1	173.2	223.3	209.8	252.5	54.7	50.3	46.5	50.8	58.6	57.1	62.0
9～11 岁	226.6	197.2	210.5	194.9	255.5	240.0	284.7	55.0	50.4	46.9	51.0	59.5	57.4	63.5
12～14 岁	267.3	230.3	246.2	227.6	302.9	282.9	340.9	55.9	52.0	48.9	52.5	59.7	57.4	64.1
15～17 岁	276.6	226.7	245.4	224.1	319.4	295.6	367.1	56.1	51.3	49.5	51.6	60.2	58.1	64.4
男生														
小计	259.7	221.7	241.5	218.9	294.1	275.7	331.3	55.8	51.5	48.3	52.0	59.6	57.6	63.7
6～8 岁	208.0	185.5	192.8	184.7	227.3	210.7	263.6	55.0	50.3	46.1	50.8	59.0	57.4	62.5
9～11 岁	237.1	208.1	208.5	208.0	264.9	249.4	294.6	55.5	51.3	46.4	52.0	59.5	57.3	63.7
12～14 岁	282.7	241.0	269.9	236.3	322.2	305.4	354.3	55.8	52.2	49.3	52.7	59.3	56.7	64.2
15～17 岁	296.7	243.2	275.5	239.0	343.8	321.9	388.1	56.5	52.1	50.4	52.4	60.4	58.6	64.2
女生														
小计	228.8	193.7	207.3	191.6	261.1	241.4	300.0	55.2	50.5	47.9	50.9	59.5	57.5	63.4
6～8 岁	192.3	162.7	175.4	161.2	218.8	208.9	240.5	54.5	50.3	46.9	50.8	58.3	56.8	61.5
9～11 岁	214.1	184.7	212.4	179.7	244.1	228.2	273.1	54.5	49.5	47.5	49.8	59.6	57.5	63.4
12～14 岁	249.3	218.0	220.6	217.5	280.0	255.9	325.2	56.0	51.7	48.5	52.3	60.2	58.2	64.0
15～17 岁	253.2	206.8	212.0	206.1	291.8	265.6	343.7	55.6	50.3	48.4	50.6	59.9	57.6	64.5

表 3-1-5 2010—2012 年中国城乡 6～17 岁儿童不同年龄组膳食纤维摄入量(g)

年龄	合计	城市			农村		
		小计	大城市	中小城市	小计	普通农村	贫困农村
合计	7.6	7.1	8.2	7.0	8.1	7.9	8.5
6～8 岁	6.1	5.8	6.6	5.7	5.8	6.1	6.1
9～11 岁	7.2	6.8	7.9	6.6	6.8	7.4	7.4
12～14 岁	8.2	7.9	9.2	7.6	7.9	8.4	8.4
15～17 岁	8.7	7.8	8.6	7.7	7.8	9.1	9.1
男生							
小计	7.9	7.4	8.5	7.2	8.3	8.2	8.7
6～8 岁	6.2	6.0	6.9	5.9	6.4	6.1	6.9
9～11 岁	7.4	7.1	7.8	7.0	7.7	7.6	8.0
12～14 岁	8.4	7.8	9.3	7.6	9.0	9.1	8.9
15～17 岁	9.0	8.2	9.3	8.1	9.7	9.5	10.2
女生							
小计	7.3	6.8	7.9	6.7	7.7	7.5	8.2
6～8 岁	6.0	5.6	6.3	5.6	6.3	6.1	6.5
9～11 岁	6.9	6.5	8.1	6.3	7.3	7.1	7.7
12～14 岁	7.9	7.9	9.0	7.7	7.9	7.6	8.5
15～17 岁	8.2	7.2	7.9	7.1	9.0	8.7	9.7

表 3-1-6　2010—2012 年中国城乡 6 ~ 17 岁儿童不同年龄组维生素 A 摄入量

年龄	总维生素 A（μgRE）							视黄醇（μg）						
	合计	城市			农村			合计	城市			农村		
		小计	大城市	中小城市	小计	普通农村	贫困农村		小计	大城市	中小城市	小计	普通农村	贫困农村
合计	351.9	389.1	482.7	375.4	317.9	355.6	242.9	134.2	137.7	202.4	128.1	131.0	149.8	93.4
6～8 岁	286.7	255.9	453.2	306.3	255.9	269.2	227.1	108.4	122.2	193.5	113.8	96.3	102.6	82.4
9～11 岁	324.2	288.1	464.1	343.7	288.1	327.0	215.0	116.3	129.4	200.3	117.5	103.4	122.7	67.1
12～14 岁	356.9	325.2	469.4	376.1	325.2	334.2	308.1	128.0	129.3	173.9	121.7	126.7	127.9	124.4
15～17 岁	418.0	379.8	532.9	453.1	379.8	456.5	226.0	171.6	162.8	238.1	152.5	179.1	219.8	97.4
男生														
小计	359.9	400.4	495.5	386.9	323.1	354.8	259.4	144.4	152.7	205.5	145.3	136.9	149.6	111.3
6～8 岁	297.3	340.1	456.7	326.6	260.5	271.6	236.4	118.0	136.6	201.5	129.2	102.0	102.3	101.4
9～11 岁	335.7	372.1	471.0	356.5	300.9	356.1	194.8	121.9	136.3	203.1	125.8	108.1	135.6	55.3
12～14 岁	365.6	384.4	481.5	368.4	347.8	359.0	326.4	137.4	123.2	164.7	116.3	151.0	158.6	136.3
15～17 岁	419.0	477.9	556.0	467.7	367.0	413.6	272.6	185.5	200.0	249.2	193.6	172.7	188.6	140.6
女生														
小计	342.8	376.4	469.1	362.1	311.9	356.6	224.0	122.4	120.6	199.2	108.5	124.2	150.1	73.1
6～8 岁	275.5	302.9	449.7	285.1	251.0	266.6	217.0	98.2	107.2	185.5	97.7	90.0	102.9	62.0
9～11 岁	310.7	348.2	457.0	328.7	272.3	290.7	238.8	109.6	121.5	197.5	107.8	97.5	106.5	81.0
12～14 岁	346.6	395.8	456.4	385.1	298.3	304.5	286.6	116.9	136.4	183.8	128.0	97.8	91.1	110.3
15～17 岁	417.0	444.4	507.3	435.3	394.2	505.4	173.7	155.3	117.9	225.8	102.4	186.3	255.6	49.0

表 3-1-7　2010—2012 年中国城乡 6～17 岁儿童不同年龄组硫胺素、核黄素摄入量（mg）

年龄	硫胺素（mg）							核黄素（mg）						
	合计	城市			农村			合计	城市			农村		
		小计	大城市	中小城市	小计	普通农村	贫困农村		小计	大城市	中小城市	小计	普通农村	贫困农村
合计	0.7	0.7	0.8	0.7	0.8	0.8	0.8	0.6	0.7	0.9	0.6	0.6	0.6	0.5
6～8 岁	0.6	0.6	0.7	0.6	0.6	0.6	0.6	0.5	0.6	0.8	0.6	0.5	0.5	0.5
9～11 岁	0.7	0.7	0.8	0.7	0.7	0.7	0.7	0.6	0.6	0.8	0.6	0.6	0.6	0.5
12～14 岁	0.8	0.8	0.9	0.7	0.8	0.8	0.9	0.7	0.7	0.9	0.7	0.6	0.6	0.6
15～17 岁	0.8	0.7	0.9	0.7	0.9	0.9	0.9	0.7	0.7	0.9	0.7	0.7	0.7	0.6
男生														
小计	0.8	0.7	0.9	0.7	0.8	0.8	0.8	0.7	0.7	0.9	0.7	0.6	0.6	0.6
6～8 岁	0.6	0.6	0.7	0.6	0.6	0.6	0.7	0.6	0.6	0.8	0.6	0.5	0.5	0.5
9～11 岁	0.7	0.7	0.8	0.7	0.8	0.8	0.8	0.6	0.7	0.9	0.6	0.6	0.6	0.5
12～14 岁	0.8	0.8	1.0	0.8	0.9	0.9	0.9	0.7	0.7	0.9	0.7	0.7	0.7	0.6
15～17 岁	0.9	0.8	0.9	0.8	1.0	0.9	1.0	0.7	0.8	1.0	0.7	0.7	0.7	0.6
女生														
小计	0.7	0.7	0.8	0.6	0.7	0.7	0.8	0.6	0.6	0.8	0.6	0.6	0.6	0.5
6～8 岁	0.6	0.6	0.6	0.5	0.6	0.6	0.6	0.5	0.5	0.8	0.5	0.5	0.5	0.4
9～11 岁	0.7	0.7	0.8	0.6	0.7	0.7	0.7	0.6	0.6	0.8	0.6	0.5	0.5	0.5
12～14 岁	0.7	0.7	0.8	0.7	0.8	0.7	0.8	0.6	0.7	0.8	0.7	0.6	0.6	0.6
15～17 岁	0.8	0.7	0.8	0.7	0.8	0.8	0.9	0.7	0.7	0.8	0.7	0.6	0.7	0.6

表 3-1-8　2010—2012 年中国城乡 6～17 岁儿童不同年龄组烟酸、维生素 C 摄入量（mg）

年龄	烟酸（mg）							维生素 C（mg）						
	合计	城市			农村			合计	城市			农村		
		小计	大城市	中小城市	小计	普通农村	贫困农村		小计	大城市	中小城市	小计	普通农村	贫困农村
合计	11.7	12.4	15.2	12.0	11.2	11.2	11.1	62.1	63.0	75.2	61.2	61.3	62.2	59.7
6～8 岁	9.3	10.0	12.4	9.7	8.8	8.7	9.0	45.9	47.6	61.5	46.0	44.4	43.8	45.6
9～11 岁	11.1	11.8	14.4	11.4	10.4	10.5	10.2	56.4	57.1	69.1	55.0	55.7	54.1	58.8
12～14 岁	12.6	13.3	16.2	12.8	11.9	12.0	11.9	67.6	66.8	79.7	64.6	68.4	72.9	60.0
15～17 岁	13.4	14.0	16.9	13.6	12.9	13.0	12.7	74.5	76.4	86.0	75.1	72.9	74.4	70.1
男生														
小计	12.4	13.1	16.2	12.7	11.7	11.7	11.7	63.2	64.2	78.5	62.2	62.3	62.8	61.2
6～8 岁	9.7	10.7	13.0	10.4	8.8	8.6	9.3	46.0	48.0	60.5	46.6	44.2	43.4	46.0
9～11 岁	11.5	12.2	14.8	11.8	10.8	10.9	10.4	58.4	59.2	67.0	57.9	57.6	56.3	60.0
12～14 岁	13.4	13.9	17.7	13.3	12.9	13.0	12.6	68.3	71.0	83.8	68.9	65.8	67.9	61.8
15～17 岁	14.1	14.8	18.0	14.4	13.5	13.5	13.7	75.5	74.5	95.3	71.8	76.4	78.4	72.3
女生														
小计	11.1	11.6	14.2	11.2	10.6	10.6	10.4	60.9	61.6	71.8	60.0	60.3	61.4	57.9
6～8 岁	8.9	9.3	11.8	9.0	8.7	8.7	8.6	45.8	47.2	62.5	45.3	44.6	44.3	45.1
9～11 岁	10.7	11.4	14.0	10.9	10.0	10.0	10.0	54.1	54.7	71.4	51.7	53.4	51.3	57.4
12～14 岁	11.7	12.6	14.5	12.2	10.8	10.6	11.1	66.8	62.0	75.3	59.6	71.6	78.8	58.0
15～17 岁	12.5	12.9	15.8	12.5	12.2	12.6	11.5	73.4	78.7	75.6	79.2	69.0	69.7	67.5

表 3-1-9 2010—2012 年中国城乡 6～17 岁儿童不同年龄组维生素 E 摄入量（mg）

年龄	合计	城市			农村		
		小计	大城市	中小城市	小计	普通农村	贫困农村
合计	28.9	30.6	28.2	30.9	27.4	26.0	30.2
6～8 岁	22.7	24.2	25.5	24.1	21.3	21.2	21.6
9～11 岁	27.1	29.1	27.0	29.5	25.0	22.9	29.1
12～14 岁	31.4	33.1	29.5	33.8	29.8	28.3	32.7
15～17 岁	33.1	34.5	29.9	35.1	31.9	30.3	35.2
男生							
小计	30.2	31.5	28.3	32.0	28.9	27.2	32.2
6～8 岁	24.0	26.4	26.5	26.4	22.0	20.9	24.5
9～11 岁	28.6	31.5	25.6	32.4	25.9	23.1	31.4
12～14 岁	31.8	32.2	29.7	32.6	31.4	31.0	32.2
15～17 岁	34.5	34.8	30.7	35.4	34.2	32.2	38.3
女生							
小计	27.5	29.4	28.0	29.7	25.7	24.6	27.9
6～8 岁	21.2	21.9	24.5	21.6	20.6	21.5	18.5
9～11 岁	25.2	26.5	28.3	26.2	23.9	22.6	26.3
12～14 岁	31.1	34.2	29.2	35.1	27.9	25.1	33.3
15～17 岁	31.5	34.1	29.0	34.9	29.3	28.1	31.7

表 3-1-10 2010—2012 年中国城乡 6～17 岁儿童不同年龄组钾、钠摄入量（mg）

年龄	钾（mg）							钠（mg）						
	合计	城市			农村			合计	城市			农村		
		小计	大城市	中小城市	小计	普通农村	贫困农村		小计	大城市	中小城市	小计	普通农村	贫困农村
合计	1306.1	1329.5	1649.8	1282.3	1284.7	1309.1	1236.1	4205.1	4122.0	4391.4	4082.4	4281.0	4341.7	4160.2
6～8 岁	1068.3	1122.8	1416.5	1088.1	1020.6	1037.6	983.4	3535.9	3686.0	3827.4	3669.3	3404.3	3555.9	3073.8
9～11 岁	1244.9	1285.9	1582.1	1236.2	1204.6	1238.0	1142.0	4031.0	3979.9	4273.2	3930.8	4081.2	4217.4	3825.3
12～14 岁	1383.7	1419.2	1778.0	1358.1	1349.6	1384.2	1284.0	4561.6	4415.0	4555.6	4391.1	4702.9	4923.7	4284.0
15～17 岁	1473.2	1451.0	1747.3	1410.6	1492.1	1514.2	1447.8	4573.0	4335.2	4725.4	4281.9	4776.9	4625.6	5080.3
男生														
小计	1347.9	1367.5	1740.0	1314.8	1330.1	1357.8	1274.3	4417.8	4297.4	4593.4	4255.6	4526.9	4627.0	4325.7
6～8 岁	1092.3	1158.0	1492.7	1119.4	1035.8	1041.5	1023.3	3647.9	3845.5	3946.6	3833.9	3478.2	3642.4	3118.9
9～11 岁	1283.5	1324.3	1571.2	1285.5	1244.6	1280.2	1176.0	4228.7	4110.4	4223.4	4092.7	4341.7	4534.7	3970.3
12～14 岁	1440.7	1455.3	1935.7	1376.1	1426.9	1492.5	1301.2	4918.1	4630.5	5007.4	4568.4	5190.5	5567.1	4469.0
15～17 岁	1511.5	1482.5	1863.9	1432.5	1537.1	1554.5	1501.8	4740.8	4505.4	4946.8	4447.6	4948.2	4763.5	5322.3
女生														
小计	1258.2	1286.2	1554.5	1244.9	1232.4	1252.5	1192.7	3961.2	3922.5	4178.0	3883.1	3996.9	4009.6	3971.8
6～8 岁	1042.9	1086.2	1340.7	1055.4	1003.9	1033.3	940.2	3416.7	3520.0	3708.8	3497.1	3324.0	3461.7	3025.1
9～11 岁	1199.3	1241.9	1593.2	1178.7	1155.7	1185.3	1101.6	3796.6	3830.6	4323.8	3741.9	3761.9	3821.3	3653.4
12～14 岁	1317.1	1377.7	1607.1	1337.3	1257.5	1254.1	1263.8	4144.5	4167.6	4066.1	4185.5	4121.8	4151.3	4066.5
15～17 岁	1428.4	1413.2	1617.8	1383.8	1441.0	1468.1	1387.4	4377.3	4130.2	4479.5	4080.1	4582.5	4467.9	4809.6

表 3-1-11 2010—2012 年中国城乡 6～17 岁儿童不同年龄组钙、磷摄入量（mg）

年龄	钙（mg）							磷（mg）						
	合计	城市			农村			合计	城市			农村		
		小计	大城市	中小城市	小计	普通农村	贫困农村		小计	大城市	中小城市	小计	普通农村	贫困农村
合计	291.6	328.8	422.4	315.1	257.6	266.2	240.6	777.5	783.2	919.3	763.1	772.3	762.7	791.5
6～8 岁	253.4	293.1	388.7	281.8	218.6	224.9	204.8	643.3	663.1	784.1	648.8	626.0	621.1	636.7
9～11 岁	279.6	315.1	418.8	297.7	244.6	255.6	223.9	731.2	748.4	882.0	726.0	714.3	714.3	714.3
12～14 岁	305.4	344.6	438.7	328.6	267.6	278.2	247.6	826.1	838.9	975.9	815.6	813.9	805.3	830.1
15～17 岁	319.2	354.6	432.9	343.9	288.8	296.8	272.8	876.9	858.5	991.2	840.3	892.6	874.8	928.4
男生														
小计	298.5	336.2	439.0	321.7	264.2	273.7	245.1	815.4	821.4	978.3	799.2	810.0	803.3	823.6
6～8 岁	257.5	297.0	396.0	285.6	223.5	227.5	214.8	665.2	698.6	813.9	685.3	636.5	620.4	671.7
9～11 岁	285.4	323.4	405.9	310.4	249.1	263.0	222.4	757.7	774.4	887.3	756.7	741.7	745.1	735.1
12～14 岁	316.8	356.4	469.0	337.8	279.3	293.7	251.5	869.4	874.9	1067.7	843.1	864.2	869.7	853.6
15～17 岁	324.3	358.5	467.9	344.2	294.1	301.9	278.3	926.8	903.8	1080.4	880.7	947.0	934.6	972.1
女生														
小计	283.8	320.4	404.9	307.4	250.0	257.3	235.4	734.0	739.7	857.0	721.7	728.8	715.4	755.1
6～8 岁	249.1	289.0	381.4	277.8	213.2	222.0	194.1	620.0	626.2	754.5	610.6	614.5	621.7	598.9
9～11 岁	272.7	305.6	432.0	282.8	239.0	246.4	225.6	699.8	718.6	876.6	690.1	680.7	675.7	689.7
12～14 岁	292.1	331.1	405.9	317.9	253.7	259.4	243.0	775.6	797.5	876.6	783.6	753.9	728.0	802.5
15～17 岁	313.2	349.8	394.0	343.5	282.8	290.9	266.7	818.6	803.9	891.9	791.2	830.9	806.4	879.5

表 3-1-12 2010—2012 年中国城乡 6～17 岁儿童不同年龄组镁、铁摄入量（mg）

年龄	镁（mg）							铁（mg）						
	合计	城市			农村			合计	城市			农村		
		小计	大城市	中小城市	小计	普通农村	贫困农村		小计	大城市	中小城市	小计	普通农村	贫困农村
合计	222.9	215.4	243.5	211.3	229.8	224.0	241.3	17.1	17.3	19.0	17.0	16.9	16.8	17.2
6～8 岁	181.0	178.9	200.5	176.3	182.9	179.5	190.3	13.6	13.9	16.0	13.6	13.4	13.3	13.6
9～11 岁	208.8	205.9	229.2	202.0	211.7	208.8	217.1	15.9	16.3	17.8	16.0	15.6	15.6	15.6
12～14 岁	237.0	231.4	267.2	225.3	242.4	236.9	252.8	18.3	18.5	20.5	18.1	18.1	18.0	18.3
15～17 岁	254.6	238.2	263.1	234.8	268.6	259.7	286.4	19.7	19.7	20.6	19.5	19.6	19.4	20.1
男生														
小计	232.9	225.0	257.3	220.5	240.0	235.2	249.6	18.0	18.2	20.1	18.0	17.8	17.7	18.0
6～8 岁	187.1	187.8	209.2	185.4	186.4	180.2	200.1	14.1	14.6	16.5	14.4	13.7	13.4	14.4
9～11 岁	216.5	214.0	227.8	211.9	219.0	216.1	224.4	16.6	17.2	18.2	17.0	16.1	16.3	15.8
12～14 岁	246.3	236.7	287.4	228.4	255.4	254.6	256.8	19.2	19.0	21.6	18.6	19.3	19.5	18.9
15～17 岁	268.1	251.0	286.1	246.4	283.2	276.2	297.4	20.9	21.0	22.7	20.7	20.9	20.6	21.5
女生														
小计	211.5	204.4	228.8	200.7	218.0	211.0	231.9	16.0	16.2	17.8	15.9	15.9	15.8	16.2
6～8 岁	174.6	169.5	191.8	166.8	179.1	178.7	179.8	13.1	13.1	15.6	12.8	13.1	13.2	12.8
9～11 岁	199.6	196.6	230.6	190.5	202.7	199.5	208.5	15.1	15.2	17.4	14.9	14.9	14.7	15.2
12～14 岁	226.0	225.2	245.2	221.7	226.9	215.5	248.1	17.3	17.8	19.4	17.6	16.7	16.3	17.5
15～17 岁	238.7	222.7	237.5	220.6	252.0	240.8	274.1	18.2	18.1	18.1	18.1	18.3	18.1	18.5

表 3-1-13　2010—2012 年中国城乡 6～17 岁儿童不同年龄组锌、硒摄入量

年龄	锌（mg）							硒（μg）						
	合计	城市			农村			合计	城市			农村		
		小计	大城市	中小城市	小计	普通农村	贫困农村		小计	大城市	中小城市	小计	普通农村	贫困农村
合计	8.9	8.8	10.3	8.6	8.9	8.7	9.3	37.1	39.2	45.7	38.2	35.2	35.9	33.7
6～8 岁	7.2	7.2	8.5	7.1	7.2	7.0	7.6	31.2	33.3	39.2	32.6	29.3	29.6	28.6
9～11 岁	8.3	8.3	9.9	8.0	8.3	8.2	8.5	34.4	37.2	42.9	36.2	31.7	32.6	29.9
12～14 岁	9.5	9.4	11.1	9.2	9.6	9.4	10.0	38.8	41.0	49.5	39.6	36.7	38.0	34.3
15～17 岁	10.1	10.0	11.2	9.8	10.2	10.0	10.7	42.3	43.9	48.8	43.2	40.9	41.5	39.7
男生														
小计	9.4	9.3	11.0	9.0	9.4	9.2	9.8	39.7	42.4	49.8	41.4	37.3	38.3	35.2
6～8 岁	7.5	7.7	8.7	7.6	7.3	7.1	7.9	32.7	36.3	40.5	35.9	29.6	29.6	29.6
9～11 岁	8.6	8.6	10.2	8.4	8.6	8.6	8.6	36.0	39.0	45.4	38.0	33.2	34.6	30.4
12～14 岁	10.0	9.8	12.0	9.5	10.2	10.1	10.5	41.6	43.9	56.5	41.8	39.4	41.6	35.2
15～17 岁	10.7	10.4	12.2	10.2	10.9	10.6	11.5	46.2	48.2	53.4	47.5	44.4	45.1	42.8
女生														
小计	8.3	8.3	9.6	8.1	8.4	8.2	8.8	34.1	35.5	41.2	34.7	32.7	33.1	32.0
6～8 岁	6.9	6.7	8.3	6.5	7.1	7.0	7.2	29.6	30.1	38.0	29.2	29.0	29.7	27.5
9～11 岁	7.9	7.9	9.5	7.6	7.9	7.7	8.2	32.5	35.1	40.4	34.1	29.8	30.1	29.3
12～14 岁	8.9	9.0	10.0	8.8	8.8	8.5	9.4	35.6	37.7	42.0	37.0	33.5	33.6	33.2
15～17 岁	9.4	9.4	10.1	9.3	9.4	9.2	9.9	37.7	38.6	43.6	37.9	37.0	37.4	36.2

表 3-1-14 2010—2012 年中国城乡 6～17 岁儿童不同年龄组铜、锰摄入量（mg）

年龄	铜（mg）							锰（mg）						
	合计	城市			农村			合计	城市			农村		
		小计	大城市	中小城市	小计	普通农村	贫困农村		小计	大城市	中小城市	小计	普通农村	贫困农村
合计	1.6	1.5	1.7	1.5	1.7	1.7	1.8	4.7	4.1	4.3	4.1	5.2	4.9	5.8
6～8 岁	1.3	1.3	1.4	1.3	1.4	1.4	1.4	3.8	3.4	3.4	3.4	4.1	3.9	4.5
9～11 岁	1.5	1.4	1.6	1.3	1.6	1.6	1.6	4.3	3.9	4.1	3.8	4.8	4.5	5.3
12～14 岁	1.7	1.6	1.9	1.5	1.8	1.7	1.9	5.1	4.5	4.8	4.4	5.6	5.2	6.3
15～17 岁	1.8	1.7	1.8	1.7	2.0	1.9	2.1	5.3	4.5	4.7	4.5	6.0	5.6	6.8
男生														
小计	1.7	1.5	1.8	1.5	1.8	1.8	1.8	4.9	4.3	4.6	4.3	5.4	5.1	6.1
6～8 岁	1.4	1.3	1.5	1.3	1.4	1.4	1.4	3.9	3.6	3.6	3.6	4.2	3.9	4.7
9～11 岁	1.6	1.4	1.6	1.4	1.7	1.7	1.7	4.5	4.1	4.2	4.1	4.9	4.7	5.4
12～14 岁	1.7	1.6	2.1	1.5	1.9	1.9	1.9	5.3	4.6	5.0	4.5	6.0	5.7	6.5
15～17 岁	1.9	1.8	1.9	1.7	2.1	2.1	2.2	5.6	4.8	5.2	4.8	6.4	5.9	7.2
女生														
小计	1.5	1.4	1.6	1.4	1.6	1.5	1.7	4.4	3.9	4.0	3.8	4.9	4.6	5.5
6～8 岁	1.3	1.2	1.4	1.2	1.4	1.4	1.3	3.6	3.2	3.2	3.2	4.0	3.9	4.3
9～11 岁	1.4	1.3	1.5	1.3	1.5	1.4	1.5	4.1	3.6	4.0	3.5	4.6	4.4	5.1
12～14 岁	1.6	1.6	1.6	1.6	1.7	1.6	1.8	4.8	4.4	4.5	4.4	5.2	4.7	6.0
15～17 岁	1.7	1.6	1.7	1.6	1.8	1.7	2.0	4.9	4.2	4.0	4.2	5.6	5.2	6.4

（二）主要营养素摄入分布

表 3-2-1　2010—2012 年中国城乡 6～17 岁儿童不同年龄组维生素 A 摄入量分布（%）

年龄		合计	城市			农村		
			小计	大城市	中小城市	小计	普通农村	贫困农村
合计	<EAR	75.3	66.3	59.1	71.4	81.6	79.4	84.9
	EAR～RNI	10.6	14.1	15.6	13.1	8.2	9.4	6.5
	≥RNI	14.0	19.6	25.4	15.6	10.2	11.3	8.6
6～8 岁	<EAR	71.0	56.9	42.0	67.0	78.5	77.8	79.5
	EAR～RNI	11.7	16.4	18.4	15.1	9.2	9.1	9.4
	≥RNI	17.3	26.7	39.6	17.9	12.3	13.1	11.1
9～11 岁	<EAR	75.1	66.2	58.1	71.0	81.0	78.2	85.3
	EAR～RNI	10.6	14.6	17.3	13.0	7.9	9.1	6.0
	≥RNI	14.4	19.1	24.6	16.0	11.1	12.7	8.7
12～14 岁	<EAR	79.0	73.1	69.1	75.7	83.6	81.7	86.5
	EAR～RNI	10.2	12.7	14.4	11.6	8.2	10.0	5.5
	≥RNI	10.8	14.2	16.5	12.7	8.2	8.3	8.0
15～17 岁	<EAR	78.5	69.8	67.7	71.9	87.2	82.1	93.3
	EAR～RNI	9.3	12.1	11.8	12.3	6.5	9.5	2.9
	≥RNI	12.2	18.1	20.5	15.7	6.3	8.3	3.8
男生								
小计	<EAR	75.9	66.8	59.6	72.2	82.0	79.7	85.3
	EAR～RNI	10.3	13.5	15.6	12.0	8.2	9.1	6.7
	≥RNI	13.8	19.7	24.9	15.8	9.9	11.2	7.9
6～8 岁	<EAR	70.6	53.8	40.6	64.8	78.8	77.5	80.7
	EAR～RNI	11.1	15.8	18.8	13.3	8.8	9.1	8.3
	≥RNI	18.3	30.4	40.6	21.8	12.4	13.4	11.0
9～11 岁	<EAR	74.1	64.4	57.4	69.1	80.2	76.0	86.8
	EAR～RNI	11.2	15.5	17.6	14.1	8.5	9.9	6.1
	≥RNI	14.7	20.1	25.0	16.8	11.4	14.1	7.0

续表

年龄		合计	城市			农村		
			小计	大城市	中小城市	小计	普通农村	贫困农村
12～14岁	<EAR	80.9	76.5	71.6	79.5	84.2	83.0	86.0
	EAR～RNI	9.6	11.1	13.8	9.5	8.5	10.0	6.4
	≥RNI	9.5	12.4	14.7	11.1	7.3	7.1	7.6
15～17岁	<EAR	82.3	74.2	72.0	76.4	91.0	90.0	92.3
	EAR～RNI	8.0	10.7	11.2	10.2	5.1	5.4	4.8
	≥RNI	9.7	15.1	16.8	13.4	3.8	4.6	2.9
女生								
小计	<EAR	74.7	65.8	58.4	70.5	81.2	79.0	84.3
	EAR～RNI	11.0	14.7	15.6	14.2	8.3	9.6	6.3
	≥RNI	14.3	19.5	26.0	15.3	10.6	11.3	9.4
6～8岁	<EAR	71.4	60.0	43.9	68.9	78.1	78.2	77.9
	EAR～RNI	12.5	17.0	17.8	16.6	9.8	9.1	10.8
	≥RNI	16.2	23.0	38.3	14.5	12.1	12.7	11.3
9～11岁	<EAR	76.2	68.2	58.9	72.9	82.1	81.2	83.4
	EAR～RNI	9.9	13.6	17.0	12.0	7.1	7.9	5.9
	≥RNI	13.9	18.1	24.1	15.1	10.8	10.9	10.7
12～14岁	<EAR	77.0	69.7	66.9	71.7	82.8	80.3	87.1
	EAR～RNI	10.8	14.3	15.0	13.9	7.9	10.0	4.3
	≥RNI	12.2	16.0	18.1	14.4	9.2	9.6	8.6
15～17岁	<EAR	74.3	64.6	62.5	66.7	83.3	73.8	94.3
	EAR～RNI	10.7	13.7	12.5	14.8	7.9	13.9	0.9
	≥RNI	15.0	21.7	25.0	18.5	8.8	12.3	4.7

表 3-2-2　2010—2012 年中国城乡 6～17 岁儿童不同年龄组硫胺素、核黄素摄入量分布（%）

年龄		硫胺素（%）							核黄素（%）						
		合计	城市			农村			合计	城市			农村		
			小计	大城市	中小城市	小计	普通农村	贫困农村		小计	大城市	中小城市	小计	普通农村	贫困农村
合计	<EAR	76.1	78.2	72.2	82.4	74.6	75.2	73.7	84.8	77.9	66.9	85.6	89.5	88.2	91.5
	EAR～RNI	10.9	10.2	12.1	8.9	11.5	11.8	11.0	8.4	10.8	13.9	8.7	6.7	7.8	5.0
	≥RNI	13.0	11.6	15.8	8.7	13.9	13.0	15.2	6.8	11.2	19.1	5.8	3.8	3.9	3.5
6～8 岁	<EAR	69.6	69.8	58.4	77.7	69.5	70.9	67.5	79.7	68.0	51.8	79.1	85.9	84.7	87.6
	EAR～RNI	15.7	15.6	21.2	11.7	15.7	14.7	17.2	11.1	15.1	18.0	13.1	9.1	10.4	7.0
	≥RNI	14.7	14.6	20.4	10.6	14.8	14.4	15.3	9.2	16.9	30.2	7.8	5.1	4.9	5.5
9～11 岁	<EAR	74.0	75.9	71.9	78.2	72.7	72.0	73.7	83.7	76.0	63.1	83.6	88.9	87.1	91.6
	EAR～RNI	12.3	11.8	12.3	11.5	12.7	13.9	10.8	9.4	12.3	15.8	10.3	7.5	8.6	5.8
	≥RNI	13.7	12.3	15.8	10.3	14.7	14.2	15.4	6.9	11.6	21.2	6.1	3.6	4.3	2.7
12～14 岁	<EAR	81.9	83.2	77.4	87.0	80.9	82.1	79.1	89.4	84.3	75.3	90.3	93.3	92.7	94.2
	EAR～RNI	7.1	6.4	7.0	5.9	7.7	8.3	6.8	5.6	7.8	11.9	5.1	3.9	4.8	2.6
	≥RNI	11.0	10.4	15.6	7.0	11.4	9.6	14.1	5.0	7.8	12.8	4.6	2.8	2.5	3.2
15～17 岁	<EAR	83.4	86.0	81.7	90.2	80.7	81.7	79.5	89.5	85.3	78.6	91.9	93.7	92.1	95.7
	EAR～RNI	5.3	5.8	7.4	4.3	4.8	5.2	4.3	5.4	6.9	9.6	4.3	3.9	4.8	2.9
	≥RNI	11.3	8.2	10.9	5.5	14.5	13.1	16.2	5.1	7.8	11.8	3.8	2.4	3.2	1.4
男生															
小计	<EAR	73.9	75.1	67.6	80.8	73.1	73.6	72.4	84.8	77.7	66.8	85.9	89.4	88.1	91.4
	EAR～RNI	13.4	13.3	16.1	11.3	13.4	13.6	13.1	8.1	10.5	14.0	7.8	6.5	7.3	5.4
	≥RNI	12.7	11.6	16.3	8.0	13.5	12.8	14.5	7.1	11.8	19.2	6.3	4.0	4.6	3.2
6～8 岁	<EAR	65.8	63.0	50.7	73.3	67.1	70.5	62.2	76.8	61.4	47.1	73.3	84.2	83.9	84.6
	EAR～RNI	17.7	19.1	23.9	15.2	17.1	15.3	19.7	11.8	16.8	18.8	15.2	9.4	10.2	8.3
	≥RNI	16.5	17.8	25.4	11.5	15.8	14.2	18.1	11.4	21.8	34.1	11.5	6.4	5.9	7.1

续表

年龄		硫胺素(%)							核黄素(%)						
		合计	城市			农村			合计	城市			农村		
			小计	大城市	中小城市	小计	普通农村	贫困农村		小计	大城市	中小城市	小计	普通农村	贫困农村
9～11岁	<EAR	72.1	73.9	70.3	76.4	71.0	69.9	72.8	83.6	76.4	64.9	84.1	88.1	85.6	92.1
	EAR～RNI	13.6	14.4	15.5	13.6	13.1	13.5	12.3	9.6	12.2	17.6	8.6	8.0	8.8	6.6
	≥RNI	14.3	11.7	14.2	10.0	15.9	16.6	14.9	6.8	11.4	17.6	7.3	3.9	5.5	1.3
12～14岁	<EAR	79.7	80.7	71.6	86.3	78.9	78.0	80.1	91.8	87.6	76.7	94.2	94.9	92.9	97.7
	EAR～RNI	9.6	8.5	10.3	7.4	10.4	12.9	7.0	3.8	4.6	7.8	2.6	3.2	4.6	1.2
	≥RNI	10.7	10.8	18.1	6.3	10.7	9.1	12.9	4.5	7.8	15.5	3.2	1.9	2.5	1.2
15～17岁	<EAR	84.4	84.5	79.2	89.8	84.2	84.6	83.7	92.0	87.3	81.6	92.9	97.0	97.7	96.2
	EAR～RNI	10.1	10.7	13.6	7.9	9.4	10.0	8.7	4.5	7.5	10.4	4.7	1.3	0.0	2.9
	≥RNI	5.6	4.8	7.2	2.4	6.4	5.4	7.7	3.5	5.2	8.0	2.4	1.7	2.3	1.0
女生															
小计	<EAR	78.5	81.5	77.6	84.0	76.4	77.1	75.4	84.8	78.2	67.1	85.3	89.7	88.4	91.5
	EAR～RNI	8.2	6.8	7.3	6.5	9.2	9.6	8.6	8.7	11.2	13.8	9.5	6.9	8.5	4.6
	≥RNI	13.2	11.7	15.1	9.5	14.4	13.3	16.0	6.5	10.6	19.1	5.2	3.4	3.1	3.9
6～8岁	<EAR	74.0	76.7	68.2	81.3	72.4	71.3	74.0	83.0	74.7	57.9	83.9	87.9	85.7	91.2
	EAR～RNI	13.3	12.0	17.8	8.8	14.1	14.0	14.2	10.4	13.3	16.8	11.4	8.6	10.7	5.4
	≥RNI	12.7	11.3	14.0	9.8	13.5	14.7	11.8	6.7	12.0	25.2	4.7	3.5	3.6	3.4
9～11岁	<EAR	76.2	78.0	74.1	80.0	74.8	74.8	74.9	83.8	75.7	60.7	83.1	89.8	89.1	90.9
	EAR～RNI	10.8	8.9	8.0	9.3	12.1	14.3	9.1	9.2	12.5	13.4	12.0	6.8	8.3	4.8
	≥RNI	13.0	13.1	17.9	10.7	13.0	10.9	16.0	7.0	11.9	25.9	4.9	3.3	2.6	4.3
12～14岁	<EAR	84.3	85.7	82.7	87.8	83.1	86.2	77.9	86.9	81.1	74.0	86.1	91.6	92.5	90.0
	EAR～RNI	4.5	4.2	3.9	4.4	4.7	3.8	6.4	7.6	11.1	15.7	7.8	4.7	5.0	4.3
	≥RNI	11.2	10.1	13.4	7.8	12.1	10.0	15.7	5.5	7.8	10.2	6.1	3.7	2.5	5.7
15～17岁	<EAR	82.3	87.7	84.6	90.7	77.2	78.7	75.5	86.8	83.0	75.0	90.7	90.4	86.1	95.3
	EAR～RNI	0.0	0.0	0.0	0.0	0.0	0.0	0.0	6.4	6.1	8.7	3.7	6.6	9.8	2.8
	≥RNI	17.7	12.3	15.4	9.3	22.8	21.3	24.5	6.8	10.8	16.3	5.6	3.1	4.1	1.9

表 3-2-3　2010—2012 年中国城乡 6～17 岁儿童不同年龄组维生素 C 摄入量分布（%）

年龄		合计	城市			农村		
			小计	大城市	中小城市	小计	普通农村	贫困农村
合计	<EAR	66.4	64.8	58.9	68.9	67.4	68.1	66.4
	EAR～RNI	9.2	9.0	9.7	8.5	9.3	9.4	9.3
	≥RNI	24.4	26.2	31.4	22.6	23.2	22.5	24.2
6～8 岁	<EAR	62.1	57.7	50.6	62.6	64.5	67.6	59.8
	EAR～RNI	10.5	8.8	6.9	10.1	11.4	10.7	12.4
	≥RNI	27.3	33.5	42.4	27.4	24.1	21.6	27.7
9～11 岁	<EAR	65.6	65.5	58.5	69.7	65.7	68.2	61.9
	EAR～RNI	7.6	8.5	10.8	7.2	7.0	6.4	8.0
	≥RNI	26.8	26.0	30.8	23.1	27.3	25.5	30.1
12～14 岁	<EAR	70.3	69.0	61.3	74.1	71.3	69.0	74.9
	EAR～RNI	9.8	9.3	9.9	8.9	10.2	11.0	9.0
	≥RNI	19.9	21.7	28.8	17.0	18.5	20.0	16.1
15～17 岁	<EAR	69.7	67.2	65.5	68.9	72.1	67.9	77.1
	EAR～RNI	8.9	9.7	11.4	8.1	8.0	9.9	5.7
	≥RNI	21.5	23.1	23.1	23.0	19.9	22.2	17.1
男生								
小计	<EAR	65.3	62.7	57.3	66.8	67.0	67.1	67.0
	EAR～RNI	9.0	9.2	9.9	8.7	8.9	9.3	8.2
	≥RNI	25.7	28.1	32.8	24.5	24.1	23.6	24.8
6～8 岁	<EAR	61.6	56.1	51.4	60.0	64.3	67.8	59.1
	EAR～RNI	10.3	8.3	6.5	9.7	11.3	11.3	11.4
	≥RNI	28.1	35.6	42.0	30.3	24.4	20.9	29.5
9～11 岁	<EAR	64.6	63.9	59.5	66.8	65.1	66.3	63.2
	EAR～RNI	7.1	8.4	10.1	7.3	6.3	5.8	7.0
	≥RNI	28.3	27.7	30.4	25.9	28.6	27.9	29.8
12～14 岁	<EAR	68.1	65.0	54.3	71.6	70.4	66.0	76.6
	EAR～RNI	10.3	10.5	12.1	9.5	10.2	13.3	5.8
	≥RNI	21.6	24.5	33.6	18.9	19.4	20.7	17.5

续表

年龄		合计	城市			农村		
			小计	大城市	中小城市	小计	普通农村	贫困农村
15～17岁	<EAR	69.8	66.3	64.0	68.5	73.5	69.2	78.8
	EAR～RNI	8.2	9.9	11.2	8.7	6.4	6.2	6.7
	≥RNI	22.0	23.8	24.8	22.8	20.1	24.6	14.4
女生								
小计	<EAR	67.5	67.0	60.7	71.0	67.9	69.4	65.8
	EAR～RNI	9.5	8.8	9.6	8.4	9.9	9.4	10.7
	≥RNI	23.0	24.2	29.8	20.7	22.2	21.2	23.5
6～8岁	<EAR	62.8	59.3	49.5	64.8	64.8	67.4	60.8
	EAR～RNI	10.7	9.3	7.5	10.4	11.5	10.1	13.7
	≥RNI	26.5	31.3	43.0	24.9	23.7	22.5	25.5
9～11岁	<EAR	66.8	67.4	57.1	72.4	66.4	70.7	60.4
	EAR～RNI	8.2	8.6	11.6	7.1	7.9	7.1	9.1
	≥RNI	24.9	24.0	31.2	20.4	25.6	22.2	30.5
12～14岁	<EAR	72.6	73.0	67.7	76.7	72.3	72.0	72.9
	EAR～RNI	9.3	8.1	7.9	8.3	10.3	8.8	12.9
	≥RNI	18.1	18.9	24.4	15.0	17.4	19.2	14.3
15～17岁	<EAR	69.5	68.4	67.3	69.4	70.6	66.4	75.5
	EAR～RNI	9.5	9.4	11.5	7.4	9.6	13.9	4.7
	≥RNI	20.9	22.2	21.2	23.1	19.7	19.7	19.8

表 3-2-4 2010—2012 年中国城乡 6～17 岁儿童不同年龄组钙、锌摄入量分布(%)

年龄		钙(%)							锌(%)						
		合计	城市			农村			合计	城市			农村		
			小计	大城市	中小城市	小计	普通农村	贫困农村		小计	大城市	中小城市	小计	普通农村	贫困农村
合计	<EAR	98.8	97.7	95.8	98.9	99.6	99.7	99.4	36.2	33.9	23.3	41.2	37.9	36.9	39.2
	EAR～RNI	0.8	1.5	2.5	0.9	0.3	0.2	0.4	15.9	15.8	14.8	16.5	15.9	16.8	14.6
	≥RNI	0.4	0.8	1.7	0.2	0.1	0.0	0.3	47.9	50.3	61.8	42.3	46.2	46.3	46.1
6～8 岁	<EAR	98.7	97.0	93.9	99.2	99.6	99.9	99.1	32.7	28.4	18.8	34.9	35.1	33.8	36.9
	EAR～RNI	0.7	1.7	3.3	0.6	0.3	0.1	0.4	14.6	14.3	10.2	17.0	14.9	15.0	14.6
	≥RNI	0.6	1.3	2.9	0.3	0.2	0.0	0.4	52.6	57.4	71.0	48.0	50.1	51.2	48.5
9～11 岁	<EAR	99.1	98.0	96.2	99.1	99.8	100.0	99.5	34.8	31.8	21.9	37.5	36.9	35.2	39.5
	EAR～RNI	0.7	1.7	3.1	0.9	0.1	0.0	0.2	15.2	14.8	13.1	15.7	15.5	16.6	14.0
	≥RNI	0.2	0.3	0.8	0.0	0.1	0.0	0.2	49.9	53.5	65.0	46.7	47.6	48.2	46.5
12～14 岁	<EAR	99.2	98.7	97.5	99.5	99.6	99.6	99.7	41.7	40.1	26.7	48.9	43.0	42.1	44.4
	EAR～RNI	0.6	1.0	1.6	0.5	0.4	0.4	0.3	18.0	17.9	18.5	17.6	18.1	20.4	14.5
	≥RNI	0.1	0.3	0.8	0.0	0.0	0.0	0.0	40.2	41.9	54.7	33.5	38.9	37.5	41.2
15～17 岁	<EAR	97.7	96.6	95.6	97.4	98.9	98.8	99.0	37.0	36.0	26.2	45.5	38.1	39.7	36.2
	EAR～RNI	1.2	1.7	1.7	1.7	0.6	0.8	0.5	16.1	16.6	17.9	15.3	15.6	15.1	16.2
	≥RNI	1.1	1.7	2.6	0.9	0.4	0.4	0.5	46.9	47.4	55.9	39.1	46.3	45.2	47.6
男生															
小计	<EAR	98.5	97.2	95.4	98.4	99.5	99.6	99.2	35.7	32.6	22.4	40.3	37.7	36.3	39.8
	EAR～RNI	1.0	2.0	2.7	1.4	0.4	0.3	0.5	15.5	15.1	13.7	16.2	15.8	16.6	14.5
	≥RNI	0.5	0.9	1.9	0.1	0.2	0.1	0.3	48.8	52.2	63.9	43.4	46.5	47.1	45.7
6～8 岁	<EAR	98.3	96.4	94.2	98.2	99.2	99.7	98.4	29.5	21.8	15.2	27.3	33.2	32.2	34.6
	EAR～RNI	1.0	2.0	2.9	1.2	0.5	0.3	0.8	14.6	11.9	7.2	15.8	15.9	15.5	16.5
	≥RNI	0.8	1.7	2.9	0.6	0.3	0.0	0.8	55.9	66.3	77.5	57.0	50.9	52.3	48.8

续表

年龄		钙（%）							锌（%）						
		合计	城市			农村			合计	城市			农村		
			小计	大城市	中小城市	小计	普通农村	贫困农村		小计	大城市	中小城市	小计	普通农村	贫困农村
9～11岁	<EAR	99.1	97.8	96.6	98.6	99.8	100.0	99.6	32.2	27.7	22.3	31.4	34.9	32.6	38.6
	EAR～RNI	0.8	1.9	2.7	1.4	0.2	0.0	0.4	16.0	16.0	11.5	19.1	15.9	17.1	14.0
	≥RNI	0.1	0.3	0.7	0.0	0.0	0.0	0.0	51.9	56.2	66.2	49.5	49.2	50.3	47.4
12～14岁	<EAR	99.2	98.4	97.4	98.9	99.8	99.6	100.0	42.5	40.8	22.4	52.1	43.7	42.7	45.0
	EAR～RNI	0.7	1.3	1.7	1.1	0.2	0.4	0.0	16.3	18.0	19.8	16.8	15.0	16.2	13.5
	≥RNI	0.1	0.3	0.9	0.0	0.0	0.0	0.0	41.2	41.2	57.8	31.1	41.3	41.1	41.5
15～17岁	<EAR	97.1	95.6	93.6	97.6	98.7	98.5	99.0	44.4	42.9	30.4	55.1	46.2	46.2	46.2
	EAR～RNI	1.9	2.8	3.2	2.4	0.9	0.8	1.0	15.2	14.3	17.6	11.0	16.2	19.2	12.5
	≥RNI	1.0	1.6	3.2	0.0	0.4	0.8	0.0	40.3	42.9	52.0	33.9	37.6	34.6	41.3
女生															
小计	<EAR	99.0	98.2	96.2	99.4	99.7	99.8	99.5	36.9	35.2	24.4	42.1	38.1	37.7	38.6
	EAR～RNI	0.6	1.0	2.2	0.3	0.2	0.2	0.2	16.2	16.5	16.2	16.7	16.0	16.9	14.8
	≥RNI	0.4	0.8	1.6	0.3	0.1	0.0	0.3	46.9	48.3	59.3	41.2	45.9	45.4	46.6
6～8岁	<EAR	99.1	97.7	93.5	100.0	100.0	100.0	100.0	36.5	35.0	23.4	41.5	37.4	35.8	39.7
	EAR～RNI	0.5	1.3	3.7	0.0	0.0	0.0	0.0	14.7	16.7	14.0	18.1	13.5	14.3	12.3
	≥RNI	0.4	1.0	2.8	0.0	0.0	0.0	0.0	48.8	48.3	62.6	40.4	49.1	49.8	48.0
9～11岁	<EAR	99.1	98.2	95.5	99.6	99.8	100.0	99.5	38.1	36.2	21.4	43.6	39.5	38.7	40.6
	EAR～RNI	0.6	1.5	3.6	0.4	0.0	0.0	0.0	14.3	13.4	15.2	12.4	15.0	15.8	13.9
	≥RNI	0.3	0.3	0.9	0.0	0.2	0.0	0.5	47.6	50.4	63.4	44.0	45.5	45.5	45.5
12～14岁	<EAR	99.3	99.0	97.6	100.0	99.5	99.6	99.3	41.0	39.4	30.7	45.6	42.2	41.4	43.6
	EAR～RNI	0.6	0.7	1.6	0.0	0.5	0.4	0.7	19.8	17.9	17.3	18.3	21.4	24.7	15.7
	≥RNI	0.1	0.3	0.8	0.0	0.0	0.0	0.0	39.2	42.7	52.0	36.1	36.4	33.9	40.7
15～17岁	<EAR	98.4	97.6	98.1	97.2	99.1	99.2	99.1	28.9	27.8	21.2	34.3	29.8	32.8	26.4
	EAR～RNI	0.5	0.5	0.0	0.9	0.4	0.8	0.0	17.0	19.3	18.3	20.4	14.9	10.7	19.8
	≥RNI	1.1	1.9	1.9	1.9	0.4	0.0	0.9	54.1	52.8	60.6	45.4	55.3	56.6	53.8

表 3-2-5 2010—2012 年中国城乡 6～17 岁儿童不同年龄组铁摄入量分布(%)

年龄		合计	城市			农村		
			小计	大城市	中小城市	小计	普通农村	贫困农村
合计	<EAR	20.7	19.2	16.3	21.3	21.6	21.1	22.5
	EAR～RNI	24.6	23.7	18.6	27.3	25.2	25.6	24.5
	≥RNI	54.8	57.0	65.1	51.4	53.2	53.3	53.0
6～8 岁	<EAR	18.2	15.9	11.0	19.3	19.4	17.2	22.7
	EAR～RNI	24.9	23.4	16.3	28.2	25.7	26.9	23.8
	≥RNI	56.9	60.7	72.7	52.5	54.9	55.9	53.5
9～11 岁	<EAR	20.2	17.7	15.0	19.3	21.9	20.7	23.6
	EAR～RNI	24.4	24.1	18.5	27.4	24.5	25.5	23.1
	≥RNI	55.4	58.2	66.5	53.3	53.6	53.8	53.3
12～14 岁	<EAR	24.4	23.0	20.2	24.9	25.4	26.5	23.8
	EAR～RNI	25.1	25.1	21.4	27.6	25.2	26.0	23.8
	≥RNI	50.5	51.9	58.4	47.6	49.4	47.5	52.4
15～17 岁	<EAR	20.5	20.9	19.2	22.6	20.1	22.2	17.6
	EAR～RNI	23.7	21.8	18.3	25.1	25.5	21.8	30.0
	≥RNI	55.8	57.3	62.4	52.3	54.3	56.0	52.4
男生								
小计	<EAR	13.4	11.2	8.7	13.1	14.8	14.1	15.7
	EAR～RNI	23.7	21.8	16.1	26.1	24.9	24.6	25.4
	≥RNI	63.0	67.0	75.1	60.8	60.3	61.3	58.9
6～8 岁	<EAR	16.3	12.5	8.7	15.8	18.2	17.4	19.3
	EAR～RNI	23.9	20.5	14.5	25.5	25.5	26.5	24.0
	≥RNI	59.8	67.0	76.8	58.8	56.3	56.0	56.7
9～11 岁	<EAR	13.6	11.1	11.5	10.9	15.1	14.1	16.7
	EAR～RNI	24.4	21.5	16.9	24.5	26.3	25.1	28.1
	≥RNI	62.0	67.4	71.6	64.5	58.6	60.8	55.3
12～14 岁	<EAR	10.7	10.1	6.0	12.6	11.2	9.5	13.5
	EAR～RNI	23.7	24.8	18.1	28.9	22.8	24.5	20.5
	≥RNI	65.6	65.0	75.9	58.4	66.0	66.0	66.1
15～17 岁	<EAR	11.1	11.1	8.0	14.2	11.1	13.1	8.7
	EAR～RNI	21.8	20.2	15.2	25.2	23.5	17.7	30.8
	≥RNI	67.1	68.7	76.8	60.6	65.4	69.2	60.6
女生								
小计	<EAR	28.9	27.8	25.1	29.5	29.8	29.3	30.5
	EAR～RNI	25.6	25.8	21.6	28.5	25.5	26.9	23.5
	≥RNI	45.4	46.5	53.3	42.1	44.7	43.8	46.0
6～8 岁	<EAR	20.3	19.3	14.0	22.3	20.9	16.9	27.0
	EAR～RNI	26.0	26.3	18.7	30.6	25.8	27.4	23.5
	≥RNI	53.6	54.3	67.3	47.2	53.2	55.7	49.5

续表

年龄		合计	城市			农村		
			小计	大城市	中小城市	小计	普通农村	贫困农村
9～11岁	<EAR	28.2	24.9	19.6	27.6	30.7	29.7	32.1
	EAR～RNI	24.3	27.0	20.5	30.2	22.3	25.9	17.1
	≥RNI	47.5	48.1	59.8	42.2	47.0	44.4	50.8
12～14岁	<EAR	38.6	35.8	33.1	37.8	40.9	43.5	36.4
	EAR～RNI	26.7	25.4	24.4	26.1	27.7	27.6	27.9
	≥RNI	34.7	38.8	42.5	36.1	31.4	28.9	35.7
15～17岁	<EAR	30.9	32.5	32.7	32.4	29.4	32.0	26.4
	EAR～RNI	25.7	23.6	22.1	25.0	27.6	26.2	29.2
	≥RNI	43.4	43.9	45.2	42.6	43.0	41.8	44.3

四、膳食构成

（一）三餐食物种类

表4-1-1　2010—2012年中国城乡6～17岁儿童不同年龄组早餐食物种类分布（%）

		合计	城市			农村		
			小计	大城市	中小城市	小计	普通农村	贫困农村
合计	0类	7.3	4.4	3.9	4.8	9.2	2.8	18.6
	1类	18.2	16.5	13.6	18.5	19.3	15.3	25.1
	2类	32.8	33.1	30.5	34.9	32.7	36.7	26.8
	3类	32.3	33.7	38.3	30.5	31.4	36.6	23.9
	4类	9.4	12.2	13.6	11.3	7.4	8.6	5.7
6～8岁	0类	5.9	2.7	2.1	3.1	7.6	2.2	15.7
	1类	15.3	14.1	9.0	17.6	15.9	10.7	23.6
	2类	33.7	32.9	29.1	35.5	34.2	39.6	26.2
	3类	34.5	35.4	41.4	31.3	34.0	37.8	28.4
	4类	10.6	15.0	18.4	12.6	8.3	9.7	6.1
9～11岁	0类	6.8	4.1	4.2	4.0	8.6	2.4	18.1
	1类	19.1	15.9	13.5	17.3	21.3	17.8	26.5
	2类	32.8	32.5	30.0	33.9	33.1	36.5	28.0
	3类	32.0	34.5	39.2	31.7	30.3	36.3	21.2
	4类	9.3	13.1	13.1	13.0	6.7	7.0	6.3
12～14岁	0类	7.8	4.2	3.3	4.9	10.5	3.5	21.2
	1类	19.5	17.6	16.5	18.4	21.0	17.1	26.9
	2类	31.8	33.8	30.5	36.0	30.3	34.4	24.0
	3类	32.2	34.3	37.9	31.9	30.7	35.6	23.1
	4类	8.7	10.1	11.9	8.9	7.6	9.4	4.8

续表

		合计	城市			农村		
			小计	大城市	中小城市	小计	普通农村	贫困农村
15～17岁	0类	9.9	7.5	6.1	8.9	12.3	4.0	22.3
	1类	19.7	19.1	15.7	22.4	20.3	18.3	22.8
	2类	32.7	33.5	32.8	34.2	32.0	33.7	29.9
	3类	29.2	29.6	34.5	24.9	28.7	35.7	20.4
	4类	8.5	10.3	10.9	9.7	6.7	8.3	4.7

表4-1-2 2010—2012年中国城乡6～17岁儿童不同年龄组午餐食物种类分布（%）

		合计	城市			农村		
			小计	大城市	中小城市	小计	普通农村	贫困农村
合计	0类	1.2	0.7	1.0	0.5	1.6	0.6	3.0
	1类	2.1	1.0	0.8	1.1	2.9	2.2	3.9
	2类	14.5	7.1	4.3	9.0	19.6	16.6	24.0
	3类	55.6	58.3	58.0	58.4	53.8	56.7	49.5
	4类	26.6	33.0	35.9	31.0	22.2	23.9	19.6
6～8岁	0类	1.2	0.8	1.2	0.6	1.3	0.3	2.8
	1类	1.8	0.3	0.0	0.6	2.6	1.9	3.7
	2类	15.1	6.2	3.7	7.8	19.8	16.9	24.0
	3类	56.9	63.3	66.4	61.2	53.5	56.2	49.6
	4类	25.1	29.4	28.7	29.9	22.8	24.7	19.9
9～11岁	0类	0.9	0.6	0.8	0.5	1.2	0.5	2.2
	1类	2.2	1.3	1.2	1.4	2.8	2.6	3.1
	2类	14.6	7.5	5.8	8.5	19.4	14.8	26.3
	3类	54.2	55.6	51.9	57.8	53.3	57.3	47.2
	4类	28.1	35.0	40.4	31.9	23.4	24.8	21.2
12～14岁	0类	1.4	0.8	1.2	0.5	1.9	1.0	3.2
	1类	1.9	1.0	0.4	1.4	2.5	1.7	3.9
	2类	14.1	8.2	4.9	10.3	18.7	17.5	20.5
	3类	57.9	57.6	56.4	58.4	58.1	61.5	52.9
	4类	24.8	32.5	37.0	29.5	18.8	18.3	19.6
15～17岁	0类	1.7	0.6	0.9	0.4	2.8	1.2	4.7
	1类	2.7	1.3	1.8	0.8	4.1	2.8	5.7
	2类	13.7	6.2	2.6	9.7	21.2	18.3	24.6
	3类	52.4	56.7	57.6	55.7	48.2	47.6	48.8
	4类	29.5	35.2	37.1	33.3	23.8	30.2	16.1

表 4-1-3　2010—2012 年中国城乡 6～17 岁儿童不同年龄组晚餐食物种类分布（%）

		合计	城市			农村		
			小计	大城市	中小城市	小计	普通农村	贫困农村
合计	0 类	0.3	0.3	0.4	0.3	0.2	0.2	0.2
	1 类	1.8	1.4	0.3	2.2	2.1	1.5	3.0
	2 类	16.2	10.5	3.9	15.1	20.1	17.8	23.6
	3 类	56.9	57.4	58.2	56.8	56.6	58.8	53.2
	4 类	24.9	30.3	37.2	25.6	21.0	21.8	20.0
6～8 岁	0 类	0.2	0.5	0.4	0.6	0.1	0.2	0.0
	1 类	2.3	1.8	0.4	2.8	2.6	1.6	3.9
	2 类	17.4	11.1	4.5	15.6	20.7	19.7	22.3
	3 类	57.4	60.0	60.7	59.5	56.0	57.8	53.3
	4 类	22.7	26.6	34.0	21.5	20.7	20.7	20.5
9～11 岁	0 类	0.4	0.3	0.8	0.0	0.5	0.3	0.7
	1 类	1.8	1.0	0.0	1.6	2.3	1.8	3.1
	2 类	16.6	10.2	3.5	14.2	20.9	18.2	25.1
	3 类	55.6	57.2	55.4	58.2	54.6	58.0	49.4
	4 类	25.6	31.4	40.4	26.1	21.8	21.8	21.7
12～14 岁	0 类	0.1	0.2	0.0	0.3	0.1	0.2	0.0
	1 类	1.1	1.5	0.0	2.4	0.9	0.8	1.0
	2 类	15.0	10.3	3.3	14.9	18.7	15.0	24.4
	3 类	57.8	55.5	57.6	54.1	59.6	61.7	56.4
	4 类	25.9	32.6	39.1	28.4	20.7	22.3	18.3
15～17 岁	0 类	0.2	0.4	0.4	0.4	0.0	0.0	0.0
	1 类	2.1	1.5	0.9	2.1	2.6	1.6	3.8
	2 类	14.9	10.5	4.4	16.5	19.2	16.7	22.3
	3 类	57.1	56.9	59.4	54.4	57.2	58.3	55.9
	4 类	25.8	30.7	34.9	26.6	21.0	23.4	18.0

表 4-1-4　2010—2012 年中国城乡 6～17 岁儿童不同年龄组零食食物种类分布（%）

		合计	城市			农村		
			小计	大城市	中小城市	小计	普通农村	贫困农村
合计	0 类	53.6	42.6	29.9	51.4	61.2	55.0	70.2
	1 类	30.8	34.5	39.2	31.2	28.2	32.8	21.5
	2 类	13.6	19.6	25.9	15.3	9.4	10.8	7.4
	3 类	1.9	3.1	4.5	2.1	1.1	1.3	0.9
	4 类	0.2	0.3	0.4	0.1	0.1	0.2	0.0

续表

		合计	城市			农村		
			小计	大城市	中小城市	小计	普通农村	贫困农村
6～8岁	0类	52.0	39.0	25.0	48.6	58.8	52.1	68.8
	1类	30.2	34.1	36.9	32.1	28.2	33.1	21.0
	2类	15.5	22.8	31.6	16.8	11.6	13.2	9.2
	3类	2.3	4.0	6.2	2.5	1.4	1.6	1.1
	4类	0.1	0.2	0.4	0.0	0.0	0.0	0.0
9～11岁	0类	52.1	40.3	29.2	46.7	60.0	55.7	66.5
	1类	31.0	34.2	37.7	32.1	28.9	32.0	24.1
	2类	14.7	22.1	27.3	19.1	9.6	10.4	8.4
	3类	2.1	3.0	5.0	1.8	1.4	1.8	1.0
	4类	0.2	0.4	0.8	0.2	0.1	0.2	0.0
12～14岁	0类	53.7	43.6	31.7	51.4	61.6	54.2	73.1
	1类	31.1	34.4	39.1	31.4	28.5	34.2	19.9
	2类	13.0	18.3	24.3	14.3	8.8	10.6	6.1
	3类	1.9	3.4	4.5	2.7	0.8	0.6	1.0
	4类	0.3	0.3	0.4	0.3	0.3	0.4	0.0
15～17岁	0类	59.1	49.4	34.1	64.1	68.9	62.7	76.3
	1类	30.8	35.6	43.7	27.9	25.9	31.0	19.9
	2类	9.0	13.5	20.1	7.2	4.5	5.6	3.3
	3类	1.0	1.5	2.2	0.8	0.4	0.4	0.5
	4类	0.1	0.0	0.0	0.0	0.2	0.4	0.0

（二）各类食物三餐食用率

表 4-2-1　2010—2012 年中国城乡 6～17 岁儿童不同年龄组谷薯杂豆三餐食用率（%）

		合计	城市			农村		
			小计	大城市	中小城市	小计	普通农村	贫困农村
合计	早餐	88.3	87.0	83.6	87.5	89.4	95.5	77.4
	午餐	98.6	99.2	98.8	99.3	98.0	98.7	96.7
	晚餐	99.6	99.5	99.2	99.5	99.7	99.7	99.7
	零食	3.0	3.6	5.8	3.3	2.4	2.7	1.8
6～8岁	早餐	91.3	90.0	87.0	90.3	92.6	97.1	82.7
	午餐	98.9	99.2	99.0	99.2	98.6	99.4	96.9
	晚餐	99.6	99.4	98.6	99.5	99.7	99.7	99.8
	零食	3.1	3.9	5.4	3.7	2.3	2.6	1.6

续表

		合计	城市			农村		
			小计	大城市	中小城市	小计	普通农村	贫困农村
9～11岁	早餐	89.5	88.6	84.4	89.3	90.4	96.6	78.7
	午餐	99.0	99.4	98.3	99.5	98.6	99.0	97.9
	晚餐	99.6	99.8	98.9	100.0	99.3	99.4	99.3
	零食	3.1	4.4	6.5	4.1	1.8	1.6	2.2
12～14岁	早餐	88.7	88.8	85.7	89.3	88.6	95.1	76.2
	午餐	98.6	99.2	98.8	99.2	98.1	98.8	96.8
	晚餐	99.7	99.6	100.0	99.5	99.9	99.8	100.0
	零食	3.9	4.3	5.1	4.2	3.4	4.6	1.1
15～17岁	早餐	84.7	82.0	78.5	82.5	87.0	93.8	73.6
	午餐	98.1	99.2	99.2	99.2	97.2	97.9	95.8
	晚餐	99.5	99.1	99.2	99.1	99.9	100.0	99.7
	零食	2.3	2.3	6.1	1.8	2.3	2.2	2.3

表 4-2-2 2010—2012 年中国城乡 6～17 岁儿童不同年龄组蔬菜水果三餐食用率（%）

		合计	城市			农村		
			小计	大城市	中小城市	小计	普通农村	贫困农村
合计	早餐	48.6	40.4	33.6	41.4	56.2	62.7	43.3
	午餐	93.5	95.5	94.8	95.6	91.7	93.2	88.7
	晚餐	94.7	94.2	97.7	93.7	95.1	95.6	94.1
	零食	35.9	40.8	59.2	38.1	34.5	35.1	23.8
6～8岁	早餐	51.5	44.2	36.8	45.1	57.8	62.7	47.1
	午餐	93.5	96.0	94.9	96.2	91.3	92.1	89.4
	晚餐	93.8	92.7	96.1	92.3	94.8	95.6	93.2
	零食	37.7	41.3	62.0	38.9	31.3	38.9	25.1
9～11岁	早餐	46.7	39.7	33.7	40.8	53.6	59.0	43.4
	午餐	94.8	96.5	94.7	96.9	93.2	94.7	90.3
	晚餐	95.6	95.5	97.6	95.1	95.7	96.1	94.8
	零食	40.5	47.8	61.3	45.5	33.4	35.6	29.2
12～14岁	早餐	47.0	39.3	33.9	40.3	54.4	61.3	41.5
	午餐	92.6	94.4	95.1	94.3	90.8	92.0	88.6
	晚餐	95.4	94.8	99.1	94.1	95.9	95.9	95.9
	零食	38.5	44.6	61.6	41.8	32.6	37.2	23.9
15～17岁	早餐	49.2	38.9	30.9	39.9	58.1	66.2	41.7
	午餐	93.3	95.2	94.4	95.3	91.6	93.9	87.1
	晚餐	94.1	93.7	97.4	93.3	94.4	95.2	92.9
	零食	29.2	32.0	53.1	29.2	26.7	30.6	18.9

表 4-2-3 2010—2012 年中国城乡 6～17 岁儿童不同年龄组禽畜肉蛋鱼三餐食用率(%)

		合计	城市			农村		
			小计	大城市	中小城市	小计	普通农村	贫困农村
合计	早餐	48.6	54.3	62.9	53.0	43.5	49.2	32.0
	午餐	80.1	87.9	95.6	86.7	72.9	77.6	63.6
	晚餐	77.0	83.7	95.7	81.9	74.5	77.3	68.8
	零食	3.6	4.1	6.1	3.8	3.2	3.5	2.5
6～8 岁	早餐	53.3	57.2	69.2	55.8	49.8	54.6	39.3
	午餐	81.5	89.1	96.5	88.2	74.8	79.4	64.8
	晚餐	77.0	82.6	97.5	80.9	72.0	72.8	70.2
	零食	5.0	4.7	10.0	4.0	5.3	5.7	4.3
9～11 岁	早餐	51.8	59.5	61.9	59.1	44.4	49.7	34.4
	午餐	81.2	88.6	94.9	87.6	74.0	79.1	64.4
	晚餐	78.8	84.4	95.7	82.5	73.3	78.0	64.6
	零食	4.3	5.2	6.6	5.0	3.5	3.7	3.1
12～14 岁	早餐	48.1	54.5	60.7	53.5	41.8	48.1	30.0
	午餐	80.6	86.6	96.4	84.9	74.7	78.0	68.5
	晚餐	80.9	84.8	95.9	83.0	77.1	80.9	69.8
	零食	3.6	4.1	4.7	4.0	3.1	3.6	2.2
15～17 岁	早餐	43.2	47.7	61.6	45.8	39.3	45.5	26.8
	午餐	77.8	87.3	94.7	86.4	69.6	75.0	58.7
	晚餐	78.9	83.0	94.2	81.5	75.3	77.8	70.2
	零食	2.1	2.7	4.4	2.5	1.5	1.7	0.9

表 4-2-4 2010—2012 年中国城乡 6～17 岁儿童不同年龄组奶大豆坚果三餐食用率(%)

		合计	城市			农村		
			小计	大城市	中小城市	小计	普通农村	贫困农村
合计	早餐	32.0	42.5	61.9	39.7	22.3	25.3	16.3
	午餐	33.6	37.3	38.6	37.1	30.2	31.3	28.0
	晚餐	29.6	31.2	39.7	30.0	28.1	28.7	26.8
	零食	16.4	20.7	34.5	18.7	12.4	14.5	8.3
6～8 岁	早餐	34.0	45.3	72.4	42.1	22.1	28.2	15.5
	午餐	33.0	35.2	32.3	35.5	31.1	32.2	28.9
	晚餐	28.2	27.4	35.2	26.4	29.0	29.6	27.7
	零食	20.8	26.9	43.7	25.0	15.3	17.2	11.2
9～11 岁	早餐	33.1	46.5	63.8	43.6	20.0	23.0	14.5
	午餐	33.4	36.5	42.0	35.6	30.3	30.5	30.0
	晚餐	30.0	32.8	43.6	31.0	27.2	25.7	30.0
	零食	19.6	24.5	38.0	22.2	14.9	17.7	9.6

续表

		合计	城市			农村		
			小计	大城市	中小城市	小计	普通农村	贫困农村
12～14岁	早餐	32.2	41.7	58.8	38.8	22.9	26.7	15.7
	午餐	31.8	36.7	38.2	36.4	27.0	26.5	27.8
	晚餐	30.2	32.9	41.4	31.4	27.7	28.2	26.7
	零食	16.0	20.6	33.0	18.5	11.4	13.1	8.3
15～17岁	早餐	29.5	37.9	56.3	35.5	22.2	23.9	18.7
	午餐	35.5	39.8	40.0	39.8	31.8	34.6	26.1
	晚餐	29.9	31.7	37.2	30.9	28.4	30.5	24.1
	零食	11.0	13.0	26.6	11.2	9.3	11.2	5.3

（三）各类食物三餐分布

表4-3-1　2010—2012年中国城乡6～17岁儿童不同年龄组谷薯杂豆三餐分布（%）

		合计	城市			农村		
			小计	大城市	中小城市	小计	普通农村	贫困农村
合计	早餐	23.3	21.7	19.4	22.1	24.8	26.4	21.6
	午餐	38.0	39.2	40.0	39.1	36.9	35.7	39.3
	晚餐	38.2	38.5	39.8	38.3	38.0	37.6	38.9
	零食	0.4	0.6	0.7	0.6	0.3	0.3	0.2
6～8岁	早餐	24.4	22.4	20.3	22.6	26.2	27.6	23.2
	午餐	38.2	39.7	40.4	39.6	36.8	36.1	38.4
	晚餐	36.9	37.2	38.3	37.1	36.7	36.0	38.2
	零食	0.5	0.7	0.8	0.7	0.3	0.3	0.2
9～11岁	早餐	23.6	22.2	19.0	22.7	24.9	26.7	21.5
	午餐	38.1	39.4	39.7	39.4	36.9	35.6	39.3
	晚餐	37.9	37.8	40.3	37.3	38.0	37.5	38.9
	零食	0.4	0.6	0.7	0.5	0.2	0.2	0.3
12～14岁	早餐	22.8	21.6	19.9	21.9	24.0	25.7	20.7
	午餐	37.6	38.5	39.2	38.4	36.8	35.3	39.6
	晚餐	39.0	39.1	40.3	38.9	38.8	38.4	39.6
	零食	0.6	0.7	0.5	0.7	0.5	0.7	0.1
15～17岁	早餐	22.8	21.0	18.6	21.4	24.2	25.7	21.3
	午餐	38.0	39.1	40.8	38.9	37.0	35.7	39.7
	晚餐	39.0	39.5	39.8	39.5	38.5	38.4	38.8
	零食	0.3	0.3	0.8	0.3	0.2	0.2	0.2

表 4-3-2　2010—2012 年中国城乡 6～17 岁儿童不同年龄组蔬菜水果三餐分布（%）

		合计	城市			农村		
			小计	大城市	中小城市	小计	普通农村	贫困农村
合计	早餐	9.6	5.9	3.9	6.2	13.0	13.6	11.6
	午餐	37.5	39.9	33.0	40.9	35.4	34.4	37.4
	晚餐	38.0	38.0	41.0	37.6	38.1	38.1	38.0
	零食	14.4	15.9	22.1	15.0	13.0	13.6	11.8
6～8 岁	早餐	10.2	6.4	4.1	6.6	13.5	14.1	12.2
	午餐	37.4	40.9	32.2	41.9	34.4	33.1	37.2
	晚餐	36.7	36.2	37.9	36.0	37.1	36.9	37.4
	零食	15.1	16.3	25.6	15.2	14.0	15.2	11.4
9～11 岁	早餐	8.5	5.2	3.6	5.5	11.7	12.4	10.4
	午餐	37.0	38.9	32.8	39.9	35.2	34.1	37.4
	晚餐	37.3	36.1	40.4	35.4	38.5	39.0	37.7
	零食	16.9	19.8	23.1	19.2	14.1	14.4	13.5
12～14 岁	早餐	9.2	6.0	4.2	6.3	12.3	12.6	11.7
	午餐	36.9	38.3	33.8	39.1	35.4	34.3	37.6
	晚餐	38.4	38.4	40.7	38.0	38.5	38.3	38.9
	零食	15.2	16.8	21.3	16.0	13.6	14.8	11.3
15～17 岁	早餐	10.3	6.1	3.6	6.4	13.9	14.8	12.1
	午餐	38.5	41.2	33.1	42.2	36.2	35.7	37.2
	晚餐	39.3	40.5	43.9	40.1	38.3	38.4	38.1
	零食	11.4	11.9	19.4	10.8	11.1	11.0	11.2

表 4-3-3　2010—2012 年中国城乡 6～17 岁儿童不同年龄组禽畜肉蛋鱼三餐分布（%）

		合计	城市			农村		
			小计	大城市	中小城市	小计	普通农村	贫困农村
合计	早餐	13.6	14.0	13.7	14.1	13.3	14.0	11.9
	午餐	39.3	42.0	39.1	42.5	36.8	38.5	33.5
	晚餐	39.5	39.5	45.7	38.6	39.4	39.2	39.8
	零食	1.1	1.0	0.9	1.0	1.2	1.3	0.9
6～8 岁	早餐	16.1	16.0	16.3	16.0	16.2	16.0	16.6
	午餐	39.9	42.6	38.7	43.1	37.5	40.1	31.8
	晚餐	36.7	36.8	42.9	36.1	36.5	35.5	38.7
	零食	1.5	1.0	2.1	0.9	2.0	2.1	1.8
9～11 岁	早餐	14.4	14.8	12.9	15.2	14.1	14.2	13.8
	午餐	39.8	42.6	39.7	43.1	37.1	39.1	33.2
	晚餐	38.5	38.2	45.9	36.9	38.8	39.7	37.2
	零食	1.2	1.3	0.8	1.4	1.2	1.2	1.1

续表

		合计	城市			农村		
			小计	大城市	中小城市	小计	普通农村	贫困农村
12～14岁	早餐	13.4	14.3	13.2	14.5	12.4	13.2	11.0
	午餐	39.7	42.4	39.2	43.0	37.1	36.7	37.9
	晚餐	39.8	40.0	46.1	39.0	39.6	40.9	37.1
	零食	1.0	0.9	0.8	0.9	1.2	1.4	0.9
15～17岁	早餐	11.4	11.6	13.2	11.4	11.2	12.8	8.0
	午餐	38.2	40.8	38.8	41.1	35.9	38.1	31.5
	晚餐	42.0	42.2	46.9	41.6	41.8	40.5	44.5
	零食	0.7	0.8	0.5	0.9	0.5	0.6	0.3

表4-3-4 2010—2012年中国城乡6～17岁儿童不同年龄组奶大豆坚果三餐分布（%）

		合计	城市			农村		
			小计	大城市	中小城市	小计	普通农村	贫困农村
合计	早餐	22.0	29.4	42.0	27.5	15.2	17.4	10.9
	午餐	18.0	18.7	11.3	19.8	17.2	17.1	17.6
	晚餐	14.7	13.8	11.3	14.1	15.6	15.9	15.0
	零食	12.5	15.0	22.8	13.8	10.3	12.0	7.0
6～8岁	早餐	23.1	31.1	46.4	29.3	16.0	18.8	10.0
	午餐	16.7	15.4	8.2	16.2	17.8	18.2	16.9
	晚餐	13.0	10.5	6.6	11.0	15.2	14.9	16.0
	零食	16.3	20.5	28.1	19.6	12.6	14.1	9.5
9～11岁	早餐	22.3	31.2	42.7	29.2	13.6	16.0	8.9
	午餐	16.7	16.0	9.5	17.1	17.4	16.0	19.9
	晚餐	14.7	14.5	13.0	14.7	14.9	14.1	16.4
	零食	15.2	17.6	25.8	16.2	12.9	15.4	8.2
12～14岁	早餐	22.5	29.0	41.9	26.8	16.2	19.5	10.1
	午餐	17.7	19.3	11.6	20.6	16.2	14.3	19.7
	晚餐	15.4	14.2	11.4	14.6	16.5	17.2	15.4
	零食	12.2	14.8	21.8	13.6	9.6	10.9	7.0
15～17岁	早餐	20.6	27.0	38.6	25.5	14.9	15.7	13.5
	午餐	20.0	23.0	14.8	24.1	17.5	18.8	14.9
	晚餐	15.5	15.3	12.6	15.7	15.6	17.0	12.9
	零食	8.0	8.8	17.5	7.7	7.3	8.7	4.5

（四）能量和主要营养素三餐分布

表 4-4-1　2010—2012 年中国城乡 6～17 岁儿童不同年龄组能量、碳水化合物三餐分布（%）

年龄		能量							碳水化合物						
		合计	城市			农村			合计	城市			农村		
			小计	大城市	中小城市	小计	普通农村	贫困农村		小计	大城市	中小城市	小计	普通农村	贫困农村
合计	早餐	23.6	25.1	24.4	25.2	22.1	23.1	20.1	26.0	28.8	28.2	28.9	23.4	24.6	21.0
	午餐	35.4	34.3	32.4	34.6	36.3	35.5	38.0	34.1	32.0	30.7	32.2	36.1	35.0	38.2
	晚餐	36.6	35.1	35.5	35.0	38.1	37.3	39.5	34.5	32.2	30.8	32.4	36.7	35.9	38.1
	零食	4.4	5.5	7.7	5.1	3.5	4.0	2.4	5.3	6.9	10.3	6.4	3.9	4.5	2.6
6～8 岁	早餐	24.5	26.3	25.3	26.4	23.0	23.6	21.4	26.8	29.6	28.0	29.8	24.3	25.2	22.3
	午餐	34.8	33.6	30.7	33.9	35.8	35.3	37.0	33.7	31.5	29.2	31.7	35.7	34.9	37.4
	晚餐	35.1	33.3	33.1	33.3	36.7	36.0	38.2	32.9	30.5	28.9	30.7	35.0	34.2	36.6
	零食	5.6	6.8	10.8	6.3	4.5	5.0	3.4	6.6	8.4	13.9	7.8	5.0	5.6	3.7
9～11 岁	早餐	23.6	25.2	24.2	25.4	22.1	23.1	20.1	26.1	28.7	28.4	28.8	23.6	25.0	21.0
	午餐	35.1	34.1	32.4	34.4	36.1	35.0	38.0	33.8	31.7	30.2	32.0	35.8	34.5	38.2
	晚餐	36.1	34.2	35.2	34.1	38.0	37.4	39.1	33.9	31.5	30.3	31.7	36.2	35.4	37.7
	零食	5.2	6.4	8.2	6.1	3.9	4.5	2.8	6.2	8.0	11.0	7.5	4.4	5.0	3.1
12～14 岁	早餐	22.9	24.3	24.1	24.3	21.6	22.8	19.3	25.3	28.1	28.3	28.1	22.7	24.1	20.1
	午餐	35.3	34.2	33.0	34.4	36.4	35.0	39.0	34.0	31.8	31.1	31.9	36.2	34.7	39.0
	晚餐	37.3	35.8	36.2	35.8	38.8	38.3	39.7	35.2	33.0	31.6	33.2	37.4	36.7	38.7
	零食	4.4	5.6	6.7	5.4	3.3	3.9	2.0	5.4	7.1	9.0	6.8	3.7	4.4	2.2
15～17 岁	早餐	23.3	24.8	24.1	24.9	22.0	23.0	19.8	25.8	28.9	28.1	29.1	23.2	24.3	20.8
	午餐	36.0	35.0	32.9	35.3	36.9	36.3	38.0	34.8	33.0	31.9	33.1	36.4	35.5	38.3
	晚餐	37.7	36.5	36.7	36.5	38.6	37.7	40.5	35.7	33.5	31.7	33.7	37.7	37.0	38.9
	零食	3.0	3.6	6.2	3.2	2.5	2.9	1.7	3.6	4.6	8.2	4.1	2.8	3.2	1.9

续表

年龄		能量							碳水化合物						
		合计	城市			农村			合计	城市			农村		
			小计	大城市	中小城市	小计	普通农村	贫困农村		小计	大城市	中小城市	小计	普通农村	贫困农村
男生															
小计	早餐	23.4	25.0	23.9	25.1	21.9	23.2	19.5	25.8	28.7	27.8	28.9	23.2	24.7	20.3
	午餐	35.7	34.7	32.8	34.9	36.7	35.8	38.6	34.4	32.4	31.1	32.6	36.2	35.1	38.6
	晚餐	36.7	35.3	36.0	35.2	37.9	37.0	39.7	34.8	32.6	31.3	32.8	36.7	35.7	38.7
	零食	4.2	5.0	7.3	4.7	3.4	4.0	2.2	5.0	6.2	9.7	5.7	3.8	4.5	2.4
6～8岁	早餐	24.6	26.8	25.3	27.0	22.7	23.7	20.7	26.8	30.0	28.3	30.2	24.1	25.4	21.3
	午餐	35.2	34.0	30.2	34.4	36.3	35.6	37.7	34.2	31.8	29.1	32.1	36.3	35.3	38.3
	晚餐	34.9	32.9	34.3	32.7	36.7	35.8	38.6	32.8	30.5	29.3	30.6	34.9	33.9	37.1
	零食	5.3	6.3	10.3	5.9	4.3	4.9	3.0	6.1	7.7	13.2	7.1	4.8	5.4	3.4
9～11岁	早餐	23.5	25.2	24.4	25.3	21.8	23.0	19.6	25.9	28.7	29.0	28.6	23.3	24.9	20.4
	午餐	35.3	34.2	32.7	34.4	36.5	35.2	39.0	33.9	31.6	30.1	31.9	36.0	34.5	39.0
	晚餐	36.1	34.3	35.4	34.1	37.8	37.2	38.8	34.1	31.8	30.5	32.0	36.2	35.5	37.7
	零食	5.1	6.3	7.4	6.1	3.9	4.6	2.7	6.1	7.9	10.3	7.5	4.4	5.1	2.9
12～14岁	早餐	22.7	24.2	23.5	24.3	21.3	22.7	18.5	25.4	28.4	28.1	28.5	22.5	24.3	19.1
	午餐	35.8	35.2	34.0	35.4	36.4	35.0	39.0	34.2	32.3	31.2	32.5	35.9	34.4	38.9
	晚餐	37.5	35.7	36.0	35.6	39.1	38.4	40.6	35.5	32.9	31.7	33.1	37.9	36.8	40.0
	零食	4.0	4.9	6.5	4.7	3.2	3.8	1.9	5.0	6.4	8.9	6.0	3.6	4.5	2.0
15～17岁	早餐	23.0	24.1	22.9	24.3	21.9	23.2	19.4	25.4	28.1	26.2	28.4	23.0	24.3	20.3
	午餐	36.4	35.2	33.4	35.4	37.4	36.8	38.6	35.2	33.6	33.3	33.6	36.6	35.8	38.3
	晚餐	37.9	37.6	37.7	37.6	38.1	36.9	40.6	36.2	34.6	32.9	34.8	37.5	36.5	39.6
	零食	2.8	3.1	6.0	2.7	2.6	3.2	1.3	3.2	3.7	7.5	3.2	2.9	3.4	1.7

续表

年龄		能量							碳水化合物						
		合计	城市			农村			合计	城市			农村		
			小计	大城市	中小城市	小计	普通农村	贫困农村		小计	大城市	中小城市	小计	普通农村	贫困农村
女生															
小计	早餐	23.8	25.3	24.9	25.4	22.3	23.1	20.8	26.2	29.0	28.6	29.0	23.7	24.6	21.9
	午餐	34.9	33.8	31.9	34.1	35.9	35.2	37.3	33.8	31.6	30.3	31.8	35.9	34.8	37.8
	晚餐	36.6	34.8	34.9	34.8	38.2	37.7	39.2	34.3	31.7	30.2	32.0	36.6	36.2	37.4
	零食	4.7	6.0	8.2	5.7	3.5	4.0	2.6	5.7	7.6	10.9	7.1	3.9	4.4	2.9
6～8岁	早餐	24.4	25.8	25.3	25.9	23.2	23.6	22.3	26.7	29.2	27.6	29.3	24.5	25.1	23.3
	午餐	34.3	33.1	31.3	33.3	35.3	35.0	36.1	33.2	31.1	29.3	31.3	35.1	34.5	36.5
	晚餐	35.3	33.7	32.0	34.0	36.7	36.2	37.8	32.9	30.5	28.4	30.8	35.1	34.5	36.2
	零食	5.9	7.3	11.3	6.8	4.7	5.2	3.7	7.1	9.2	14.6	8.5	5.3	5.8	4.0
9～11岁	早餐	23.8	25.2	24.1	25.4	22.4	23.2	20.8	26.4	28.8	27.8	29.0	23.9	25.2	21.7
	午餐	34.8	34.0	32.1	34.3	35.6	34.9	36.8	33.6	31.8	30.3	32.1	35.5	34.5	37.2
	晚餐	36.2	34.2	34.9	34.0	38.2	37.5	39.5	33.7	31.2	30.1	31.4	36.3	35.4	37.8
	零食	5.2	6.6	9.0	6.1	3.9	4.4	2.9	6.3	8.2	11.8	7.6	4.3	4.9	3.3
12～14岁	早餐	23.1	24.4	24.8	24.3	21.9	22.8	20.2	25.3	27.8	28.6	27.6	22.9	23.8	21.2
	午餐	34.8	33.1	31.8	33.3	36.4	35.1	39.0	33.9	31.2	30.9	31.2	36.5	35.1	39.2
	晚餐	37.2	36.0	36.5	35.9	38.3	38.1	38.6	35.0	33.1	31.5	33.4	36.8	36.6	37.2
	零食	4.9	6.4	6.8	6.4	3.4	4.0	2.1	5.8	7.9	9.1	7.7	3.7	4.4	2.4
15～17岁	早餐	23.7	25.7	25.5	25.7	22.0	22.9	20.3	26.3	29.9	30.2	29.9	23.3	24.3	21.4
	午餐	35.6	34.9	32.3	35.2	36.3	35.8	37.2	34.4	32.2	30.4	32.5	36.2	35.1	38.3
	晚餐	37.4	35.2	35.6	35.1	39.3	38.6	40.5	35.2	32.1	30.4	32.4	37.8	37.6	38.2
	零食	3.2	4.2	6.6	3.8	2.5	2.7	2.0	4.0	5.6	9.0	5.1	2.6	2.9	2.1

表 4-4-2　2010—2012 年中国城乡 6～17 岁儿童不同年龄组蛋白质、脂肪三餐分布（%）

年龄		蛋白质							脂肪						
		合计	城市			农村			合计	城市			农村		
			小计	大城市	中小城市	小计	普通农村	贫困农村		小计	大城市	中小城市	小计	普通农村	贫困农村
合计	早餐	22.3	23.1	22.4	23.2	21.6	22.4	20.2	20.7	21.6	20.7	21.7	19.9	20.7	18.1
	午餐	36.7	36.4	34.0	36.8	36.9	36.3	38.0	36.2	36.0	33.2	36.5	36.4	35.9	37.2
	晚餐	37.6	36.3	37.9	36.1	38.7	38.1	39.8	39.3	37.9	40.3	37.6	40.5	39.6	42.3
	零食	3.4	4.1	5.6	3.9	2.8	3.2	2.0	3.8	4.5	5.7	4.3	3.3	3.7	2.3
6～8 岁	早餐	23.9	25.1	23.8	25.2	22.9	23.3	21.9	21.7	23.1	23.0	23.1	20.4	20.9	19.5
	午餐	36.1	35.7	33.1	36.1	36.4	36.3	36.6	35.6	35.4	31.3	35.9	35.7	35.5	36.0
	晚餐	35.4	33.7	34.7	33.6	36.9	36.2	38.5	37.9	36.0	37.4	35.8	39.6	38.8	41.2
	零食	4.6	5.4	8.3	5.1	3.8	4.2	3.0	4.9	5.5	8.1	5.2	4.3	4.8	3.3
9～11 岁	早餐	22.4	23.5	22.1	23.7	21.4	22.1	20.0	20.8	22.1	20.3	22.4	19.5	20.0	18.5
	午餐	36.5	36.2	33.6	36.6	36.8	36.1	38.2	36.0	35.8	33.9	36.1	36.1	35.4	37.3
	晚餐	37.1	35.5	38.1	35.1	38.7	38.3	39.4	38.7	36.7	39.9	36.2	40.7	40.3	41.5
	零食	3.9	4.8	6.1	4.6	3.1	3.5	2.3	4.5	5.3	5.8	5.2	3.7	4.3	2.7
12～14 岁	早餐	21.7	22.3	22.3	22.3	21.1	22.2	19.0	20.1	20.6	20.1	20.6	19.7	20.8	17.5
	午餐	36.9	36.5	34.4	36.8	37.2	35.8	40.0	36.2	36.1	34.3	36.5	36.2	35.2	38.2
	晚餐	38.0	36.9	38.5	36.7	39.0	39.0	39.1	40.0	38.9	40.8	38.5	41.1	40.5	42.3
	零食	3.4	4.2	4.8	4.1	2.6	3.0	1.8	3.7	4.4	4.9	4.4	3.0	3.6	2.0
15～17 岁	早餐	21.5	21.8	21.9	21.8	21.3	21.9	20.0	20.3	20.7	20.1	20.8	19.8	21.1	17.4
	午餐	37.1	37.1	34.7	37.5	37.0	36.9	37.4	36.9	36.6	32.8	37.1	37.1	37.0	37.3
	晚餐	39.1	38.5	39.4	38.4	39.7	38.9	41.4	40.2	39.6	42.1	39.2	40.7	39.2	43.7
	零食	2.2	2.5	4.0	2.2	2.0	2.3	1.2	2.6	3.0	4.9	2.8	2.3	2.7	1.6

续表

年龄		蛋白质							脂肪						
		合计	城市			农村			合计	城市			农村		
			小计	大城市	中小城市	小计	普通农村	贫困农村		小计	大城市	中小城市	小计	普通农村	贫困农村
男生															
小计	早餐	22.3	23.0	21.9	23.1	21.6	22.6	19.6	20.5	21.3	20.1	21.5	19.8	20.8	17.8
	午餐	37.0	36.8	34.4	37.1	37.3	36.6	38.7	36.7	36.4	33.5	36.8	37.0	36.3	38.2
	晚餐	37.4	36.3	38.3	36.0	38.4	37.7	39.9	39.2	38.2	41.0	37.8	40.1	39.2	42.0
	零食	3.3	3.9	5.4	3.7	2.7	3.2	1.8	3.6	4.1	5.3	3.9	3.1	3.7	2.0
6～8岁	早餐	24.1	25.6	24.0	25.8	22.7	23.4	21.1	21.8	23.6	22.6	23.7	20.2	20.7	19.1
	午餐	36.5	36.3	32.5	36.7	36.8	36.6	37.2	36.1	36.0	30.1	36.7	36.1	35.9	36.6
	晚餐	35.0	32.8	35.7	32.4	36.8	35.9	38.9	37.6	35.2	39.3	34.7	39.6	38.7	41.4
	零食	4.5	5.3	7.7	5.1	3.7	4.1	2.8	4.6	5.2	8.0	4.8	4.1	4.6	2.9
9～11岁	早餐	22.4	23.5	22.0	23.8	21.2	22.0	19.7	20.7	22.0	20.1	22.3	19.5	20.1	18.1
	午餐	36.8	36.5	33.7	36.9	37.1	35.8	39.5	36.4	36.0	34.6	36.2	36.8	35.9	38.5
	晚餐	36.9	35.2	38.4	34.7	38.5	38.6	38.5	38.4	36.7	40.1	36.1	40.1	39.7	40.7
	零食	3.9	4.7	5.7	4.6	3.1	3.6	2.2	4.4	5.3	5.0	5.3	3.7	4.2	2.7
12～14岁	早餐	21.7	22.7	21.6	22.9	20.8	22.2	18.0	19.8	20.0	19.1	20.1	19.6	20.7	17.5
	午餐	37.3	37.1	36.0	37.3	37.5	36.2	40.0	36.9	37.8	36.2	38.1	36.0	35.1	37.8
	晚餐	37.8	36.4	37.5	36.2	39.2	38.7	40.1	40.1	38.7	40.2	38.4	41.5	40.9	42.8
	零食	3.1	3.8	4.9	3.6	2.5	2.8	1.9	3.2	3.6	4.5	3.4	2.8	3.3	1.9
15～17岁	早餐	21.3	20.9	20.8	21.0	21.6	22.5	19.8	20.0	20.1	19.6	20.2	19.9	21.4	16.9
	午餐	37.4	37.1	34.6	37.4	37.7	37.4	38.2	37.2	36.0	32.0	36.5	38.4	37.8	39.4
	晚餐	39.2	39.5	40.6	39.4	38.8	37.6	41.3	40.2	41.1	43.7	40.7	39.5	37.9	42.8
	零食	2.1	2.4	4.0	2.2	1.9	2.5	0.7	2.5	2.8	4.6	2.6	2.3	2.9	0.9

续表

年龄		蛋白质							脂肪						
		合计	城市			农村			合计	城市			农村		
			小计	大城市	中小城市	小计	普通农村	贫困农村		小计	大城市	中小城市	小计	普通农村	贫困农村
女生															
小计	早餐	22.4	36.8	23.0	23.2	21.7	22.1	20.8	20.9	21.8	21.3	21.9	19.9	20.7	18.5
	午餐	36.2	36.8	33.7	36.4	36.4	36.0	37.2	35.6	35.6	32.9	36.0	35.7	35.4	36.1
	晚餐	37.7	3.7	37.5	36.2	39.0	38.7	39.7	39.4	37.6	39.5	37.3	41.0	40.1	42.7
	零食	3.6	21.2	5.8	4.1	2.9	3.2	2.2	4.1	4.9	6.2	4.7	3.4	3.8	2.7
6～8岁	早餐	23.7	24.5	23.6	24.7	23.0	23.2	22.7	21.6	22.5	23.4	22.4	20.7	21.0	20.0
	午餐	35.6	35.2	33.7	35.4	36.0	35.9	36.1	35.0	34.7	32.4	35.0	35.2	35.1	35.4
	晚餐	35.9	34.7	33.7	34.8	37.1	36.6	38.1	38.2	36.8	35.6	36.9	39.5	38.9	40.9
	零食	4.7	5.5	8.8	5.1	3.9	4.3	3.1	5.2	5.9	8.2	5.6	4.6	5.0	3.7
9～11岁	早餐	22.5	23.4	22.2	23.6	21.5	22.2	20.4	20.9	22.2	20.5	22.5	19.5	19.8	18.9
	午餐	36.2	35.8	33.5	36.3	36.5	36.5	36.6	35.4	35.6	33.2	36.1	35.2	34.8	35.9
	晚餐	37.3	35.8	37.8	35.4	38.9	37.9	40.6	39.1	36.8	39.7	36.3	41.5	40.9	42.5
	零食	4.0	4.9	6.5	4.6	3.1	3.5	2.4	4.6	5.3	6.6	5.1	3.8	4.4	2.7
12～14岁	早餐	21.7	21.9	23.1	21.7	21.6	22.2	20.3	20.5	21.2	21.2	21.2	19.7	21.0	17.4
	午餐	36.3	35.8	32.8	36.3	36.9	35.2	40.0	35.3	34.2	32.1	34.6	36.4	35.2	38.7
	晚餐	38.2	37.6	39.6	37.2	38.9	39.3	37.9	39.8	39.1	41.4	38.7	40.6	40.0	41.8
	零食	3.7	4.7	4.6	4.7	2.7	3.2	1.8	4.3	5.4	5.3	5.5	3.2	3.8	2.1
15～17岁	早餐	21.8	22.9	23.2	22.9	20.9	21.2	20.2	20.6	21.5	20.7	21.6	19.8	20.8	17.9
	午餐	36.7	37.2	34.7	37.6	36.3	36.2	36.5	36.5	37.4	33.6	37.9	35.8	36.1	35.0
	晚餐	39.1	37.2	38.1	37.1	40.7	40.4	41.4	40.1	37.7	40.3	37.4	42.1	40.7	44.8
	零食	2.3	2.5	4.1	2.3	2.1	2.2	1.9	2.8	3.3	5.1	3.1	2.4	2.4	2.3

（五）能量和主要营养素的食物来源

表 4-5-1　2010—2012 年中国城乡 6～17 岁儿童不同年龄组能量食物来源（%）

年龄		合计	城市			农村		
			小计	大城市	中小城市	小计	普通农村	贫困农村
合计	谷薯杂豆类	53.3	45.3	37.7	46.4	60.7	57.5	66.9
	大豆类	1.6	1.9	1.9	1.9	1.4	1.5	1.4
	动物性食物	17.0	20.4	25.8	19.7	13.9	15.5	10.5
	食用油	13.8	14.6	12.5	14.9	13.1	13.2	12.9
	甜食和饮料	3.7	5.5	8.3	5.1	2.1	2.5	1.3
	其他	10.5	12.3	13.8	12.1	8.8	9.8	7.0
6～8 岁	谷薯杂豆类	51.3	43.2	33.9	44.3	58.4	55.9	63.7
	大豆类	1.7	1.9	1.7	1.9	1.5	1.5	1.5
	动物性食物	17.7	21.3	27.4	20.6	14.6	15.8	12.0
	食用油	14.4	15.2	12.7	15.5	13.7	13.8	13.6
	甜食和饮料	4.8	7.0	9.5	6.7	2.8	3.2	2.1
	其他	10.1	11.5	14.8	11.1	8.9	9.8	7.2
9～11 岁	谷薯杂豆类	52.0	43.9	35.8	45.3	59.9	56.7	66.0
	大豆类	1.7	1.9	1.9	1.9	1.4	1.4	1.5
	动物性食物	17.5	20.9	25.9	20.0	14.2	16.4	10.1
	食用油	14.0	14.9	13.8	15.1	13.2	13.1	13.2
	甜食和饮料	4.0	5.8	8.7	5.3	2.3	2.9	1.3
	其他	10.8	12.6	13.8	12.4	9.0	9.6	7.9
12～14 岁	谷薯杂豆类	53.8	46.4	40.1	47.5	60.9	57.1	68.1
	大豆类	1.5	1.7	1.7	1.7	1.4	1.3	1.5
	动物性食物	16.8	19.9	25.3	19.0	13.7	15.5	10.4
	食用油	13.5	14.0	12.8	14.2	13.1	13.4	12.5
	甜食和饮料	3.8	5.6	7.2	5.3	2.0	2.4	1.2
	其他	10.6	12.4	12.9	12.3	8.9	10.2	6.4
15～17 岁	谷薯杂豆类	55.5	47.0	39.7	48.0	62.7	59.6	69.0
	大豆类	1.7	1.9	2.0	1.9	1.5	1.6	1.1
	动物性食物	16.3	19.9	25.1	19.2	13.2	14.8	10.0
	食用油	13.4	14.4	11.0	14.9	12.6	12.7	12.5
	甜食和饮料	2.7	4.2	8.2	3.7	1.4	1.7	0.8
	其他	10.4	12.6	14.0	12.4	8.6	9.6	6.6
男生							0.0	
小计	谷薯杂豆类	54.1	46.7	38.4	47.9	60.8	57.6	67.3
	大豆类	1.5	1.7	1.8	1.7	1.3	1.3	1.3
	动物性食物	16.9	20.2	26.3	19.4	13.9	15.7	10.4
	食用油	13.7	14.5	12.1	14.8	13.0	13.1	12.8
	甜食和饮料	3.4	4.8	7.8	4.4	2.0	2.5	1.1
	其他	10.4	12.1	13.7	11.9	8.9	9.9	7.0

续表

年龄		合计	城市			农村		
			小计	大城市	中小城市	小计	普通农村	贫困农村
6～8岁	谷薯杂豆类	52.0	44.0	34.1	45.1	58.9	56.0	65.0
	大豆类	1.5	1.7	1.8	1.7	1.4	1.3	1.6
	动物性食物	17.8	21.9	27.6	21.3	14.3	15.6	11.5
	食用油	14.1	14.8	12.8	15.0	13.6	13.6	13.6
	甜食和饮料	4.4	6.5	9.5	6.2	2.7	3.2	1.6
	其他	10.1	11.1	14.3	10.8	9.2	10.3	6.6
9～11岁	谷薯杂豆类	52.7	45.5	35.9	47.0	59.7	56.2	66.3
	大豆类	1.5	1.8	1.7	1.8	1.2	1.2	1.2
	动物性食物	17.2	20.1	27.7	18.9	14.5	16.8	10.1
	食用油	13.9	14.7	13.7	14.9	13.2	13.1	13.4
	甜食和饮料	3.7	5.4	8.1	4.9	2.2	2.7	1.3
	其他	10.9	12.6	13.0	12.5	9.2	10.0	7.7
12～14岁	谷薯杂豆类	53.9	47.1	40.3	48.3	60.3	56.2	68.3
	大豆类	1.5	1.7	1.7	1.7	1.4	1.3	1.6
	动物性食物	17.1	20.1	26.1	19.1	14.3	15.9	11.2
	食用油	13.5	14.2	11.9	14.5	12.8	13.5	11.4
	甜食和饮料	3.3	4.8	6.8	4.5	1.8	2.4	0.9
	其他	10.7	12.1	13.2	11.9	9.3	10.7	6.7
15～17岁	谷薯杂豆类	56.8	49.3	41.5	50.3	63.4	60.8	68.7
	大豆类	1.4	1.7	2.2	1.7	1.2	1.2	1.1
	动物性食物	15.9	19.2	24.5	18.5	13.0	14.8	9.3
	食用油	13.4	14.3	10.2	14.8	12.6	12.4	12.9
	甜食和饮料	2.3	3.1	7.4	2.6	1.6	2.0	0.9
	其他	10.2	12.3	14.3	12.1	8.3	8.9	7.0
女生								
小计	谷薯杂豆类	52.4	43.6	37.0	44.6	60.5	57.4	66.5
	大豆类	1.8	2.0	1.9	2.1	1.6	1.7	1.4
	动物性食物	17.1	20.7	25.3	20.0	13.8	15.3	10.6
	食用油	14.0	14.8	13.1	15.0	13.2	13.4	12.9
	甜食和饮料	4.2	6.4	8.8	6.0	2.2	2.5	1.5
	其他	10.5	12.5	14.0	12.3	8.7	9.6	7.0
6～8岁	谷薯杂豆类	50.5	42.3	33.8	43.4	57.9	55.8	62.3
	大豆类	1.9	2.1	1.6	2.2	1.6	1.8	1.4
	动物性食物	17.6	20.6	27.2	19.8	14.9	16.0	12.5
	食用油	14.7	15.6	12.6	16.0	13.8	14.0	13.5
	甜食和饮料	5.1	7.4	9.5	7.2	3.0	3.2	2.7
	其他	10.2	11.9	15.3	11.5	8.7	9.1	7.7

续表

年龄		合计	城市			农村		
			小计	大城市	中小城市	小计	普通农村	贫困农村
9～11岁	谷薯杂豆类	51.1	42.2	35.8	43.3	60.2	57.2	65.7
	大豆类	1.9	2.1	2.2	2.1	1.7	1.6	1.8
	动物性食物	17.8	21.8	24.2	21.3	13.7	15.8	10.0
	食用油	14.1	15.1	14.0	15.3	13.1	13.2	13.0
	甜食和饮料	4.4	6.3	9.2	5.7	2.5	3.2	1.3
	其他	10.6	12.5	14.6	12.1	8.7	9.0	8.2
12～14岁	谷薯杂豆类	53.6	45.6	39.9	46.6	61.5	58.2	67.8
	大豆类	1.5	1.7	1.7	1.7	1.4	1.4	1.4
	动物性食物	16.3	19.7	24.5	18.8	13.1	15.0	9.4
	食用油	13.6	13.8	13.7	13.8	13.5	13.3	13.8
	甜食和饮料	4.3	6.5	7.5	6.3	2.2	2.6	1.6
	其他	10.5	12.8	12.6	12.8	8.3	9.5	6.0
15～17岁	谷薯杂豆类	53.9	44.2	37.7	45.2	62.0	58.3	69.3
	大豆类	2.0	2.2	1.9	2.2	1.8	2.1	1.2
	动物性食物	16.7	20.7	25.8	20.0	13.4	14.8	10.7
	食用油	13.5	14.5	11.9	14.9	12.6	13.0	11.9
	甜食和饮料	3.2	5.5	9.1	5.0	1.3	1.5	0.8
	其他	10.7	12.9	13.6	12.8	9.0	10.4	6.2

表4-5-2　2010—2012年中国城乡6～17岁儿童不同年龄组蛋白质食物来源（%）

年龄		合计	城市			农村		
			小计	大城市	中小城市	小计	普通农村	贫困农村
合计	谷薯杂豆类	46.4	37.1	27.4	38.5	54.9	50.6	63.4
	大豆类	4.9	5.2	4.8	5.3	4.5	4.5	4.6
	动物性食物	32.9	39.6	47.7	38.4	26.7	29.8	20.6
	其他	15.9	18.1	20.2	17.8	13.8	15.1	11.3
6～8岁	谷薯杂豆类	44.5	35.3	23.8	36.7	52.6	49.5	59.3
	大豆类	5.0	5.3	4.4	5.4	4.7	4.6	4.7
	动物性食物	34.3	41.1	50.7	39.9	28.4	30.5	23.6
	其他	16.2	18.3	21.1	18.0	14.4	15.3	12.4
9～11岁	谷薯杂豆类	44.9	36.0	26.5	37.6	53.8	49.4	62.0
	大豆类	4.8	5.3	5.1	5.3	4.4	4.1	4.9
	动物性食物	34.0	40.6	47.2	39.4	27.5	31.2	20.6
	其他	16.3	18.2	21.1	17.7	14.4	15.3	12.5
12～14岁	谷薯杂豆类	47.3	38.9	29.8	40.5	55.4	50.5	64.7
	大豆类	4.8	4.9	4.4	5.0	4.6	4.3	5.1
	动物性食物	32.0	37.9	46.7	36.4	26.2	29.7	19.7
	其他	15.9	18.2	19.0	18.1	13.7	15.4	10.5

续表

年龄		合计	城市			农村		
			小计	大城市	中小城市	小计	普通农村	贫困农村
15～17岁	谷薯杂豆类	48.2	37.8	28.3	39.1	57.1	52.4	66.4
	大豆类	4.9	5.3	5.0	5.3	4.5	4.7	4.1
	动物性食物	31.6	39.0	46.9	38.0	25.2	28.3	19.2
	其他	15.4	17.9	19.8	17.6	13.2	14.6	10.2
男生								
小计	谷薯杂豆类	47.2	38.3	27.7	39.8	55.2	51.1	63.5
	大豆类	4.5	4.9	4.7	4.9	4.2	4.0	4.6
	动物性食物	32.9	39.3	48.1	38.1	27.0	30.1	20.8
	其他	15.5	17.5	19.5	17.2	13.6	14.8	11.1
6～8岁	谷薯杂豆类	44.8	35.4	24.6	36.6	52.8	49.3	60.6
	大豆类	4.5	4.8	4.5	4.8	4.3	4.0	4.9
	动物性食物	34.6	42.0	50.4	41.0	28.3	30.8	23.0
	其他	16.1	17.9	20.5	17.6	14.6	16.0	11.4
9～11岁	谷薯杂豆类	45.9	37.5	25.5	39.4	53.8	49.1	62.9
	大豆类	4.4	5.0	4.4	5.1	3.9	3.8	4.1
	动物性食物	33.9	40.0	50.3	38.3	28.0	32.0	20.4
	其他	15.9	17.5	19.8	17.2	14.3	15.1	12.7
12～14岁	谷薯杂豆类	47.2	39.4	29.7	41.0	54.6	49.8	63.8
	大豆类	4.8	5.0	4.3	5.1	4.7	4.3	5.5
	动物性食物	32.5	38.2	47.3	36.7	27.0	30.6	20.2
	其他	15.5	17.5	18.6	17.3	13.6	15.3	10.5
15～17岁	谷薯杂豆类	49.8	40.1	29.9	41.4	58.4	54.7	65.9
	大豆类	4.3	4.7	5.7	4.6	3.9	3.9	3.9
	动物性食物	31.3	37.9	45.2	36.9	25.4	28.0	20.1
	其他	14.6	17.3	19.2	17.1	12.3	13.4	10.0
女生								
小计	谷薯杂豆类	45.5	35.7	27.1	37.0	54.5	50.1	63.3
	大豆类	5.3	5.6	4.8	5.7	5.0	5.1	4.8
	动物性食物	32.8	39.9	47.3	38.7	26.3	29.3	20.3
	其他	16.4	18.8	20.9	18.5	14.2	15.5	11.6
6～8岁	谷薯杂豆类	44.3	35.3	23.0	36.8	52.3	49.8	57.9
	大豆类	5.4	5.8	4.3	6.0	5.1	5.4	4.4
	动物性食物	34.0	40.1	51.0	38.8	28.4	30.3	24.2
	其他	16.4	18.8	21.7	18.4	14.2	14.5	13.5
9～11岁	谷薯杂豆类	43.9	34.3	27.6	35.5	53.7	49.6	61.1
	大豆类	5.3	5.5	5.8	5.5	5.1	4.6	5.8
	动物性食物	34.1	41.2	44.1	40.7	26.8	30.1	20.8
	其他	16.7	19.0	22.5	18.3	14.5	15.6	12.3

续表

年龄		合计	城市			农村		
			小计	大城市	中小城市	小计	普通农村	贫困农村
12～14岁	谷薯杂豆类	47.4	38.4	30.0	39.8	56.4	51.3	65.8
	大豆类	4.7	4.9	4.6	5.0	4.5	4.4	4.7
	动物性食物	31.4	37.6	46.1	36.1	25.3	28.7	19.0
	其他	16.5	19.1	19.4	19.1	13.8	15.6	10.6
15～17岁	谷薯杂豆类	46.2	35.0	26.6	36.2	55.5	49.7	67.1
	大豆类	5.6	6.0	4.2	6.2	5.2	5.7	4.3
	动物性食物	32.0	40.4	48.8	39.2	25.1	28.5	18.2
	其他	16.2	18.6	20.4	18.3	14.2	16.1	10.5

表4-5-3 2010—2012年中国城乡6～17岁儿童不同年龄组脂肪食物来源(%)

年龄		合计	城市			农村		
			小计	大城市	中小城市	小计	普通农村	贫困农村
合计	植物性脂肪	59.9	60.6	53.4	61.7	59.3	58.4	61.0
	动物性脂肪	40.1	39.4	46.6	38.3	40.7	41.6	39.0
6～8岁	植物性脂肪	58.9	58.7	53.3	59.3	59.0	59.6	57.8
	动物性脂肪	41.1	41.3	46.7	40.7	41.0	40.4	42.2
9～11岁	植物性脂肪	59.3	60.5	54.2	61.5	58.1	56.4	61.4
	动物性脂肪	40.7	39.5	45.8	38.5	41.9	43.6	38.6
12～14岁	植物性脂肪	60.1	61.4	53.1	62.8	58.9	58.0	60.7
	动物性脂肪	39.9	38.6	46.9	37.2	41.1	42.0	39.3
15～17岁	植物性脂肪	61.0	61.6	53.2	62.7	60.6	59.2	63.3
	动物性脂肪	39.0	38.4	46.8	37.3	39.4	40.8	36.7
男生								
小计	植物性脂肪	60.1	60.9	52.2	62.1	59.4	58.4	61.4
	动物性脂肪	39.9	39.1	47.8	37.9	40.6	41.6	38.6
6～8岁	植物性脂肪	59.2	58.4	53.8	58.9	60.0	60.2	59.5
	动物性脂肪	40.8	41.6	46.2	41.1	40.0	39.8	40.5
9～11岁	植物性脂肪	59.5	61.8	50.6	63.5	57.4	55.8	60.6
	动物性脂肪	40.5	38.2	49.4	36.5	42.6	44.2	39.4
12～14岁	植物性脂肪	59.7	60.9	51.9	62.3	58.7	58.8	58.5
	动物性脂肪	40.3	39.1	48.1	37.7	41.3	41.2	41.5
15～17岁	植物性脂肪	61.5	62.1	53.0	63.3	61.0	58.6	65.7
	动物性脂肪	38.5	37.9	47.0	36.7	39.0	41.4	34.3
女生								
小计	植物性脂肪	59.7	60.3	54.7	61.2	59.2	58.4	60.6
	动物性脂肪	40.3	39.7	45.3	38.8	40.8	41.6	39.4

续表

年龄		合计	城市			农村		
			小计	大城市	中小城市	小计	普通农村	贫困农村
6～8岁	植物性脂肪	58.5	59.0	52.7	59.7	58.0	58.9	56.0
	动物性脂肪	41.5	41.0	47.3	40.3	42.0	41.1	44.0
9～11岁	植物性脂肪	59.0	59.0	57.9	59.3	59.0	57.1	62.3
	动物性脂肪	41.0	41.0	42.1	40.8	41.0	42.9	37.7
12～14岁	植物性脂肪	60.6	62.1	54.3	63.4	59.2	57.1	63.2
	动物性脂肪	39.4	37.9	45.7	36.6	40.8	42.9	36.8
15～17岁	植物性脂肪	60.5	61.0	53.5	62.1	60.1	59.8	60.7
	动物性脂肪	39.5	39.0	46.5	37.9	39.9	40.2	39.3

表4-5-4　2010—2012年中国城乡6～17岁儿童不同年龄组钙食物来源(%)

年龄		合计	城市			农村		
			小计	大城市	中小城市	小计	普通农村	贫困农村
合计	谷薯杂豆类	25.3	18.5	12.7	19.4	31.4	27.7	38.8
	大豆类	10.1	10.4	9.0	10.6	9.8	9.3	10.9
	蔬菜	30.9	29.7	25.8	30.3	32.1	33.2	29.8
	奶类	9.1	13.1	22.0	11.7	5.6	6.6	3.5
	动物性食物	11.1	13.7	13.9	13.7	8.8	9.6	7.3
	其他	13.4	14.6	16.6	14.3	12.3	13.6	9.7
6～8岁	谷薯杂豆类	23.6	17.4	10.5	18.2	29.0	26.5	34.6
	大豆类	10.0	9.9	7.7	10.2	10.0	9.8	10.4
	蔬菜	28.7	26.9	22.5	27.4	30.3	30.0	30.9
	奶类	11.5	16.1	27.3	14.8	7.4	8.8	4.5
	动物性食物	12.0	14.3	14.6	14.3	10.0	10.7	8.6
	其他	14.2	15.4	17.4	15.2	13.2	14.2	11.0
9～11岁	谷薯杂豆类	24.0	18.1	11.8	19.1	29.9	26.3	36.7
	大豆类	10.1	10.2	9.2	10.3	9.9	9.0	11.6
	蔬菜	30.3	28.4	24.2	29.1	32.1	32.7	31.0
	奶类	10.0	14.1	24.7	12.3	6.0	7.7	2.9
	动物性食物	11.3	13.6	13.2	13.6	9.1	9.9	7.6
	其他	14.3	15.7	16.9	15.5	12.9	14.3	10.3
12～14岁	谷薯杂豆类	25.7	19.7	13.8	20.7	31.5	27.6	39.0
	大豆类	10.2	10.5	8.8	10.8	9.8	8.5	12.3
	蔬菜	31.3	30.1	28.4	30.4	32.5	33.7	30.3
	奶类	9.0	12.7	20.4	11.4	5.5	6.8	2.9
	动物性食物	10.5	12.6	13.2	12.5	8.6	9.7	6.6
	其他	13.2	14.4	15.4	14.2	12.1	13.8	8.8

续表

年龄		合计	城市			农村		
			小计	大城市	中小城市	小计	普通农村	贫困农村
15～17岁	谷薯杂豆类	27.1	18.8	14.0	19.4	34.2	29.8	43.0
	大豆类	10.2	10.8	9.8	10.9	9.7	9.6	9.8
	蔬菜	32.9	32.8	27.1	33.5	33.0	35.6	27.6
	奶类	6.8	10.1	17.6	9.1	3.9	4.0	3.7
	动物性食物	10.8	14.3	14.7	14.2	7.8	8.4	6.8
	其他	12.3	13.3	16.8	12.8	11.5	12.6	9.1
男生								
小计	谷薯杂豆类	25.9	19.2	13.2	20.0	32.1	28.5	39.2
	大豆类	9.8	10.0	9.6	10.1	9.6	8.8	11.1
	蔬菜	30.8	30.0	25.8	30.6	31.5	32.4	29.7
	奶类	8.8	12.4	22.2	11.0	5.6	6.9	3.0
	动物性食物	11.4	14.1	14.0	14.1	8.9	9.7	7.4
	其他	13.3	14.3	15.3	14.1	12.4	13.8	9.5
6～8岁	谷薯杂豆类	23.7	17.4	11.3	18.1	29.1	26.0	35.8
	大豆类	9.4	9.0	7.7	9.2	9.7	8.9	11.4
	蔬菜	29.3	28.4	23.3	29.0	30.1	30.2	30.1
	奶类	11.3	15.5	28.3	14.0	7.8	9.4	4.3
	动物性食物	12.2	14.6	14.1	14.7	10.0	10.9	8.2
	其他	14.1	15.1	15.2	15.1	13.3	14.6	10.2
9～11岁	谷薯杂豆类	24.6	18.3	11.2	19.4	30.5	26.7	37.8
	大豆类	9.6	10.0	8.4	10.3	9.2	8.6	10.3
	蔬菜	30.0	28.0	25.1	28.5	31.9	32.5	30.9
	奶类	9.8	13.6	25.3	11.8	6.1	7.4	3.6
	动物性食物	11.6	13.9	14.5	13.8	9.4	10.6	7.1
	其他	14.4	16.1	15.4	16.2	12.8	14.2	10.2
12～14岁	谷薯杂豆类	25.9	19.8	13.4	20.8	31.8	28.2	38.7
	大豆类	10.3	10.3	9.2	10.5	10.4	8.8	13.4
	蔬菜	30.8	29.9	28.0	30.2	31.6	31.9	30.9
	奶类	9.1	13.1	21.2	11.8	5.4	7.2	1.9
	动物性食物	10.9	13.1	13.3	13.1	8.9	10.2	6.4
	其他	12.9	13.8	15.0	13.6	12.0	13.6	8.8
15～17岁	谷薯杂豆类	28.6	20.6	15.9	21.2	35.5	31.8	43.1
	大豆类	9.8	10.6	12.1	10.4	9.1	8.7	9.8
	蔬菜	32.4	32.8	25.9	33.7	32.1	34.3	27.8
	奶类	6.0	8.6	16.3	7.6	3.8	4.4	2.5
	动物性食物	11.0	14.7	14.1	14.8	7.8	7.8	7.7
	其他	12.2	12.7	15.6	12.3	11.7	13.0	9.1

续表

年龄		合计	城市			农村		
			小计	大城市	中小城市	小计	普通农村	贫困农村
女生								
小计	谷薯杂豆类	24.5	17.7	12.3	18.6	30.7	26.9	38.2
	大豆类	10.5	10.8	8.4	11.2	10.1	9.9	10.7
	蔬菜	31.1	29.4	25.8	30.0	32.7	34.2	29.8
	奶类	9.5	13.8	21.9	12.6	5.5	6.2	4.1
	动物性食物	10.9	13.2	13.7	13.2	8.7	9.4	7.3
	其他	13.5	15.0	17.9	14.5	12.2	13.4	9.9
6～8 岁	谷薯杂豆类	23.5	17.4	9.7	18.3	29.0	27.0	33.3
	大豆类	10.6	10.9	7.7	11.3	10.4	10.9	9.3
	蔬菜	28.0	25.3	21.7	25.7	30.5	29.9	31.9
	奶类	11.7	16.8	26.3	15.6	7.1	8.1	4.8
	动物性食物	11.9	14.0	15.0	13.8	10.0	10.5	9.0
	其他	14.3	15.7	19.6	15.3	13.1	13.7	11.7
9～11 岁	谷薯杂豆类	23.4	17.8	12.5	18.8	29.2	25.8	35.3
	大豆类	10.6	10.3	10.0	10.4	10.8	9.6	13.1
	蔬菜	30.6	28.8	23.2	29.8	32.4	33.1	31.2
	奶类	10.4	14.7	24.0	13.0	6.0	8.1	2.0
	动物性食物	11.0	13.1	11.8	13.4	8.7	9.1	8.1
	其他	14.1	15.3	18.5	14.7	12.9	14.3	10.3
12～14 岁	谷薯杂豆类	25.5	19.6	14.4	20.5	31.3	26.9	39.5
	大豆类	10.0	10.8	8.5	11.3	9.1	8.1	11.0
	蔬菜	32.0	30.3	28.8	30.5	33.7	35.8	29.7
	奶类	8.9	12.3	19.5	11.0	5.5	6.3	4.1
	动物性食物	10.1	12.0	13.1	11.8	8.2	9.0	6.8
	其他	13.6	15.1	15.8	14.9	12.2	14.0	8.9
15～17 岁	谷薯杂豆类	25.3	16.5	12.0	17.2	32.7	27.5	42.9
	大豆类	10.6	11.0	7.2	11.6	10.3	10.5	9.7
	蔬菜	33.4	32.7	28.4	33.3	33.9	37.2	27.4
	奶类	7.6	11.9	19.0	10.9	4.0	3.5	5.0
	动物性食物	10.6	13.8	15.3	13.6	7.9	9.0	5.8
	其他	12.4	14.0	18.1	13.4	11.2	12.2	9.1

五、行为和生活方式

（一）就餐行为

1. 进餐频率

表 5-1-1 2010—2012 年中国城乡 6～17 岁儿童不同年龄组三餐就餐频率（%）

年龄	合计	城市			农村		
		小计	大城市	中小城市	小计	普通农村	贫困农村
合计	10.5	11.2	14.3	8.6	9.8	8.2	12.4
6～8 岁	5.5	4.6	5.9	3.4	6.6	2.8	13.8
9～11 岁	7.4	7.1	9.5	5.2	7.7	5.5	11.4
12～14 岁	12.4	14.1	18.3	10.6	10.7	11.0	10.4
15～17 岁	16.4	19.2	23.8	15.4	13.5	12.9	14.5
男生							
小计	10.2	10.5	13.6	7.9	9.8	8.1	12.7
6～8 岁	5.8	4.7	5.7	3.8	7.2	3.1	14.9
9～11 岁	7.6	7.3	10.1	4.9	8.0	5.8	11.6
12～14 岁	11.1	11.8	16.3	8.2	10.4	11.0	9.4
15～17 岁	15.9	18.3	22.8	14.8	13.3	11.8	15.8
女生							
小计	10.9	11.9	14.9	9.3	9.7	8.3	12.0
6～8 岁	5.2	4.4	6.1	3.0	6.0	2.5	12.7
9～11 岁	7.1	7.0	8.9	5.4	7.3	5.3	11.1
12～14 岁	13.8	16.4	20.2	13.1	11.1	11.0	11.2
15～17 岁	17.0	20.0	24.8	16.0	13.8	14.1	13.2

表 5-1-2 2010—2012 年中国城乡 6～17 岁儿童早餐就餐频率分布（%）

		合计	6～8 岁	9～11 岁	12～14 岁	15～17 岁
合计	从不吃	1.3	1.3	1.0	1.1	1.6
	偶尔吃	7.7	3.1	5.2	9.8	12.3
	每天吃	91.1	95.5	93.8	89.1	86.1
男生	从不吃	1.4	1.4	0.9	1.4	1.9
	偶尔吃	7.3	3.3	5.5	8.2	12.1
	每天吃	91.3	95.4	93.6	90.4	86.1
女生	从不吃	1.1	1.3	1.1	0.9	1.3
	偶尔吃	8.1	3.0	5.0	11.3	12.5
	每天吃	90.8	95.7	93.9	87.8	86.2
城市小计	从不吃	0.8	0.4	0.5	1.0	1.4
	偶尔吃	8.5	3.1	5.3	11.1	14.6
	每天吃	90.7	96.5	94.3	87.9	84.0

续表

		合计	6～8岁	9～11岁	12～14岁	15～17岁
大城市	从不吃	1.1	0.5	0.4	1.5	2.0
	偶尔吃	11.1	4.0	7.1	14.3	19.3
	每天吃	87.8	95.5	92.5	84.2	78.7
中小城市	从不吃	0.6	0.4	0.5	0.6	0.9
	偶尔吃	6.3	2.3	3.7	8.5	10.8
	每天吃	93.1	97.3	95.8	90.9	88.3
农村小计	从不吃	1.8	2.5	1.7	1.3	1.7
	偶尔吃	6.8	3.2	5.2	8.4	9.9
	每天吃	91.4	94.3	93.1	90.3	88.4
普通农村	从不吃	0.6	0.4	0.3	0.8	0.9
	偶尔吃	6.3	1.6	4.4	8.9	9.6
	每天吃	93.1	98.0	95.3	90.3	89.5
贫困农村	从不吃	3.6	6.2	4.0	2.0	3.1
	偶尔吃	7.7	6.2	6.6	7.5	10.3
	每天吃	88.6	87.5	89.5	90.5	86.6

注：从不吃，就餐频率为0次/周；偶尔吃，就餐频率为1～6次/周；每天吃，就餐频率为7次/周

表5-1-3 2010—2012年中国城乡6～17岁儿童午餐就餐频率分布（%）

		合计	6～8岁	9～11岁	12～14岁	15～17岁
合计	从不吃	0.2	0.1	0.1	0.2	0.2
	偶尔吃	2.0	0.8	1.1	2.6	3.3
	每天吃	97.9	99.1	98.7	97.2	96.5
男生	从不吃	0.2	0.1	0.1	0.3	0.3
	偶尔吃	1.9	0.8	1.2	2.4	2.9
	每天吃	98.0	99.1	98.7	97.3	96.8
女生	从不吃	0.1	0.1	0.1	0.1	0.1
	偶尔吃	2.1	0.8	1.1	2.9	3.8
	每天吃	97.8	99.2	98.8	97.0	96.1
城市小计	从不吃	0.2	0.1	0.2	0.2	0.2
	偶尔吃	2.3	0.9	1.4	2.9	4.0
	每天吃	97.6	99.0	98.4	96.9	95.8
大城市	从不吃	0.1	0.1	0.0	0.2	0.1
	偶尔吃	2.8	1.3	2.0	3.6	4.2
	每天吃	97.2	98.7	98.0	96.2	95.7
中小城市	从不吃	0.2	0.1	0.4	0.2	0.2
	偶尔吃	1.9	0.7	0.9	2.3	3.8
	每天吃	97.9	99.3	98.8	97.5	96.0
农村小计	从不吃	0.2	0.1	0.1	0.2	0.3
	偶尔吃	1.7	0.6	0.8	2.4	2.6
	每天吃	98.2	99.3	99.1	97.5	97.1

续表

		合计	6～8岁	9～11岁	12～14岁	15～17岁
普通农村	从不吃	0.1	0.1	0.1	0.1	0.1
	偶尔吃	2.1	0.5	0.7	3.5	3.5
	每天吃	97.8	99.4	99.2	96.4	96.4
贫困农村	从不吃	0.2	0.2	0.0	0.2	0.5
	偶尔吃	0.9	0.7	1.0	0.8	1.2
	每天吃	98.9	99.1	99.0	99.0	98.3

注：从不吃，就餐频率为0次/周；偶尔吃，就餐频率为1～6次/周；每天吃，就餐频率为7次/周

表5-1-4　2010—2012年中国城乡6～17岁儿童晚餐就餐频率分布(%)

		合计	6～8岁	9～11岁	12～14岁	15～17岁
合计	从不吃	0.1	0.2	0.1	0.0	0.2
	偶尔吃	2.2	0.8	0.8	2.7	4.5
	每天吃	97.7	99.0	99.1	97.2	95.4
男生	从不吃	0.1	0.1	0.1	0.1	0.1
	偶尔吃	1.7	0.9	0.8	2.0	3.0
	每天吃	98.2	99.0	99.1	97.9	96.9
女生	从不吃	0.1	0.2	0.1	0.0	0.2
	偶尔吃	2.8	0.7	0.8	3.5	6.0
	每天吃	97.1	99.1	99.1	96.5	93.8
城市小计	从不吃	0.1	0.1	0.0	0.1	0.2
	偶尔吃	2.6	1.2	1.1	3.0	5.3
	每天吃	97.3	98.8	98.9	96.9	94.5
大城市	从不吃	0.1	0.1	0.0	0.0	0.2
	偶尔吃	2.8	1.5	1.7	3.3	5.0
	每天吃	97.1	98.4	98.3	96.8	94.8
中小城市	从不吃	0.1	0.1	0.0	0.1	0.2
	偶尔吃	2.5	0.9	0.7	2.8	5.5
	每天吃	97.5	99.1	99.3	97.1	94.3
农村小计	从不吃	0.1	0.2	0.1	0.0	0.1
	偶尔吃	1.8	0.4	0.5	2.4	3.6
	每天吃	98.1	99.4	99.4	97.5	96.3
普通农村	从不吃	0.1	0.2	0.2	0.0	0.1
	偶尔吃	2.2	0.2	0.5	3.5	4.3
	每天吃	97.7	99.6	99.3	96.4	95.7
贫困农村	从不吃	0.1	0.3	0.0	0.0	0.2
	偶尔吃	1.1	0.7	0.3	0.8	2.6
	每天吃	98.8	99.0	99.7	99.2	97.3

注：从不吃，就餐频率为0次/周；偶尔吃，就餐频率为1～6次/周；每天吃，就餐频率为7次/周

2. 在外就餐率

表 5-1-5 2010—2012 年中国城乡 6～17 岁儿童不同年龄组在外就餐率(%)

年龄	合计	城市			农村		
		小计	大城市	中小城市	小计	普通农村	贫困农村
合计	61.7	64.1	70.1	59.2	59.0	58.8	59.4
6～8岁	52.6	57.9	65.9	50.9	46.3	47.6	43.8
9～11岁	54.7	59.5	65.8	54.2	48.7	48.3	49.4
12～14岁	65.1	66.1	70.7	62.3	64.1	61.9	67.3
15～17岁	73.9	73.4	78.3	69.4	74.5	76.0	71.9
男生							
小计	61.4	64.1	70.3	59.0	58.4	58.7	58.0
6～8岁	52.9	59.0	66.7	52.2	45.7	47.6	42.0
9～11岁	54.7	59.3	67.5	52.5	49.2	48.5	50.2
12～14岁	64.2	65.2	69.9	61.6	63.1	61.6	65.6
15～17岁	73.3	73.2	77.7	69.6	73.4	75.3	70.2
女生							
小计	62.0	64.1	69.8	59.4	59.6	58.9	60.8
6～8岁	52.2	56.9	65.2	49.7	46.8	47.5	45.6
9～11岁	54.7	59.6	64.2	55.9	48.3	48.2	48.5
12～14岁	66.1	67.0	71.5	63.1	65.1	62.3	69.0
15～17岁	74.5	73.6	78.9	69.1	75.5	76.7	73.6

表 5-1-6 2010—2012 年中国城乡 6～17 岁儿童不同年龄组早餐在餐馆就餐率(%)

年龄	合计	城市			农村		
		小计	大城市	中小城市	小计	普通农村	贫困农村
合计	13.2	17.3	19.7	15.4	8.5	7.2	10.7
6～8岁	11.6	15.8	15.2	16.2	6.7	3.7	12.3
9～11岁	14.0	18.2	21.3	15.7	8.8	5.7	14.1
12～14岁	12.3	16.9	18.4	15.6	7.6	7.7	7.3
15～17岁	14.8	18.5	23.8	14.2	10.8	11.2	10.3
男生							
小计	13.7	18.0	20.5	16.0	8.8	7.3	11.3
6～8岁	12.6	16.9	16.9	16.9	7.4	4.8	12.3
9～11岁	14.1	18.5	21.5	16.0	8.9	5.4	14.8
12～14岁	12.3	17.2	19.1	15.6	7.1	7.2	7.0
15～17岁	15.8	19.5	24.8	15.3	11.8	11.6	12.0
女生							
小计	12.7	16.7	18.8	14.9	8.2	7.0	10.1
6～8岁	10.6	14.6	13.5	15.5	6.0	2.7	12.3
9～11岁	13.9	18.0	21.2	15.4	8.6	6.0	13.3
12～14岁	12.4	16.5	17.6	15.6	8.0	8.3	7.6
15～17岁	13.7	17.4	22.8	12.9	9.9	10.7	8.6

表 5-1-7 2010—2012 年中国城乡 6～17 岁儿童不同年龄组午餐在餐馆就餐率（%）

年龄	合计	城市			农村		
		小计	大城市	中小城市	小计	普通农村	贫困农村
合计	11.7	15.6	20.2	11.7	7.3	6.9	8.1
6～8 岁	8.0	11.2	13.4	9.3	4.3	3.5	5.7
9～11 岁	9.6	13.2	17.4	9.7	5.2	4.2	7.1
12～14 岁	12.8	16.8	21.2	13.3	8.7	7.1	11.0
15～17 岁	16.1	21.3	29.5	14.6	10.5	12.3	7.6
男生							
小计	12.3	16.1	21.0	12.0	8.0	7.8	8.5
6～8 岁	8.7	11.8	14.3	9.6	4.9	4.2	6.2
9～11 岁	9.9	13.1	17.9	9.1	6.2	5.0	8.3
12～14 岁	12.9	17.3	22.7	13.1	8.3	7.7	9.4
15～17 岁	17.3	22.1	29.7	16.1	12.2	13.8	9.4
女生							
小计	11.1	15.1	19.5	11.4	6.6	5.9	7.7
6～8 岁	7.4	10.6	12.5	9.0	3.6	2.8	5.2
9～11 岁	9.4	13.3	17.0	10.3	4.2	3.4	5.7
12～14 岁	12.7	16.3	19.7	13.5	9.0	6.4	12.5
15～17 岁	14.8	20.4	29.3	12.9	8.9	10.9	5.7

表 5-1-8 2010—2012 年中国城乡 6～17 岁儿童不同年龄组晚餐在餐馆就餐率（%）

年龄	合计	城市			农村		
		小计	大城市	中小城市	小计	普通农村	贫困农村
合计	11.2	16.3	20.6	12.7	5.4	5.2	5.7
6～8 岁	8.9	13.4	16.1	11.0	3.7	2.6	5.7
9～11 岁	11.2	16.3	21.1	12.4	4.9	2.9	8.4
12～14 岁	10.8	16.7	20.4	13.7	4.7	5.4	3.6
15～17 岁	13.7	18.8	24.7	13.9	8.2	9.8	5.7
男生							
小计	11.4	16.3	20.6	12.7	5.9	5.6	6.6
6～8 岁	9.4	13.8	16.4	11.5	4.0	3.4	5.1
9～11 岁	10.8	15.4	20.4	11.2	5.5	2.8	9.9
12～14 岁	10.8	16.4	20.9	12.9	4.8	5.3	4.1
15～17 岁	14.5	19.5	25.1	15.0	9.3	10.5	7.3
女生							
小计	11.0	16.3	20.5	12.8	4.9	4.9	4.9
6～8 岁	8.5	12.9	15.8	10.4	3.3	1.7	6.3
9～11 岁	11.7	17.2	21.8	13.5	4.4	3.1	6.7
12～14 岁	10.9	17.0	20.0	14.4	4.5	5.4	3.2
15～17 岁	12.8	18.1	24.4	12.7	7.2	9.0	4.2

表 5-1-9 2010—2012 年中国城乡 6～17 岁儿童不同年龄组早餐在学校就餐率（%）

年龄	合计	城市			农村		
		小计	大城市	中小城市	小计	普通农村	贫困农村
合计	32.1	24.0	18.0	29.0	41.3	39.1	44.8
6～8 岁	20.4	14.2	11.5	16.6	27.8	28.1	27.3
9～11 岁	22.9	16.1	10.0	21.1	31.3	28.9	35.4
12～14 岁	35.3	25.3	19.3	30.2	45.7	41.1	52.4
15～17 岁	49.3	41.2	32.2	48.6	57.9	57.2	59.0
男生							
小计	31.7	23.7	17.7	28.7	40.6	39.1	43.1
6～8 岁	19.7	14.1	11.3	16.6	26.3	26.6	25.7
9～11 岁	22.7	15.4	10.4	19.6	31.3	29.4	34.7
12～14 岁	35.2	25.4	19.2	30.2	45.5	41.5	51.9
15～17 岁	48.2	40.2	30.7	47.8	56.6	57.2	55.6
女生							
小计	32.6	24.4	18.4	29.4	42.0	39.2	46.5
6～8 岁	21.2	14.3	11.6	16.5	29.3	29.5	28.9
9～11 岁	23.0	16.7	9.8	22.4	31.2	28.5	36.1
12～14 岁	35.3	25.3	19.5	30.2	45.8	40.7	52.8
15～17 岁	50.5	42.2	33.8	49.4	59.2	57.2	62.4

表 5-1-10 2010—2012 年中国城乡 6～17 岁儿童不同年龄组午餐在学校就餐率（%）

年龄	合计	城市			农村		
		小计	大城市	中小城市	小计	普通农村	贫困农村
合计	44.9	45.2	50.4	41.0	44.6	44.6	44.6
6～8 岁	35.8	39.8	49.6	31.1	31.2	35.5	23.1
9～11 岁	37.5	40.5	47.1	35.1	33.8	34.5	32.7
12～14 岁	49.1	47.5	51.6	44.1	50.8	47.2	56.1
15～17 岁	56.6	53.5	53.5	53.5	59.8	59.9	59.7
男生							
小计	44.3	45.0	50.2	40.7	43.6	44.2	42.4
6～8 岁	35.3	39.5	49.3	31.0	30.2	35.0	21.3
9～11 岁	37.7	41.0	48.6	34.6	33.8	34.8	32.2
12～14 岁	48.5	47.0	51.3	43.6	50.1	47.9	53.5
15～17 岁	54.9	52.4	51.7	52.9	57.5	57.7	57.1
女生							
小计	45.6	45.5	50.6	41.3	45.6	44.9	46.8
6～8 岁	36.4	40.0	49.9	31.3	32.2	36.0	25.0
9～11 岁	37.4	40.1	45.7	35.5	33.9	34.3	33.2
12～14 岁	49.7	47.9	51.9	44.6	51.6	46.4	58.5
15～17 岁	58.3	54.7	55.2	54.2	62.1	62.1	62.2

表 5-1-11 2010—2012 年中国城乡 6～17 岁儿童不同年龄组晚餐在学校就餐率（%）

年龄	合计	城市			农村		
		小计	大城市	中小城市	小计	普通农村	贫困农村
合计	26.6	18.6	11.6	24.4	35.6	32.9	40.2
6～8 岁	12.5	7.0	5.4	8.4	19.0	18.2	20.5
9～11 岁	16.9	11.6	6.7	15.7	23.5	19.8	29.9
12～14 岁	29.9	19.2	10.8	26.0	41.1	36.6	47.6
15～17 岁	46.3	37.2	24.3	47.7	56.0	55.2	57.3
男生							
小计	26.2	18.6	11.4	24.6	34.8	32.7	38.3
6～8 岁	11.7	6.5	4.8	7.9	18.0	17.6	18.7
9～11 岁	17.1	11.6	7.2	15.3	23.7	20.7	28.7
12～14 岁	29.9	20.1	10.9	27.3	40.3	36.5	46.2
15～17 岁	45.0	36.5	23.3	46.9	54.2	53.9	54.7
女生							
小计	27.0	18.6	11.9	24.3	36.5	33.1	42.2
6～8 岁	13.3	7.6	6.1	8.9	20.0	18.8	22.2
9～11 岁	16.7	11.7	6.3	16.1	23.3	19.0	31.1
12～14 岁	29.9	18.3	10.7	24.7	41.9	36.7	48.8
15～17 岁	47.6	37.9	25.4	48.5	57.8	56.6	59.8

（二）身体活动

表 5-2-1 2010—2012 年中国城乡 6～17 岁儿童不同年龄组出行方式分布（%）

类型	年龄	合计	城市			农村		
			小计	大城市	中小城市	小计	普通农村	贫困农村
步行	合计	50.7	45.4	46.8	45.2	55.5	48.5	69.5
	6～8 岁	54.2	47.2	51.3	46.8	60.3	52.6	77.2
	9～11 岁	57.8	51.6	58.5	50.4	63.8	57.0	76.7
	12～14 岁	48.8	45.4	47.4	45.1	52.0	44.2	66.8
	15～17 岁	44.2	38.8	32.2	39.7	48.7	42.7	60.7
	男性							
	小计	50.7	46.1	46.5	46.0	54.8	47.8	68.7
	6～8 岁	54.8	48.8	53.1	48.3	60.0	52.3	76.7
	9～11 岁	58.3	52.2	58.4	51.2	64.0	57.3	76.6
	12～14 岁	48.1	45.3	46.4	45.1	50.8	42.6	66.5

续表

类型	年龄	合计	城市			农村		
			小计	大城市	中小城市	小计	普通农村	贫困农村
	15～17岁	43.9	39.7	31.7	40.8	47.3	41.5	59.0
	女性							
	小计	50.7	44.6	47.2	44.2	56.4	49.4	70.3
	6～8岁	53.6	45.6	49.5	45.1	60.7	52.9	77.7
	9～11岁	57.2	50.8	58.5	49.4	63.7	56.6	76.8
	12～14岁	49.5	45.6	48.5	45.1	53.5	46.2	67.1
	15～17岁	44.6	37.7	32.9	38.5	50.2	43.9	62.7
骑自行车	合计	13.2	14.1	11.2	14.6	12.4	14.4	8.4
	6～8岁	3.7	4.0	4.7	3.9	3.5	3.6	3.4
	9～11岁	7.7	7.6	4.6	8.1	7.9	9.6	4.6
	12～14岁	21.1	22.5	15.5	23.8	19.7	23.8	11.8
	15～17岁	18.7	20.6	17.7	21.0	17.1	19.6	12.1
	男性							
	小计	14.1	14.9	12.8	15.2	13.3	15.5	8.9
	6～8岁	4.2	4.3	4.3	4.3	4.1	4.1	4.2
	9～11岁	7.9	7.6	4.8	8.0	8.3	10.1	4.9
	12～14岁	22.3	23.9	18.2	24.8	20.9	25.4	12.1
	15～17岁	19.6	21.4	20.4	21.6	18.1	20.8	12.8
	女性							
	小计	12.3	13.3	9.5	13.9	11.4	13.2	7.7
	6～8岁	3.2	3.6	5.1	3.4	2.9	3.0	2.6
	9～11岁	7.4	7.6	4.5	8.1	7.3	8.9	4.4
	12～14岁	19.6	21.1	12.7	22.6	18.2	21.8	11.5
	15～17岁	17.6	19.6	14.5	20.3	15.9	18.3	11.2
坐公交车	合计	16.3	18.0	24.6	17.1	14.8	16.8	10.7
	6～8岁	9.8	10.1	12.8	9.8	9.6	11.4	5.7
	9～11岁	11.8	12.9	14.9	12.6	10.6	11.0	9.9
	12～14岁	16.6	17.8	25.9	16.4	15.4	17.6	11.3
	15～17岁	24.6	28.8	40.7	27.1	21.1	24.5	14.3

续表

类型	年龄	合计	城市			农村		
			小计	大城市	中小城市	小计	普通农村	贫困农村
	男性							
	小计	16.0	17.2	24.0	16.2	15.0	17.0	10.8
	6～8岁	9.7	9.2	12.7	8.8	10.1	12.0	6.0
	9～11岁	11.7	12.7	14.2	12.5	10.8	11.5	9.4
	12～14岁	16.7	17.7	25.2	16.4	15.8	17.8	12.0
	15～17岁	23.5	26.7	38.9	25.0	20.9	24.1	14.5
	女性							
	小计	16.7	19.0	25.4	18.0	14.6	16.7	10.4
	6～8岁	10.0	11.0	12.9	10.8	9.0	10.7	5.4
	9～11岁	11.8	13.2	15.6	12.8	10.5	10.5	10.5
	12～14岁	16.4	17.9	26.6	16.3	15.0	17.4	10.5
	15～17岁	25.8	31.3	42.8	29.6	21.3	24.9	14.1
坐私家车	合计	19.7	22.5	17.3	23.2	17.3	20.2	11.5
	6～8岁	32.3	38.7	31.2	39.6	26.5	32.5	13.7
	9～11岁	22.7	28.0	22.0	29.0	17.7	22.4	8.8
	12～14岁	13.6	14.3	11.2	14.8	12.9	14.4	10.1
	15～17岁	12.6	11.8	9.4	12.2	13.2	13.3	12.9
	男性							
	小计	19.2	21.8	16.7	22.6	16.9	19.7	11.5
	6～8岁	31.3	37.7	30.0	38.6	25.8	31.6	13.1
	9～11岁	22.1	27.5	22.5	28.3	17.0	21.1	9.2
	12～14岁	12.9	13.2	10.2	13.7	12.5	14.2	9.4
	15～17岁	13.0	12.2	9.0	12.7	13.6	13.6	13.7
	女性							
	小计	20.3	23.2	17.9	24.0	17.7	20.8	11.5
	6～8岁	33.2	39.8	32.4	40.7	27.4	33.4	14.2
	9～11岁	23.5	28.4	21.4	29.7	18.5	23.9	8.4
	12～14岁	14.4	15.4	12.2	16.0	13.3	14.6	11.0
	15～17岁	12.1	11.4	9.8	11.6	12.6	12.9	12.1

表 5-2-2　2010—2012 年中国城乡 6～17 岁出行儿童不同年龄组出行时间（分钟）

年龄	合计	城市			农村		
		小计	大城市	中小城市	小计	普通农村	贫困农村
合计	39.1	39.4	42.0	39.0	38.8	35.9	44.8
6～8 岁	36.7	34.8	34.8	34.8	38.4	36.0	43.8
9～11 岁	38.7	37.6	36.4	37.7	39.9	36.7	45.9
12～14 岁	39.6	40.9	41.1	40.8	38.3	35.4	44.0
15～17 岁	40.8	43.2	53.3	41.8	38.8	35.7	45.2
男生							
小计	39.3	39.6	42.7	39.2	38.9	35.8	45.2
6～8 岁	36.7	34.6	35.1	34.6	38.5	35.8	44.3
9～11 岁	39.0	38.0	36.9	38.1	40.1	36.9	46.1
12～14 岁	39.8	41.1	41.7	41.0	38.5	35.6	44.0
15～17 岁	41.0	43.6	53.8	42.2	38.8	35.3	46.2
女生							
小计	38.9	39.0	41.3	38.7	38.7	35.9	44.2
6～8 岁	36.8	35.0	34.5	35.1	38.4	36.1	43.3
9～11 岁	38.3	37.1	35.9	37.3	39.6	36.4	45.7
12～14 岁	39.4	40.6	40.3	40.6	38.2	35.1	44.0
15～17 岁	40.6	42.7	52.7	41.3	38.7	36.2	44.1

表 5-2-3　2010—2012 年中国城乡 6～17 岁儿童不同年龄组体育锻炼比例（%）

年龄	合计	城市			农村		
		小计	大城市	中小城市	小计	普通农村	贫困农村
合计	34.2	40.2	53.2	38.3	28.8	32.0	22.5
6～8 岁	27.4	35.2	49.9	33.5	20.6	24.0	13.1
9～11 岁	33.2	39.7	54.9	37.1	26.9	31.4	18.4
12～14 岁	37.5	41.7	53.5	39.7	33.3	35.9	28.5
15～17 岁	37.8	43.5	53.4	42.1	33.0	35.7	27.7
男生							
小计	36.6	43.3	56.7	41.4	30.6	33.9	23.9
6～8 岁	26.8	35.7	51.1	34.0	19.1	22.0	12.8
9～11 岁	33.6	40.5	53.6	38.5	27.0	31.9	17.6
12～14 岁	39.5	44.2	56.7	42.2	35.0	37.9	29.4
15～17 岁	43.9	50.6	63.1	48.9	38.3	41.4	32.0
女生							
小计	31.6	36.8	49.4	34.9	26.8	29.7	20.9
6～8 岁	28.1	34.6	48.6	32.9	22.2	26.2	13.4
9～11 岁	32.8	38.8	56.2	35.6	26.8	30.8	19.4
12～14 岁	35.1	38.8	50.1	36.7	31.4	33.4	27.4
15～17 岁	30.8	35.4	42.4	34.3	27.1	29.3	22.7

表 5-2-4　2010—2012 年中国城乡 6～17 岁锻炼儿童不同年龄组平均每天锻炼时间（分钟）

年龄	合计	城市			农村		
		小计	大城市	中小城市	小计	普通农村	贫困农村
合计	45.0	47.6	49.1	46.0	40.8	38.1	47.2
6～8 岁	42.6	44.5	47.0	41.2	39.1	37.2	45.2
9～11 岁	44.1	45.6	47.8	43.1	41.6	39.5	47.8
12～14 岁	45.9	49.6	51.1	48.0	41.0	37.8	47.4
15～17 岁	46.7	50.7	50.6	50.7	40.9	37.8	47.4
男生							
小计	47.3	50.5	52.2	48.6	42.2	39.7	48.1
6～8 岁	42.5	44.2	47.3	40.2	38.8	36.7	44.8
9～11 岁	45.4	47.6	50.9	44.0	41.8	40.0	47.4
12～14 岁	48.6	53.1	54.4	51.9	42.5	39.9	47.9
15～17 岁	51.0	55.5	55.8	55.3	44.1	41.2	50.3
女生							
小计	42.3	44.3	45.6	42.9	39.1	36.2	46.0
6～8 岁	42.8	44.7	46.7	42.2	39.3	37.6	45.6
9～11 岁	42.8	43.6	44.8	42.2	41.4	39.0	48.1
12～14 岁	42.8	45.4	47.4	43.3	39.3	35.3	46.8
15～17 岁	40.5	43.4	43.0	43.9	36.2	32.8	43.2

表 5-2-5　2010—2012 年中国城乡 6～17 岁锻炼儿童不同年龄组每天锻炼时间分布（%）

年龄	时间	合计	城市			农村		
			小计	大城市	中小城市	小计	普通农村	贫困农村
合计	<20 分钟	10.2	9.5	8.8	10.2	11.3	12.6	8.2
	20 分钟～	18.4	17.0	15.0	19.3	20.6	22.5	15.9
	30 分钟～	27.2	26.6	26.6	26.5	28.3	29.4	25.7
	40 分钟～	14.8	13.4	13.5	13.3	16.9	15.0	21.4
	≥60 分钟	29.4	33.5	36.1	30.7	22.9	20.4	28.8
6～8 岁	<20 分钟	12.1	11.3	9.1	14.2	13.4	14.6	9.4
	20 分钟～	19.3	18.5	16.0	21.7	20.8	22.4	15.8
	30 分钟～	27.2	26.8	27.1	26.5	27.9	29.9	21.4
	40 分钟～	13.2	12.3	13.0	11.4	15.1	12.5	23.5
	≥60 分钟	28.2	31.0	34.8	26.2	22.7	20.5	29.9

续表

年龄	时间	合计	城市			农村		
			小计	大城市	中小城市	小计	普通农村	贫困农村
9～11岁	<20分钟	11.5	10.2	9.8	10.8	13.7	15.7	7.8
	20分钟～	18.7	17.5	15.2	20.1	20.8	22.8	15.1
	30分钟～	26.3	27.2	27.5	27.0	24.7	25.3	22.9
	40分钟～	14.0	13.2	12.1	14.4	15.5	12.2	24.9
	≥60分钟	29.5	31.8	35.4	27.7	25.3	24.0	29.3
12～14岁	<20分钟	9.5	8.6	8.6	8.5	10.7	11.7	8.7
	20分钟～	18.3	16.4	16.0	16.8	20.8	23.2	16.1
	30分钟～	27.6	26.9	26.5	27.3	28.6	29.4	26.9
	40分钟～	16.0	13.4	12.6	14.2	19.4	16.9	24.3
	≥60分钟	28.6	34.7	36.3	33.1	20.5	18.7	24.0
15～17岁	<20分钟	8.1	7.9	7.6	8.3	8.3	8.8	7.2
	20分钟～	17.4	15.7	12.4	19.0	19.9	21.6	16.3
	30分钟～	27.9	25.2	25.4	25.0	31.8	33.3	28.6
	40分钟～	15.5	14.8	16.7	12.8	16.4	17.5	14.1
	≥60分钟	31.3	36.5	37.9	35.0	23.6	18.8	33.8
男生								
小计	<20分钟	9.0	8.1	7.9	8.3	10.5	11.4	8.4
	20分钟～	17.3	15.6	13.6	17.9	20.0	21.7	15.8
	30分钟～	26.3	25.7	25.6	25.7	27.2	28.6	24.0
	40分钟～	15.2	13.7	13.6	13.7	17.6	15.6	22.5
	≥60分钟	32.2	37.0	39.3	34.4	24.6	22.7	29.3
6～8岁	<20分钟	11.0	9.7	8.5	11.2	14.0	14.4	12.5
	20分钟～	19.3	19.1	17.3	21.5	19.7	21.8	13.3
	30分钟～	27.4	27.5	26.5	28.8	27.3	30.9	16.7
	40分钟～	13.9	13.0	12.9	13.1	15.9	11.6	28.3
	≥60分钟	28.4	30.8	34.9	25.3	23.3	21.2	29.2
9～11岁	<20分钟	10.4	9.0	9.2	8.7	12.7	14.5	7.4
	20分钟～	18.5	15.6	13.4	18.0	23.4	24.7	19.3
	30分钟～	25.7	27.0	25.9	28.1	23.5	24.3	21.0
	40分钟～	14.6	13.8	12.1	15.7	15.9	11.9	27.8
	≥60分钟	30.8	34.6	39.3	29.5	24.5	24.5	24.4

续表

年龄	时间	合计	城市			农村		
			小计	大城市	中小城市	小计	普通农村	贫困农村
12～14岁	<20分钟	8.5	7.6	8.1	7.1	9.8	10.3	8.7
	20分钟～	16.6	14.7	13.6	15.7	19.2	21.0	15.4
	30分钟～	27.5	26.1	26.7	25.5	29.4	30.6	26.8
	40分钟～	16.0	13.7	13.9	13.5	19.2	16.9	23.7
	≥60分钟	31.4	37.9	37.6	38.2	22.5	21.1	25.4
15～17岁	<20分钟	6.9	6.5	5.9	7.1	7.6	7.9	7.0
	20分钟～	15.6	13.8	10.5	17.3	18.1	19.6	15.1
	30分钟～	24.8	22.6	23.6	21.6	28.0	28.8	26.1
	40分钟～	15.8	14.0	15.3	12.6	18.5	20.1	15.1
	≥60分钟	36.9	43.0	44.7	41.3	27.8	23.6	36.8
女生								
小计	<20分钟	11.5	11.1	9.9	12.5	12.2	14.0	7.9
	20分钟～	19.6	18.6	16.5	20.9	21.3	23.5	16.0
	30分钟～	28.4	27.6	27.8	27.4	29.6	30.4	27.7
	40分钟～	14.3	13.1	13.4	12.8	16.0	14.3	20.2
	≥60分钟	26.2	29.6	32.4	26.3	20.9	17.8	28.1
6～8岁	<20分钟	13.1	13.1	9.8	17.3	12.9	14.8	6.1
	20分钟～	19.3	17.8	14.6	21.8	21.9	22.8	18.4
	30分钟～	27.0	26.2	27.7	24.2	28.5	29.1	26.3
	40分钟～	12.6	11.5	13.1	9.6	14.4	13.3	18.4
	≥60分钟	28.0	31.3	34.7	27.1	22.2	19.9	30.7
9～11岁	<20分钟	12.7	11.5	10.4	12.9	14.8	17.1	8.3
	20分钟～	18.9	19.4	16.9	22.4	18.0	20.6	10.7
	30分钟～	27.0	27.5	28.9	25.8	25.9	26.3	24.9
	40分钟～	13.4	12.5	12.1	13.1	15.1	12.6	21.9
	≥60分钟	28.1	29.0	31.7	25.8	26.2	23.4	34.3
12～14岁	<20分钟	10.6	9.8	9.2	10.4	11.8	13.4	8.8
	20分钟～	20.3	18.5	18.8	18.2	22.7	25.9	16.8
	30分钟～	27.7	27.8	26.2	29.5	27.7	28.0	27.0
	40分钟～	15.9	13.0	11.0	15.0	19.7	16.9	24.9
	≥60分钟	25.4	31.0	34.8	27.0	18.1	15.7	22.5

续表

年龄	时间	合计	城市			农村		
			小计	大城市	中小城市	小计	普通农村	贫困农村
15～17岁	<20分钟	9.7	10.0	10.0	9.9	9.3	10.2	7.4
	20分钟～	20.0	18.4	15.3	21.5	22.4	24.5	18.0
	30分钟～	32.4	29.0	28.1	30.0	37.3	39.8	32.3
	40分钟～	14.9	16.0	18.8	13.1	13.4	13.8	12.7
	≥60分钟	22.9	26.7	27.8	25.4	17.6	11.7	29.6

表5-2-6 2010—2012年中国城乡6～17岁锻炼儿童不同年龄组每周每次至少10分钟中等强度及以上锻炼天数（天）

年龄	合计	城市			农村		
		小计	大城市	中小城市	小计	普通农村	贫困农村
合计	3.4	3.4	3.3	3.4	3.4	3.4	3.5
6～8岁	3.4	3.4	3.3	3.4	3.4	3.3	3.7
9～11岁	3.4	3.4	3.4	3.3	3.4	3.3	3.8
12～14岁	3.4	3.3	3.2	3.4	3.4	3.4	3.4
15～17岁	3.4	3.4	3.3	3.5	3.4	3.5	3.3
男生							
小计	3.5	3.4	3.4	3.5	3.5	3.4	3.5
6～8岁	3.4	3.4	3.4	3.4	3.4	3.3	3.7
9～11岁	3.4	3.4	3.4	3.5	3.3	3.2	3.8
12～14岁	3.5	3.4	3.4	3.4	3.5	3.6	3.5
15～17岁	3.5	3.5	3.5	3.5	3.6	3.6	3.4
女生							
小计	3.3	3.3	3.2	3.3	3.4	3.3	3.4
6～8岁	3.3	3.3	3.3	3.3	3.4	3.3	3.6
9～11岁	3.4	3.3	3.4	3.2	3.5	3.5	3.7
12～14岁	3.2	3.2	3.0	3.3	3.3	3.3	3.3
15～17岁	3.2	3.2	3.1	3.4	3.3	3.3	3.3

表 5-2-7 2010—2012 年中国城乡 6～17 岁锻炼儿童不同年龄组每周每次至少 20 分钟重强度锻炼天数（天）

年龄	合计	城市			农村		
		小计	大城市	中小城市	小计	普通农村	贫困农村
合计	2.3	2.4	2.4	2.4	2.2	2.2	2.4
6～8 岁	2.2	2.2	2.2	2.2	2.1	2.1	2.2
9～11 岁	2.3	2.3	2.3	2.4	2.3	2.2	2.5
12～14 岁	2.3	2.4	2.3	2.4	2.2	2.1	2.4
15～17 岁	2.5	2.6	2.6	2.5	2.3	2.3	2.5
男生							
小计	2.4	2.4	2.4	2.4	2.3	2.2	2.4
6～8 岁	2.2	2.2	2.2	2.3	2.1	2.1	2.1
9～11 岁	2.3	2.3	2.3	2.4	2.2	2.1	2.5
12～14 岁	2.4	2.5	2.5	2.4	2.3	2.2	2.4
15～17 岁	2.6	2.6	2.7	2.5	2.4	2.4	2.6
女生							
小计	2.3	2.3	2.3	2.4	2.2	2.1	2.3
6～8 岁	2.2	2.2	2.3	2.1	2.1	2.0	2.2
9～11 岁	2.4	2.3	2.4	2.3	2.4	2.3	2.5
12～14 岁	2.2	2.3	2.2	2.4	2.1	2.0	2.3
15～17 岁	2.3	2.4	2.3	2.6	2.2	2.1	2.3

表 5-2-8 2010—2012 年中国城乡 6～17 岁儿童不同年龄组做家务比例（%）

年龄	合计	城市			农村		
		小计	大城市	中小城市	小计	普通农村	贫困农村
合计	69.7	69.4	73.1	68.8	70.0	68.0	74.1
6～8 岁	53.0	56.4	63.5	55.6	50.0	47.9	54.7
9～11 岁	67.8	67.3	73.9	66.2	68.3	67.1	70.6
12～14 岁	76.8	75.4	77.2	75.1	78.2	75.7	82.9
15～17 岁	78.6	76.3	74.7	76.6	80.4	78.8	83.8
男生							
小计	66.2	65.4	69.9	64.7	66.8	64.4	71.8
6～8 岁	49.7	53.3	61.1	52.4	46.5	44.0	52.0
9～11 岁	63.2	62.2	68.8	61.1	64.2	62.6	67.4
12～14 岁	73.3	71.2	73.9	70.7	75.3	72.1	81.3
15～17 岁	75.1	72.5	72.8	72.4	77.3	75.3	81.5
女生							
小计	73.8	73.8	76.5	73.4	73.8	72.3	76.7
6～8 岁	56.5	59.6	66.0	58.9	53.8	52.0	57.6
9～11 岁	73.2	73.1	79.3	72.0	73.3	72.7	74.4
12～14 岁	81.0	80.3	80.8	80.2	81.8	80.2	84.8
15～17 岁	82.5	80.8	76.9	81.4	84.0	82.7	86.4

表 5-2-9　2010—2012 年中国城乡 6～17 岁做家务儿童不同年龄组做家务时间（分钟）

年龄	合计	城市			农村		
		小计	大城市	中小城市	小计	普通农村	贫困农村
合计	25.8	23.2	24.5	23.0	28.0	24.7	34.1
6～8 岁	19.4	17.7	19.0	17.5	21.1	18.7	25.7
9～11 岁	22.9	20.2	22.1	19.9	25.4	22.8	30.0
12～14 岁	27.4	25.2	26.7	25.0	29.4	25.2	36.7
15～17 岁	29.7	27.1	27.5	27.0	31.8	28.3	38.5
男生							
小计	24.5	22.2	23.1	22.0	26.5	22.9	33.0
6～8 岁	18.9	17.5	19.1	17.2	20.3	18.4	23.8
9～11 岁	22.0	19.5	20.8	19.3	24.3	21.3	29.5
12～14 岁	26.6	24.0	24.5	23.9	28.9	24.1	37.1
15～17 岁	27.2	25.1	25.9	25.0	28.8	24.9	36.1
女生							
小计	27.1	24.3	25.7	24.1	29.6	26.6	35.2
6～8 岁	19.9	17.8	18.9	17.7	21.9	18.9	27.6
9～11 岁	23.7	20.9	23.2	20.4	26.5	24.3	30.5
12～14 岁	28.2	26.5	28.8	26.1	30.0	26.5	36.2
15～17 岁	32.3	29.1	29.3	29.0	34.9	31.8	41.0

表 5-2-10　2010—2012 年中国城乡 6～17 岁儿童不同年龄组静坐时间（小时）

年龄	合计	城市			农村		
		小计	大城市	中小城市	小计	普通农村	贫困农村
合计	2.9	3.0	3.2	3.0	2.8	2.9	2.7
6～8 岁	2.5	2.5	2.6	2.5	2.5	2.5	2.5
9～11 岁	2.7	2.7	3.0	2.7	2.6	2.6	2.6
12～14 岁	3.0	3.2	3.5	3.1	2.9	2.9	2.7
15～17 岁	3.3	3.5	3.7	3.5	3.1	3.2	2.8
男生							
小计	2.9	3.0	3.2	3.0	2.8	2.8	2.7
6～8 岁	2.5	2.5	2.6	2.5	2.5	2.5	2.5
9～11 岁	2.7	2.8	3.0	2.7	2.6	2.6	2.6
12～14 岁	3.0	3.2	3.4	3.1	2.9	2.9	2.7
15～17 岁	3.2	3.5	3.6	3.5	3.0	3.2	2.7
女生							
小计	2.9	3.0	3.3	2.9	2.8	2.9	2.7
6～8 岁	2.5	2.5	2.6	2.4	2.5	2.5	2.5
9～11 岁	2.7	2.7	2.9	2.7	2.6	2.6	2.6
12～14 岁	3.0	3.2	3.6	3.1	2.9	3.0	2.7
15～17 岁	3.3	3.5	3.7	3.4	3.2	3.3	2.9

表 5-2-11 2010—2012 年中国城乡 6～17 岁儿童不同年龄组写作业时间（小时）

年龄	合计	城市			农村		
		小计	大城市	中小城市	小计	普通农村	贫困农村
合计	1.5	1.6	1.8	1.6	1.4	1.4	1.3
6～8 岁	1.1	1.2	1.3	1.2	1.1	1.0	1.1
9～11 岁	1.3	1.4	1.5	1.3	1.2	1.2	1.2
12～14 岁	1.6	1.7	1.9	1.7	1.4	1.5	1.4
15～17 岁	1.8	2.0	2.1	2.0	1.7	1.8	1.5
男生							
小计	1.4	1.6	1.7	1.6	1.3	1.4	1.3
6～8 岁	1.1	1.2	1.3	1.2	1.0	1.0	1.1
9～11 岁	1.3	1.4	1.5	1.4	1.2	1.1	1.2
12～14 岁	1.5	1.7	1.8	1.6	1.4	1.4	1.4
15～17 岁	1.8	1.9	2.1	1.9	1.6	1.7	1.4
女生							
小计	1.5	1.6	1.8	1.6	1.4	1.4	1.4
6～8 岁	1.1	1.2	1.3	1.2	1.1	1.0	1.1
9～11 岁	1.3	1.4	1.5	1.3	1.2	1.2	1.3
12～14 岁	1.6	1.8	2.0	1.7	1.5	1.5	1.4
15～17 岁	1.9	2.0	2.2	2.0	1.8	1.9	1.6

表 5-2-12 2010—2012 年中国城乡 6～17 岁儿童不同年龄组睡眠时间（小时）

年龄	合计	城市			农村		
		小计	大城市	中小城市	小计	普通农村	贫困农村
合计	8.5	8.4	8.4	8.4	8.5	8.4	8.5
6～8 岁	9.0	9.1	9.1	9.1	9.0	9.1	8.9
9～11 岁	8.9	8.9	9.0	8.9	8.8	8.9	8.7
12～14 岁	8.3	8.3	8.2	8.3	8.4	8.4	8.5
15～17 岁	7.8	7.7	7.5	7.7	7.9	7.7	8.2
男生							
小计	8.5	8.4	8.4	8.4	8.5	8.5	8.6
6～8 岁	9.0	9.1	9.2	9.1	9.0	9.0	8.9
9～11 岁	8.9	8.9	8.9	8.9	8.8	8.9	8.7
12～14 岁	8.4	8.3	8.2	8.3	8.5	8.4	8.5
15～17 岁	7.8	7.7	7.5	7.7	7.9	7.8	8.2
女生							
小计	8.4	8.4	8.4	8.4	8.5	8.4	8.5
6～8 岁	9.1	9.1	9.1	9.1	9.0	9.1	8.9
9～11 岁	8.9	8.9	9.0	8.9	8.8	8.9	8.6
12～14 岁	8.3	8.2	8.1	8.2	8.4	8.4	8.4
15～17 岁	7.7	7.6	7.4	7.7	7.8	7.7	8.1

表 5-2-13　2010—2012 年中国城乡 6～17 岁儿童不同年龄组睡眠不足率（%）

年龄	合计	城市			农村		
		小计	大城市	中小城市	小计	普通农村	贫困农村
合计	60.4	62.4	64.4	62.1	58.6	60.0	55.8
6～8 岁	71.2	69.8	65.1	70.3	72.5	71.0	75.5
9～11 岁	78.3	76.0	75.3	76.1	80.6	78.5	84.6
12～14 岁	63.2	66.8	68.9	66.5	59.7	60.2	58.7
15～17 岁	36.5	41.7	49.0	40.6	32.2	38.8	18.8
男生							
小计	59.8	61.8	63.2	61.6	58.0	59.3	55.4
6～8 岁	71.5	70.1	65.6	70.6	72.7	71.0	76.3
9～11 岁	78.4	76.6	76.5	76.6	80.1	78.7	82.9
12～14 岁	61.5	64.6	67.0	64.2	58.5	58.7	58.1
15～17 岁	35.6	41.0	46.2	40.3	31.1	37.3	18.6
女生							
小计	61.1	63.1	65.5	62.7	59.3	60.8	56.3
6～8 岁	70.9	69.4	64.7	69.9	72.2	71.1	74.7
9～11 岁	78.2	75.3	74.1	75.5	81.2	78.2	86.6
12～14 岁	65.3	69.4	70.9	69.1	61.1	62.0	59.4
15～17 岁	37.5	42.5	52.1	41.1	33.5	40.6	19.2

（三）饮酒与吸烟

表 5-3-1　2010—2012 年中国城乡 15～17 岁儿童不同年龄组饮酒率（%）

年龄（岁）	合计	城市			农村		
		小计	大城市	中小城市	小计	普通农村	贫困农村
合计	14.0	13.6	13.3	13.7	14.2	14.8	13.1
15～	10.4	10.2	11.0	10.0	10.4	12.7	7.4
16～	14.0	12.6	9.9	13.3	14.8	14.7	15.0
17～	18.0	18.3	18.3	18.3	17.9	17.2	19.0
男							
小计	19.2	17.6	17.2	17.7	20.1	21.2	18.4
15～	14.0	13.1	14.6	12.7	14.5	16.8	11.1
16～	19.7	16.5	13.3	17.3	21.6	22.4	20.3
17～	24.6	23.9	23.1	24.2	25.1	24.9	25.3
女							
小计	8.5	9.3	8.6	9.5	8.1	8.2	7.9
15～	6.4	6.8	6.0	7.0	6.2	8.0	3.9
16～	8.4	8.5	6.6	9.0	8.4	7.5	9.9
17～	11.1	12.6	12.8	12.5	10.1	9.2	11.8

表 5-3-2　2010—2012 年中国城乡 15～17 岁儿童不同性别饮酒类型分布（%）

		合计	城市			农村		
			小计	大城市	中小城市	小计	普通农村	贫困农村
合计	低度白酒	12.1	15.2	8.1	16.9	10.4	12.8	6.1
	高度白酒	10.9	9.3	9.7	9.2	11.7	8.0	18.3
	黄酒	1.9	2.5	1.6	2.7	1.5	0.8	2.8
	米酒	9.0	9.9	9.7	10.0	8.5	4.0	16.4
	啤酒	85.1	87.0	93.5	85.4	84.0	88.0	77.0
	葡萄酒	35.2	41.5	35.5	42.9	31.7	30.3	34.3
男	低度白酒	14.5	18.9	11.6	20.7	12.3	15.0	7.4
	高度白酒	13.8	11.5	11.6	11.5	14.9	9.1	25.5
	黄酒	2.0	2.8	2.3	2.9	1.7	0.7	3.4
	米酒	8.8	10.6	11.6	10.3	7.8	4.0	14.8
	啤酒	90.0	90.3	95.3	89.1	89.8	89.4	90.6
	葡萄酒	29.4	36.9	41.9	35.6	25.5	24.8	26.8
女	低度白酒	6.3	7.5	.	9.2	5.4	6.9	3.1
	高度白酒	4.0	4.7	5.3	4.6	3.6	4.9	1.6
	黄酒	1.5	1.9	.	2.3	1.2	1.0	1.6
	米酒	9.6	8.5	5.3	9.2	10.2	3.9	20.3
	啤酒	73.5	80.2	89.5	78.2	69.3	84.3	45.3
	葡萄酒	48.9	50.9	21.1	57.5	47.6	45.1	51.6

表 5-3-3　2010—2012 年中国城乡 15～17 岁儿童不同年龄组日均酒精摄入量（g）

年龄（岁）	合计	城市			农村		
		小计	大城市	中小城市	小计	普通农村	贫困农村
合计	4.9	4.6	3.2	5.0	5.1	4.1	6.9
15～	3.6	5.0	1.1	6.0	2.8	3.1	2.0
16～	5.3	5.3	0.9	6.0	5.3	5.0	5.8
17～	5.5	4.0	5.4	3.6	6.5	4.0	10.6
男							
小计	5.6	4.6	2.0	5.2	6.1	4.2	9.6
15～	1.7	1.3	1.2	1.3	1.9	1.7	2.5
16～	6.9	7.4	1.2	8.4	6.7	5.8	8.4
17～	7.0	4.6	2.8	5.1	8.4	4.6	14.5
女							
小计	3.4	4.8	6.0	4.5	2.5	3.7	0.6
15～	7.9	13.3	0.8	15.5	4.8	6.4	0.8
16～	1.4	0.8	0.4	0.9	1.7	2.8	0.4
17～	2.1	2.9	11.0	0.7	1.6	2.1	0.8

表 5-3-4　2010—2012 年中国城乡 15 ~ 17 岁儿童不同年龄组现在吸烟率（%）

年龄（岁）	合计	城市			农村		
		小计	大城市	中小城市	小计	普通农村	贫困农村
合计	3.4	3.6	4.0	3.5	3.2	2.7	4.0
15～	2.1	2.3	2.5	2.3	2.0	1.8	2.2
16～	3.4	3.7	3.3	3.8	3.2	2.9	3.5
17～	4.8	5.0	6.0	4.7	4.8	3.5	7.0
男							
小计	6.2	6.3	6.1	6.4	6.2	5.2	7.6
15～	3.7	3.6	4.2	3.4	3.7	3.1	4.6
16～	6.4	7.0	6.7	7.0	6.1	5.8	6.4
17～	8.9	8.8	7.8	9.1	9.0	6.8	12.7
女							
小计	0.4	0.7	1.4	0.5	0.2	0.2	0.4
15～	0.4	0.8	0.0	1.0	0.1	0.2	0.0
16～	0.4	0.3	0.0	0.3	0.4	0.2	0.7
17～	0.5	1.1	3.9	0.3	0.2	0.0	0.5

表 5-3-5　2010—2012 年中国城乡 15 ~ 17 岁儿童不同年龄组被动吸烟率（%）

年龄（岁）	合计	城市			农村		
		小计	大城市	中小城市	小计	普通农村	贫困农村
合计	46.2	51.4	51.2	51.5	43.2	46.8	37.5
15～	43.3	49.5	48.7	49.7	39.9	45.1	32.8
16～	47.0	51.8	51.4	51.9	44.3	47.5	39.0
17～	48.7	53.1	53.5	53.0	46.0	48.0	42.4
男							
小计	47.2	52.6	53.5	52.3	44.0	47.5	38.3
15～	43.2	49.4	46.7	50.2	39.5	43.5	33.5
16～	48.8	52.7	57.1	51.7	46.5	49.4	41.9
17～	50.2	56.3	57.8	55.8	46.6	50.0	40.6
女							
小计	45.2	50.2	48.6	50.6	42.5	46.2	36.7
15～	43.4	49.6	51.5	49.2	40.3	46.9	32.2
16～	45.3	50.9	46.1	52.1	42.2	45.8	36.3
17～	47.2	50.1	48.7	50.5	45.4	46.0	44.3

表 5-3-6 2010—2012 年中国城乡 15～17 岁儿童不同性别被动吸烟频率分布（%）

	合计	城市			农村		
		小计	大城市	中小城市	小计	普通农村	贫困农村
合计							
每周被动吸烟0天	13.8	17.6	14.8	18.3	11.3	13.8	6.2
平均每周1～2天	42.9	37.4	30.5	39.2	46.7	44.3	51.5
平均每周3～5天	12.1	11.6	16.5	10.4	12.5	11.7	14.1
几乎每天	20.3	23.0	33.1	20.5	18.4	18.4	18.5
不清楚	10.8	10.3	5.1	11.6	11.1	11.8	9.8
男							
每周被动吸烟0天	12.6	15.7	11.5	16.9	10.3	12.9	5.2
平均每周1～2天	43.6	38.6	31.3	40.6	47.0	44.3	52.4
平均每周3～5天	13.0	12.3	16.8	11.0	13.6	12.7	15.3
几乎每天	20.1	22.7	35.1	19.4	18.3	17.6	19.8
不清楚	10.7	10.6	5.3	12.1	10.8	12.5	7.3
女							
每周被动吸烟0天	15.1	19.6	19.0	19.8	12.2	14.8	7.1
平均每周1～2天	42.3	36.1	29.5	37.6	46.4	44.3	50.5
平均每周3～5天	11.2	10.9	16.2	9.7	11.4	10.6	12.9
几乎每天	20.4	23.3	30.5	21.7	18.5	19.2	17.3
不清楚	10.9	10.0	4.8	11.2	11.5	11.1	12.2

六、营养状况

（一）营养不良

表 6-1-1 2010—2012 年中国城乡 6～17 岁儿童不同年龄组生长迟缓率（%）

年龄	合计	城市			农村		
		小计	大城市	中小城市	小计	普通农村	贫困农村
合计	3.2	1.5	1.3	1.6	4.7	3.4	7.7
6～8岁	2.8	1.1	1.7	1.1	4.3	2.9	7.2
9～11岁	3.0	1.4	1.6	1.4	4.5	3.2	7.1
12～14岁	2.5	1.1	0.7	1.2	3.9	2.6	6.4
15～17岁	4.0	2.4	1.4	2.5	5.3	4.1	7.7
男							
小计	3.6	1.6	1.4	1.6	5.4	3.9	8.8
6～8岁	2.5	1.0	1.7	0.9	3.9	2.8	6.2

续表

年龄	合计	城市			农村		
		小计	大城市	中小城市	小计	普通农村	贫困农村
9～11岁	3.5	1.6	1.9	1.5	5.4	3.5	8.9
12～14岁	2.5	1.1	0.3	1.3	3.8	2.8	5.7
15～17岁	4.9	2.4	1.8	2.5	7.0	5.7	9.6
女							
小计	2.8	1.5	1.2	1.6	3.9	2.7	6.4
6～8岁	3.1	1.3	1.6	1.3	4.7	3.0	8.2
9～11岁	2.4	1.3	1.3	1.3	3.5	2.8	4.8
12～14岁	2.6	1.2	1.1	1.2	4.0	2.4	7.1
15～17岁	2.9	2.3	0.9	2.5	3.4	2.3	5.6

表6-1-2　2010—2012年中国城乡6～17岁儿童不同年龄组消瘦率（%）

年龄	合计	城市			农村		
		小计	大城市	中小城市	小计	普通农村	贫困农村
合计	9.0	7.8	6.0	8.1	10.0	9.8	10.7
6～8岁	6.9	5.7	3.3	6.0	7.9	7.6	8.6
9～11岁	8.0	6.8	4.5	7.2	9.2	8.9	9.8
12～14岁	8.6	7.3	6.0	7.5	9.9	9.6	10.3
15～17岁	8.3	8.0	7.1	8.1	8.6	8.6	8.7
男							
小计	10.4	8.8	6.4	9.2	11.9	11.7	10.8
6～8岁	7.3	5.5	3.3	5.8	8.9	8.6	9.6
9～11岁	8.6	7.1	4.6	7.5	10.1	10.0	10.5
12～14岁	11.0	9.5	7.8	9.8	12.4	11.9	13.4
15～17岁	10.5	9.3	7.0	9.7	11.5	11.2	12.1
女							
小计	7.3	6.7	5.7	6.9	7.8	7.6	10.5
6～8岁	6.3	5.9	3.2	6.2	6.8	6.5	7.5
9～11岁	7.3	6.6	4.4	6.9	8.1	7.6	8.9
12～14岁	5.7	4.7	4.2	4.7	6.8	6.9	6.6
15～17岁	5.8	6.5	7.2	6.4	5.3	5.5	4.8

（二）超重肥胖

表 6-2-1 2010—2012 年中国城乡 6～17 岁儿童不同年龄组超重率（%）

年龄	合计	城市			农村		
		小计	大城市	中小城市	小计	普通农村	贫困农村
合计	9.6	11.0	13.2	10.6	8.4	8.9	7.5
6～8 岁	10.0	11.3	13.1	11.1	8.8	9.5	7.2
9～11 岁	10.4	11.9	14.2	11.5	9.1	9.1	9.0
12～14 岁	9.8	10.9	13.0	10.6	8.6	9.1	7.6
15～17 岁	8.2	9.9	12.7	9.5	6.7	7.6	4.9
男							
小计	10.9	12.8	16.4	12.3	9.3	10.0	7.8
6～8 岁	11.0	12.9	15.4	12.6	9.3	10.2	7.3
9～11 岁	13.4	15.7	19.3	15.2	11.3	11.4	10.9
12～14 岁	11.5	13.2	16.3	12.7	9.9	10.7	8.5
15～17 岁	8.2	10.0	14.8	9.3	6.7	7.8	4.3
女							
小计	8.2	9.0	9.8	8.8	7.4	7.6	7.2
6～8 岁	8.9	9.7	10.8	9.6	8.2	8.6	7.1
9～11 岁	7.0	7.5	8.9	7.3	6.4	6.3	6.7
12～14 岁	7.7	8.3	9.5	8.1	7.0	7.1	6.7
15～17 岁	8.1	9.8	10.3	9.7	6.8	7.3	5.7

表 6-2-2 2010—2012 年中国城乡 6～17 岁儿童不同年龄组肥胖率（%）

年龄	合计	城市			农村		
		小计	大城市	中小城市	小计	普通农村	贫困农村
合计	6.4	7.7	8.9	7.6	5.2	5.6	4.3
6～8 岁	8.8	10.4	12.6	10.1	7.4	7.4	7.4
9～11 岁	8.1	9.8	11.8	9.4	6.4	7.3	4.6
12～14 岁	4.8	6.0	6.1	6.0	3.6	4.3	2.3
15～17 岁	2.9	3.8	4.7	3.7	2.2	2.8	1.0
男							
小计	7.8	9.7	11.6	9.4	6.2	6.7	5.1
6～8 岁	10.4	12.9	16.5	12.5	8.1	8.0	8.4

续表

年龄	合计	城市			农村		
		小计	大城市	中小城市	小计	普通农村	贫困农村
9～11岁	10.1	12.6	15.2	12.2	7.8	9.2	5.1
12～14岁	5.9	7.4	8.3	7.3	4.3	5.3	2.5
15～17岁	3.4	4.6	6.3	4.3	2.5	3.2	1.2
女							
小计	4.8	5.5	5.9	5.5	4.1	4.4	3.4
6～8岁	7.1	7.7	8.8	7.6	6.6	6.7	6.3
9～11岁	5.6	6.6	8.2	6.3	4.6	5.0	4.0
12～14岁	3.6	4.4	3.8	4.5	2.8	3.1	2.1
15～17岁	2.3	2.9	2.9	2.9	1.8	2.3	0.7

（三）总体营养状况

表6-3-1　2010—2012年中国城乡6～17岁儿童不同年龄组总体营养状况（%）

年龄		合计	城市			农村		
			小计	大城市	中小城市	小计	普通农村	贫困农村
合计	营养不良	12.2	9.3	7.3	9.7	14.7	13.2	18.4
	正常	71.8	72.0	70.6	72.1	71.7	72.3	69.8
	超重/肥胖	16.0	18.7	22.1	18.2	13.6	14.5	11.8
6～8岁	营养不良	9.6	6.8	4.9	7.0	12.1	10.5	15.7
	正常	71.6	71.5	69.3	71.7	71.7	72.7	69.6
	超重/肥胖	18.7	21.7	25.8	21.2	16.1	16.8	14.6
9～11岁	营养不良	11.0	8.3	6.2	8.6	13.7	12.1	16.8
	正常	70.5	70.1	67.9	70.4	70.8	71.5	69.6
	超重/肥胖	18.5	21.7	25.9	20.9	15.4	16.4	13.6
12～14岁	营养不良	11.1	8.4	6.7	8.7	13.8	12.2	16.7
	正常	74.3	74.7	74.2	74.7	74.0	74.3	73.4
	超重/肥胖	14.6	16.9	19.1	16.6	12.2	13.4	9.9
15～17岁	营养不良	12.3	10.4	8.5	10.6	13.9	12.7	16.4
	正常	76.6	75.9	74.1	76.2	77.2	76.9	77.7
	超重/肥胖	11.1	13.7	17.4	13.2	8.9	10.4	5.9

续表

年龄		城市				农村		
		合计	小计	大城市	中小城市	小计	普通农村	贫困农村
男								
小计	营养不良	14.0	10.4	7.8	10.8	17.3	15.6	19.6
	正常	67.3	67.1	64.2	67.5	67.2	67.7	67.5
	超重/肥胖	18.7	22.5	28.0	21.7	15.5	16.7	12.9
6～8岁	营养不良	9.8	6.5	5.0	6.6	12.8	11.4	15.8
	正常	68.8	67.7	63.1	68.3	69.8	70.4	68.5
	超重/肥胖	21.3	25.8	31.9	25.1	17.4	18.2	15.7
9～11岁	营养不良	12.2	8.6	6.6	9.0	15.5	13.5	19.4
	正常	64.2	63.0	58.9	63.7	65.4	65.9	64.5
	超重/肥胖	23.6	28.3	34.5	27.4	19.1	20.6	16.1
12～14岁	营养不良	13.5	10.7	8.1	11.1	16.2	14.7	19.1
	正常	69.1	68.7	67.3	68.9	69.5	69.3	69.9
	超重/肥胖	17.4	20.6	24.6	20.0	14.3	16.0	10.9
15～17岁	营养不良	15.5	11.8	8.8	12.2	18.5	16.9	21.7
	正常	72.9	73.7	70.1	74.2	72.3	72.1	72.9
	超重/肥胖	11.6	14.6	21.1	13.6	9.2	11.0	5.5
女								
小计	营养不良	10.1	8.2	6.9	8.5	11.7	10.3	16.9
	正常	76.9	77.3	77.4	77.2	76.8	77.7	72.5
	超重/肥胖	13.0	14.5	15.7	14.3	11.5	12.0	10.6
6～8岁	营养不良	9.4	7.1	4.9	7.4	11.5	9.5	15.7
	正常	74.6	75.5	75.5	75.5	73.8	75.2	70.9
	超重/肥胖	16.0	17.4	19.6	17.1	14.7	15.3	13.5
9～11岁	营养不良	9.7	7.8	5.7	8.2	11.6	10.5	13.7
	正常	77.7	78.1	77.2	78.2	77.4	78.3	75.7
	超重/肥胖	12.6	14.1	17.1	13.5	11.0	11.2	10.7
12～14岁	营养不良	8.3	5.8	5.3	5.9	10.8	9.2	13.8
	正常	80.5	81.5	81.4	81.5	79.4	80.5	77.5
	超重/肥胖	11.2	12.7	13.3	12.6	9.7	10.3	8.7
15～17岁	营养不良	8.7	8.7	8.1	8.8	8.7	7.9	10.5
	正常	80.8	78.5	78.7	78.5	82.7	82.5	83.1
	超重/肥胖	10.4	12.7	13.2	12.6	8.6	9.6	6.4

（四）微量营养素营养不良

表 6-4-1　2010—2012 年中国城乡 6～17 岁儿童不同年龄组血红蛋白含量（g/L）

年龄	合计		城市						农村					
			小计		大城市		中小城市		小计		普通农村		贫困农村	
	$\bar{\chi}$	s	$\bar{\chi}$	s	$\bar{\chi}$	s	$\bar{\chi}$	s	$\bar{\chi}$	s	$\bar{\chi}$	s	$\bar{\chi}$	s
合计	141.2	15.8	141.1	16.0	142.4	15.2	141.0	16.1	141.3	15.5	142.0	15.5	139.8	15.5
6～8 岁	135.5	13.4	135.6	13.2	136.5	12.9	135.5	13.2	135.5	13.6	135.4	13.3	135.6	14.1
9～11 岁	138.7	13.5	138.8	13.3	139.8	13.3	138.6	13.3	138.7	13.7	139.2	13.1	137.7	14.9
12～14 岁	142.3	15.8	141.9	16.5	143.9	14.7	141.5	16.8	142.8	14.9	144.1	14.9	140.0	14.4
15～17 岁	146.7	17.1	146.9	17.6	147.4	16.8	146.8	17.7	146.5	16.6	147.5	16.6	144.2	16.4
男生														
小计	144.0	16.3	144.2	16.5	146.0	15.6	144.0	16.6	143.9	16.2	144.8	16.2	141.8	16.1
6～8 岁	135.6	12.9	136.0	12.5	136.3	13.0	135.9	12.4	135.3	13.4	135.1	12.7	135.8	14.7
9～11 岁	138.8	13.4	138.9	13.0	140.0	13.5	138.8	13.0	138.6	13.7	139.1	13.0	137.6	15.1
12～14 岁	145.2	15.9	145.0	16.8	148.1	14.3	144.5	17.1	145.4	14.9	146.9	14.8	142.0	14.7
15～17 岁	153.5	16.0	154.2	16.1	155.7	13.8	154.0	16.4	152.9	15.8	154.4	15.5	149.3	16.0
女生														
小计	138.0	14.4	137.7	14.7	138.6	13.8	137.6	14.8	138.3	14.1	138.8	14.0	137.4	14.3
6～8 岁	135.4	13.9	135.2	13.9	136.8	12.8	135.0	14.0	135.7	13.8	135.8	14.0	135.4	13.5
9～11 岁	138.7	13.6	138.6	13.5	139.6	13.1	138.4	13.6	138.8	13.7	139.3	13.1	137.7	14.7
12～14 岁	138.9	14.9	138.2	15.5	139.5	13.9	138.0	15.8	139.7	14.2	140.7	14.4	137.5	13.7
15～17 岁	138.9	14.8	138.6	15.3	138.0	14.8	138.7	15.3	139.2	14.4	139.5	14.1	138.7	14.9

表 6-4-2　2010—2012 年中国城乡 6 ~ 17 岁儿童不同年龄组贫血患病率（%）

年龄	合计	城市			农村		
		小计	大城市	中小城市	小计	普通农村	贫困农村
合计	6.6	6.3	4.8	6.5	6.9	5.8	9.5
6～8 岁	5.7	5.1	4.8	5.2	6.3	6.1	6.8
9～11 岁	4.3	3.9	2.8	4.1	4.7	3.8	6.6
12～14 岁	7.2	8.2	5.4	8.6	6.3	5.7	7.6
15～17 岁	8.6	7.6	6.2	7.8	9.4	6.9	14.9
男生							
小计	6.0	5.4	3.4	5.7	6.5	5.0	9.8
6～8 岁	5.2	4.5	4.8	4.5	5.9	5.4	6.9
9～11 岁	4.2	3.6	2.4	3.8	4.7	3.6	7.0
12～14 岁	5.9	6.8	3.1	7.4	5.0	4.2	6.5
15～17 岁	8.0	6.4	3.6	6.8	9.3	6.2	16.6
女生							
小计	7.4	7.3	6.4	7.5	7.4	6.6	9.1
6～8 岁	6.3	5.8	4.8	5.9	6.8	6.8	6.7
9～11 岁	4.5	4.3	3.3	4.5	4.6	3.9	6.1
12～14 岁	8.9	9.8	7.8	10.1	7.9	7.4	9.0
15～17 岁	9.2	9.0	9.1	9.0	9.4	7.8	13.0

表 6-4-3　2010—2012 年中国城乡 6 ~ 17 岁儿童不同年龄组血清视黄醇含量（μmol/L）

年龄	合计		城市						农村					
			小计		大城市		中小城市		小计		普通农村		贫困农村	
	$\bar{\chi}$	s	$\bar{\chi}$	s	$\bar{\chi}$	s	$\bar{\chi}$	s	$\bar{\chi}$	s	$\bar{\chi}$	s	$\bar{\chi}$	s
合计	1.5	0.6	1.5	0.7	1.6	0.8	1.5	0.7	1.4	0.6	1.4	0.6	1.5	0.6
6～8 岁	1.3	0.6	1.4	0.7	1.5	0.8	1.4	0.7	1.3	0.6	1.3	0.5	1.4	0.6
9～11 岁	1.4	0.7	1.5	0.8	1.5	0.7	1.5	0.8	1.4	0.6	1.4	0.5	1.4	0.6
12～14 岁	1.5	0.6	1.5	0.7	1.4	0.7	1.5	0.7	1.5	0.6	1.5	0.5	1.5	0.6
15～17 岁	1.6	0.7	1.6	0.7	1.7	0.8	1.6	0.7	1.6	0.6	1.6	0.6	1.6	0.6

续表

年龄	合计		城市						农村					
			小计		大城市		中小城市		小计		普通农村		贫困农村	
	$\overline{\chi}$	s	$\overline{\chi}$	s	$\overline{\chi}$	s	$\overline{\chi}$	s	$\overline{\chi}$	s	$\overline{\chi}$	s	$\overline{\chi}$	s
男生														
小计	1.5	0.7	1.5	0.8	1.6	0.8	1.5	0.8	1.5	0.6	1.4	0.6	1.5	0.6
6～8岁	1.3	0.6	1.4	0.7	1.6	0.8	1.4	0.7	1.3	0.5	1.2	0.5	1.4	0.6
9～11岁	1.4	0.7	1.5	0.8	1.5	0.7	1.5	0.8	1.4	0.6	1.4	0.5	1.4	0.7
12～14岁	1.5	0.6	1.5	0.7	1.4	0.7	1.5	0.7	1.5	0.6	1.5	0.6	1.4	0.6
15～17岁	1.6	0.7	1.6	0.8	1.7	1.0	1.6	0.7	1.6	0.6	1.6	0.6	1.6	0.7
女生														
小计	1.5	0.6	1.5	0.7	1.5	0.7	1.5	0.7	1.4	0.6	1.4	0.6	1.5	0.6
6～8岁	1.3	0.6	1.4	0.7	1.5	0.8	1.4	0.7	1.3	0.6	1.3	0.6	1.3	0.6
9～11岁	1.4	0.6	1.5	0.7	1.6	0.7	1.5	0.7	1.4	0.5	1.4	0.5	1.4	0.6
12～14岁	1.5	0.6	1.5	0.7	1.5	0.5	1.5	0.7	1.5	0.5	1.5	0.5	1.5	0.6
15～17岁	1.5	0.6	1.5	0.7	1.5	0.7	1.5	0.7	1.5	0.6	1.5	0.6	1.6	0.6

表6-4-4　2010—2012年中国城乡6～17岁儿童不同年龄组维生素A营养状况（%）

年龄	类别	合计	城市			农村		
			小计	大城市	中小城市	小计	普通农村	贫困农村
合计	缺乏	6.4	7.7	8.0	7.6	5.5	6.1	4.6
	边缘缺乏	18.7	18.6	19.1	18.5	18.8	19.2	18.1
	充足	74.9	73.7	72.9	73.9	75.7	74.7	77.4
6～8岁	缺乏	9.9	10.9	10.9	10.9	9.2	9.6	8.3
	边缘缺乏	24.0	22.0	17.1	22.7	25.4	26.4	23.2
	充足	66.1	67.1	72.1	66.4	65.4	64.0	68.6
9～11岁	缺乏	7.5	9.1	9.8	9.0	6.3	7.2	4.4
	边缘缺乏	21.1	18.5	18.7	18.5	23.0	22.3	24.6
	充足	71.4	72.4	71.5	72.5	70.7	70.5	71.0
12～14岁	缺乏	5.4	6.3	7.1	6.2	4.7	4.7	4.8
	边缘缺乏	16.9	18.0	20.5	17.7	16.2	14.0	19.0
	充足	77.7	75.7	72.3	76.1	79.0	81.3	76.2

续表

年龄	类别	合计	城市			农村		
			小计	大城市	中小城市	小计	普通农村	贫困农村
15～17岁	缺乏	4.9	6.2	2.3	6.6	3.9	5.0	2.6
	边缘缺乏	14.0	16.2	20.9	15.7	12.4	12.3	12.5
	充足	81.2	77.7	76.7	77.8	83.7	82.7	85.0
男生								
小计	缺乏	6.9	8.1	9.9	8.1	6.1	7.6	5.1
	边缘缺乏	18.5	18.2	16.4	18.2	18.7	18.7	18.8
	充足	74.6	73.7	73.7	73.7	75.2	73.8	76.1
6～8岁	缺乏	10.8	11.7	10.6	11.8	10.0	11.7	6.4
	边缘缺乏	23.1	20.8	12.1	22.0	24.9	27.0	20.1
	充足	66.2	67.5	77.3	66.2	65.1	61.4	73.5
9～11岁	缺乏	8.1	9.4	12.5	8.9	7.1	8.4	4.5
	边缘缺乏	20.6	19.5	18.8	19.6	21.3	20.9	22.2
	充足	71.4	71.2	68.8	71.5	71.6	70.8	73.3
12～14岁	缺乏	6.3	7.0	9.5	6.7	5.9	5.0	7.0
	边缘缺乏	17.1	18.6	19.1	18.6	16.1	13.6	19.3
	充足	76.5	74.4	71.4	74.8	78.0	81.5	73.7
15～17岁	缺乏	4.9	6.9	5.1	7.0	3.4	4.2	2.6
	边缘缺乏	13.0	14.1	15.4	14.0	12.2	11.0	13.7
	充足	82.2	79.0	79.5	79.0	84.4	84.9	83.8
女生								
小计	缺乏	5.9	7.3	6.0	7.7	5.0	6.0	4.4
	边缘缺乏	18.9	19.0	22.0	18.7	18.8	20.0	19.9
	充足	75.6	73.8	72.0	73.6	76.3	74.0	75.7
6～8岁	缺乏	9.1	10.0	11.1	9.8	8.4	7.7	10.1
	边缘缺乏	24.9	23.4	22.2	23.5	26.0	25.8	26.3
	充足	66.1	66.7	66.7	66.7	65.6	66.5	63.6
9～11岁	缺乏	6.9	8.9	6.8	9.1	5.4	5.9	4.3
	边缘缺乏	21.8	17.6	18.6	17.4	24.9	23.9	27.0
	充足	71.4	73.6	74.6	73.4	69.7	70.2	68.7

续表

年龄	类别	合计	城市			农村		
			小计	大城市	中小城市	小计	普通农村	贫困农村
12～14岁	缺乏	4.4	5.6	4.1	5.7	3.6	4.4	2.6
	边缘缺乏	16.7	17.3	22.5	16.7	16.3	14.4	18.7
	充足	78.9	77.2	73.5	77.5	80.1	81.2	78.8
15～17岁	缺乏	4.8	5.5	0.0	6.1	4.4	5.8	2.6
	边缘缺乏	14.9	18.3	25.5	17.5	12.6	13.7	11.2
	充足	80.2	76.3	74.5	76.5	83.0	80.5	86.2

表 6-4-5　2010—2012 年中国城乡 6～17 岁儿童不同年龄组血清 25-(OH) D 含量(ng/ml)

年龄	合计		城市						农村					
			小计		大城市		中小城市		小计		普通农村		贫困农村	
	$\overline{\chi}$	s	$\overline{\chi}$	s	$\overline{\chi}$	s	$\overline{\chi}$	s	$\overline{\chi}$	s	$\overline{\chi}$	s	$\overline{\chi}$	s
合计	20.5	8.4	20.6	8.4	19.8	8.4	21.1	8.3	20.4	8.5	20.1	8.6	20.7	8.3
6～8岁	22.7	8.9	23.0	8.9	22.4	9.0	23.4	8.8	22.3	8.9	22.0	9.0	22.8	8.7
9～11岁	20.9	8.3	21.0	8.0	20.3	7.9	21.4	8.1	20.8	8.7	20.8	8.8	20.9	8.4
12～14岁	19.5	8.3	19.5	8.4	18.4	8.3	20.3	8.3	19.5	8.2	19.0	8.2	20.0	8.2
15～17岁	19.0	7.8	18.9	7.7	18.1	7.9	19.4	7.6	19.2	7.9	18.8	8.0	19.6	7.7
男生														
小计	21.1	8.6	21.2	8.6	20.3	8.6	21.8	8.6	20.9	8.6	20.6	8.6	21.5	8.6
6～8岁	23.2	9.1	23.6	9.2	23.2	9.3	23.9	9.2	22.6	9.0	22.1	9.1	23.4	8.7
9～11岁	21.6	8.5	21.7	8.1	20.6	7.9	22.5	8.2	21.4	8.8	21.2	8.6	21.8	9.1
12～14岁	20.1	8.6	20.2	8.7	19.1	8.5	21.0	8.9	20.1	8.4	19.6	8.3	20.7	8.4
15～17岁	19.5	7.9	19.2	7.8	18.4	7.9	19.8	7.7	19.9	8.0	19.3	8.1	20.6	8.0
女生														
小计	19.9	8.2	19.9	8.1	19.3	8.2	20.4	8.0	19.8	8.3	19.7	8.6	20.0	8.0
6～8岁	22.1	8.7	22.3	8.5	21.6	8.6	22.8	8.5	22.0	8.8	21.9	8.9	22.2	8.7
9～11岁	20.2	8.1	20.2	7.8	20.0	7.8	20.2	7.8	20.2	8.5	20.3	9.0	20.1	7.6
12～14岁	18.9	8.0	18.8	7.9	17.7	8.0	19.6	7.7	18.9	8.0	18.5	8.0	19.4	8.0
15～17岁	18.5	7.6	18.5	7.6	17.9	7.8	19.0	7.5	18.5	7.6	18.3	7.9	18.6	7.2

表6-4-6 2010—2012年中国城乡6～17岁儿童不同年龄组维生素D营养状况(%)

年龄	类别(ng/ml)	合计	城市			农村		
			小计	大城市	中小城市	小计	普通农村	贫困农村
合计	<20	53.2	53.8	58.1	50.8	52.6	53.8	50.7
	20～	33.2	32.3	30.1	33.8	34.3	33.0	36.4
	30～	13.3	13.7	11.6	15.2	12.7	13.0	12.3
	50～	0.3	0.2	0.2	0.2	0.4	0.2	0.6
6～8岁	<20	43.0	43.0	46.2	40.6	43.1	45.6	38.9
	20～	37.1	36.3	36.0	36.5	38.0	35.5	42.1
	30～	19.4	20.3	17.4	22.4	18.4	18.5	18.3
	50～	0.5	0.4	0.4	0.5	0.5	0.4	0.7
9～11岁	<20	50.1	50.0	54.7	47.0	50.2	50.3	50.1
	20～	35.7	36.0	32.6	38.1	35.4	34.6	36.7
	30～	13.9	13.9	12.4	14.8	14.0	14.9	12.4
	50～	0.3	0.1	0.3	0.1	0.4	0.2	0.8
12～14岁	<20	58.4	59.7	65.8	55.4	57.1	59.1	54.5
	20～	30.2	28.0	24.7	30.4	32.5	30.7	34.8
	30～	11.1	12.1	9.3	14.1	10.0	9.9	10.2
	50～	0.3	0.2	0.2	0.1	0.4	0.3	0.5
15～17岁	<20	60.5	62.1	65.0	60.1	58.7	60.2	56.7
	20～	30.3	28.9	27.5	29.9	31.9	31.0	33.1
	30～	9.0	8.8	7.5	9.7	9.2	8.8	9.8
	50～	0.2	0.2	0.0	0.3	0.2	0.0	0.4
男生								
小计	<20	50.0	50.9	55.1	47.9	49.1	50.8	46.6
	20～	34.7	33.0	31.8	33.9	36.7	35.6	38.2
	30～	14.9	15.8	12.8	18.0	13.7	13.3	14.4
	50～	0.4	0.3	0.3	0.2	0.5	0.3	0.8
6～8岁	<20	42.1	41.6	42.0	41.3	42.8	45.8	37.8
	20～	35.6	34.6	36.9	33.0	36.7	35.5	38.8

续表

年龄	类别(ng/ml)	合计	城市			农村		
			小计	大城市	中小城市	小计	普通农村	贫困农村
	30～	21.7	23.3	20.9	25.0	19.8	18.1	22.7
	50～	0.6	0.5	0.2	0.7	0.7	0.6	0.7
9～11岁	<20	46.3	45.7	54.3	40.1	46.9	47.9	45.1
	20～	37.5	38.1	32.6	41.8	36.8	36.1	38.1
	30～	15.8	16.0	12.6	18.1	15.6	15.6	15.5
	50～	0.4	0.2	0.5	0.0	0.7	0.4	1.3
12～14岁	<20	53.9	56.1	61.3	52.3	51.7	53.8	48.9
	20～	33.2	29.3	27.9	30.3	37.3	35.5	39.5
	30～	12.6	14.4	10.3	17.4	10.7	10.5	11.1
	50～	0.3	0.2	0.5	0.0	0.3	0.2	0.5
15～17岁	<20	57.3	59.9	62.0	58.4	54.3	56.0	52.1
	20～	32.7	30.2	30.5	29.9	35.6	35.1	36.3
	30～	9.8	9.8	7.5	11.5	9.7	8.9	10.8
	50～	0.2	0.1	0.0	0.2	0.4	0.0	0.8
女生								
小计	<20	56.5	56.8	61.1	53.7	56.1	56.9	54.9
	20～	31.7	31.4	28.3	33.7	32.0	30.3	34.5
	30～	11.6	11.6	10.5	12.4	11.7	12.7	10.2
	50～	0.2	0.2	0.1	0.2	0.2	0.1	0.4
6～8岁	<20	43.9	44.4	50.3	39.9	43.3	45.4	39.9
	20～	38.7	38.1	35.2	40.3	39.3	35.6	45.2
	30～	17.1	17.2	14.0	19.6	17.0	18.8	14.2
	50～	0.3	0.3	0.5	0.2	0.4	0.2	0.7
9～11岁	<20	54.1	54.4	55.2	54	53.7	52.8	55.0
	20～	33.8	33.8	32.6	34.4	33.9	33.1	35.2
	30～	12.0	11.7	12.2	11.4	12.3	14.1	9.5
	50～	0.1	0.1	0.0	0.2	0.1	0.0	0.3

续表

年龄	类别（ng/ml）	合计	城市			农村		
			小计	大城市	中小城市	小计	普通农村	贫困农村
12～14岁	<20	63.0	63.5	70.4	58.6	62.5	64.4	60.0
	20～	27.2	26.6	21.3	30.4	27.8	25.9	30.1
	30～	9.6	9.8	8.3	10.8	9.3	9.3	9.4
	50～	0.2	0.1	0.0	0.2	0.4	0.4	0.5
15～17岁	<20	63.8	64.3	67.9	61.7	63.2	64.3	61.7
	20～	27.9	27.7	24.6	29.9	28.1	27.0	29.7
	30～	8.2	7.8	7.5	8.0	8.7	8.7	8.6
	50～	0.1	0.2	0.0	0.4	0.0	0.0	0.0

附录 1

各省及各监测点工作队名单

北京市

北京市

马彦、赵耀、黄磊、沙怡梅、金庆中、李红、喻颖杰、滕仁明、马晓晨、李春雨、马蕊、王超、信信、郭丹丹、余晓辉

西城区

周红玲、杨青俊、简友平、徐俊、高平、关红焱、王冰、宋超、曹玮、杨宏、吴金霞、魏泽明、李丽

崇文区

卢建霞、常志荣、宋美芳、苑建伟、陈艳华、李楠、孙志锋、段旭、续文阁、孙鑫、宋光辉、田飞、刘宏杰、顾金龙、张力伟、张昊添、沈中波、高玉林、高鹏、王英娣

怀柔区

张武力、孙继东、路海英、赵明星、刘建荣、赵艳华、常姗姗、张伟涛、赵娟、张海龙、坑斌、孟晓娟、李宏刚、王红卫、孙建飞、柳丹、陈玲霞、杨丽梅、李福军、郭雪

延庆区

王晓云、陈静、姜德元、王凤兰、汪会文、张琨、王绍华、张镇权、万帝、赵铁云、刘鑫、刘凡、赵璐、刘艳妍、李美丽、林强、李行行、张立峰、付代生、李淑君

东城区北部

潘京海、邹艳杰、黄露、付秀影、顾凯辰、闫银锁、崔禾、王琳、魏祥、赵丹宁、吴伟、许晓玲、王峥、李玉梅、李珊珊、王婷、刘芳

东城区南部

王联君、刘晶磊、常志荣、孙志锋、孙中华、杨晓霞、王东瑞、高鹏、阙然、李艳宇、王璞、徐斌斌、段旭、孙鑫、续文阁、宋光辉、满洋、沈中波、高玉林

天津市

天津市

韩金艳、张磊、江国虹、常改、李静、刘昊、潘怡、王文娟、徐忠良

河西区

吴宗毅、王宝奎、丁祝平、张之健、郑鸿庆、温来欣、王淼、韩玉莹、李爱民、王玉、高菲、张黎波、曹明丽、王旭、张璐、袁丽宏、李旺、王偲

北辰区

刘文利、张景江、李玉梅、徐国和、冯润洲、顾文奎、虞宝颖、李娟、戴晓荣、朱金雷、

霍兰英、张志英、吴玉丽、薛春杰、王淑惠、赵娣伟、杨光、孙增勇、董建霞、王敏、赵长龙、孙洪峡、张婕、赵凤仙

静海县

强淑红、刘绍英、李勇、陈忠花、王娅、张婵、赵光义、刘东、刘蕾、王金栋、姜雪晴、冯娟、杨敬金、翟庆生、董伟、刘寒、郝杰、刘金星、胡艳恒、胡子强、于英红、马娟娟、陈静、马俊红、骆春梅、张婵、杨丽、刘光燕、郑惠文、翟丹、胡琴

河北省

河北省

李建国、朱小波、宋立江、刘长青、田美娜、石永亮、陈磊、何玉伏、吕佳、叶坤

唐山市迁安市

马宝贵、李成林、刘海峰、许志海、韩秀新、张建中、王小辉、王秀娟、张刚、王娜、周翠侠、刘长英、厉艳欣、刘芳、王翠玲、肖淑玉

唐山市开平区

邓伟、高静、林海霞、刘建新、刘建业、杨鸽、肖福胜、孙长志、刘蕾、郑杰、韩蕊、董国会、孙晶、王秀华、何洁、陈赛丹、王建伟、吴丽媛、董珍珍

石家庄市新华区

赵川、周吉坤、吴立强、陈凤格、赵伟、李波、徐保红、高伟利、贾志刚、白萍、范尉尉、杨军、翟士勇、陈雨、倪志红、楚秋霞、王月敏、杜亚青、马月兰、李秀娟

邯郸市邯山区

杨永清、董伯森、张卫平、王树森、王立生、李梦轩、郝敏、李秀霞、朱永芳、张雪玲、高鹏、孙红梅、邢洁、郭智斌、杜新荣、褚松玲、王海涛、李媛媛、石坤、叶志萍

石家庄市井陉县

赵川、周吉坤、李彦春、李占军、陈凤格、赵伟、徐保红、高伟利、刘会林、郝吉琳、冯冬颖、李贺、左彦生、白萍、张静高玲、梁晓娟、高丽芳、赵艳宾、李秀娟

秦皇岛市昌黎县

杨希存、刘波、龙和平、李东运、张玉民、马艳玲、霍长有、刘兰吉、李莉、时晨、张伏静、贾玉海、张晓东、张德云、马辉、徐春梅、李建辉、刘洋、宋仲越、赵东

邯郸市涉县

杨永清、董伯森、张卫平、王树森、王立生、李梦轩、郝敏、刘永为、陈长华、李秀忠、江军平、史二丽、谢和平、宋小会、于立新、张跃秋、杨然、刘保英、孟卫丽、马海芳

衡水市武强县

林彦全、王玉春、吴蕊丽、夏晴、白平章、高江华、谷旭阳、段景涛、康世明、李颖、张书玲、刘飞、宋魁武、郑珊珊、张宁、栗念东、耿建芬、闻雅婷、王凤霞、贾翠翠、马新静、孙帅、郝娜、魏国亮、王敏伦、刘佳帅、孙贺、张会

山西省

山西省

柴志凯、任泽萍、李成莲、李学敏、边林秀、李淑琴

太原市迎泽区

赵艳红、郭淑赟、蔡娜、李潭香、田志忠、董静、李红梅、续伟明

晋中市榆次区

成广明、倪金喜、李燕青、连永光、郑永萍、曹晓玲、郭秀峰、胡云

临汾市大宁县

雷瑞芳、温清秀、房淑娟、马云平、李晓芳、刘婕、李艳婕、尚教平

忻州市河曲县

杜永田、吕维林、张继业、赵艳梅、张高峰、苗艳青、薛艳华、张馨天

忻州市河曲县

杜永田、吕维林、岳增池、张继叶、张高峰、宋国荣、张伟平、苗艳青、薛艳花、赵艳梅、韩艳萍、武贞平、张淑琴、王丽芳、翟改莲、王舒晴

长治市襄垣县

郭彦中、解茂庭、何敏、张李玲、连先平、李强、高红、连建军

阳泉市平定县

王芝纯、白海林、贾源瑶、张向涛、武金平、韩有志、吴艳红、康平、白丽、白建丽、李璐、吕之珺、侯晓雁、潘雅菊、杨艳

内蒙古自治区

内蒙古自治区

王文瑞、王海玲、宋壮志、崔春霞、蒲云霞

呼和浩特市

王红霞

包头市

贾恩厚、戴纪强、张素艳

赤峰市

崔旭初、靳桂才

通辽市

何玉龙

巴彦淖尔市

王洪亮、韩爱英

呼和浩特市新城区

丛中笑

包头市石拐区

雒引

赤峰市敖汉旗

曹国峰

通辽市库伦旗

范广飞

巴彦淖尔市五原县

杨佐鹏

通辽开鲁县

王国华

辽宁省

辽宁省

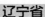

赵卓、李绥晶、栾德春、李欣、刘钟梅、刘向军、金旭伟、王瑞珊、任时、石铁跃、孙静、崔玉丰、李卓芳、于欣、王凯琳、宋蕴奇、高邦乔、程艳菲、丛源、麻懿馨、范文今、邹淼

沈阳市

董丽君、杨楠、陈慧中、刘博、苏孟、刘雪梅、张迅、常春祥、候哲、张虹、连英姿、张玉黔、张强、杨海佳、李延军、刘东义、许志广、郭永义

大连市

赵连、张建群、孟军、袁玉、王凡、李瑞、宋晓昀、郑晓南、张磊、徐小冬、徐峰、杨丽君、陈颖、王晓静、姜振华、白欣、李倩、杜玉洁、许莹

阜新市

文永红、包昕、黄立冬、蒋春梅、马玉霞、路大川、罗周正、徐艳、李木子、杜波、张涛、韩立新、张宏生、林伟亮、郭铁志、王敏

丹东凤城市

隋立军、朱文利、魏杰、白杨、曲晟鸣、王帅、洪江、徐丽娟、刘靖瑰、康宵萌、管先聪、李杰、赫英飞、张晓美、蔡克锋、付大成、刘丽华、崔丹、刘力田、佟成训

沈阳市沈河区

王铁元、张革、于路阳、韩磊晶、马萍、何婧、李梅梅、牟玉、谷领、孙宇

大连市中山区

曲海、谌启鹏、吕德贤、赵京漪、初高峰、孙旭、刘学东、于世才、吕忠楠、汪洋、朱杰、姜大栋、郭琪

大连市沙河口区

曹苏、王浩、迟志远、张晓航、夏京、崔为军、吕嫔、孙海、关黎明、张雪、许晓琪、王慧楠、黄鹤、马丽丽、王卓文、徐桂花、张烨、刘成程、滕勇胜、赵秀秀、刘晓梅、高雪、张波、于丽辉、陈丽

阜新市太平区

孟宇、张建瑞、卢伟、马玉宏、项微、穆艳涛、丁春露、马桂玲、康红梅、胡颖、王玥、郭玉兰、周万丽

抚顺市抚顺县

张英莉、王伟、郭大为、高晓秋、刘景坤、孙继发、纪伟、陈淼、金明德、徐光、王林、孙志强、吴娜、秦昊、孙晓颖、张燚、于淼、徐哲、祝喆、关涛、孙志刚、张辉、叶永青、王海、王瑞伟、吴跃环、罗广田

丹东市宽甸满族自治县

杨成武、张忠敏、胡志钢、姜福娜、王成都、刘雯雯、王玉明、武黎明、姜文明、谢通、张凤媛、徐志刚、贾宽、肖万玲、孙吉毓、赫英智、姜忠胜、吴贵安、吴丽娜、李爽、刘丽华、王晓霞

吉林省

吉林省

方赤光、刘建伟、白光大、张丽薇、付尧、翁熹君、郭金芝、张晶莹、吴晓刚、寇泊洋

长春市朝阳区

吴静、李为群、许勇、郎晓维、姜学敏、陈辉、李英、李向丽、金英淑、孙兰华、安楠、马维峰、孙晓波、王伟、李民、付昕光、杨静、刘志成、陈洪、李国明、马翠萍、马强

吉林市龙潭区

王旭东、周世忠、李心焱、于玲、李晶、张国富、张成海、吴云、郑敏、李立杰、郝桂玲、闫春玲、高学军、董晓雪、孙丹、刘丹、李昕、焦玉国、姜巍、殷智红、张莹、刁红时

辽源市东丰县

于浦青、王庆仁、丛玉玲、刘亚芬、张莹、王曦、郑祥庚、宋飞、郭颖、孙继红、于祥宇、陈洪浩、王宝库、赵晶、相恒红、姜丽、聂颖坤、耿冬梅、钟艳丽、尹志君、李敏、潘春林、张继娟、郑丽萍、刘小斌、郑微、武烨、于德发

黑龙江省

黑龙江省

姜戈、秦爱萍、许丽丽、李美娇、靳林、庞志刚、刘丽艳、刘淑梅

宁安市

马艳萍、曹玉梅、杨秀丽、李晶、彭晶、刘欣、樊海、王效彬、陈红娜、吴红霞、李秀成、郑喜红、廉明浩、贾青鑫、刘香、夏季峰、张淑华、徐虎善、朱静彬、朱嘉宁

哈尔滨市道外区

赵丽红、李红叶、陈爽、张萍、李岐东、汤大开、李淑环、臧伯夫、蒋玉宏、聂秀敏、杨守力、管永斌、刁映红、张波、陈俊儒、李秀彬

哈尔滨市南岗区

杨丽秋、何慧、于波、任娇娇、马滨胜、范玉松、何晓东、刘晓巍、单晓丽、王威娜、宁琳琳、范玉松

哈尔滨市延寿县

王岩峰、鲍金亮、刘岩松、姜立冬、杜凤娇、韩波、吕淼、张志冬、孙伟、杨磊、叶冬军、杨亦然、孙国伟、张佳文

黑河市孙吴县

裴秀荣、张伟、张司宇、刘同鑫、王国栋、毕帅、郭晓岩、李富强、唐明宇、郑龙军、齐欣、李婷婷、赵莉、王玉英、万晓慧、白华、丛桂敏、代梦楠、吕姗、仲崇民、赵青锋、潘丽

齐齐哈尔市依安县

娄铁峰、李英杰、李利涛、翟立辉、孙永忠、温殿勇、杨敬东、陈月梅、聂永新、石金刚、宿福生、王军、陈居英、赵红、宿阳、李晶鑫、仇荣英、马凤勤

上海市

上海市

郭常义、邹淑蓉、宋峻、施爱珍、朱珍妮、黄翠花、汪正园、臧嘉捷、姜培珍、宓铭

黄浦区

周建军、王烨菁、马立芳、何霭娜、单成迪、周伟明、曹云、王黎红、邵丹丹、姜计二、陈慧娟、姚伟庆、杨辰玲、钟月秋、戚宏磊、董琳娟、张汝芸、王静、钟莹、王芸

长宁区

孙晨光、张泽申、许浩、吴金贵、黄峥、唐传喜、刘小祥、金蓓、吴国莉、徐慧萍、卢国良、

陆敏、沈斌杰、施理达、史徽君、王鑫、沈佳颖

虹口区

龚向真、姚文、亓德云、付泽建、林可、沈静、许韡、唐漪灵、宦群、张斌、余秋丽、魏伟健、陈琰、朱嘉琳、金弘毅、徐婷婷、朱敏、刘宝珍、茅美萍、祝杰

青浦区

吴健勇、高红梅、马英、朱忆闻、杨洋、李燕、付红、蔡静莲、陈云、李丹华、张彩娟、沈茜妍、费琼、张亚军、蔡红妹、俞春明、姚卫英、马春来、吴建刚、徐军

崇明县

钟萍、龚飞、黄菊慧、王雪蕾、陈锦岳、陈丽、沈乃钧、朱小称、王锦香、朱菁、成纲、钱志华、顾玉美、陈泉、陈辰、顾胜萍、张卫星

江苏省

江苏省

周明浩、周永林、戴月、甄世祺、张静娴、朱谦让

南京市

谢国祥、郭宝福、金迪、祝白春

海门市

陆洪斌、陆鸿雁、卫笑冬、丁爽

泰州市

胡金妹、黄久红

淮安市

过晓阳

南京市秦淮区

朱亦超、冯佩蓉

南京市浦口区

林其洲、郑爱林

南京市溧水区

吴涛、章红顺

泰州市高港区

王金宏

淮安市洪泽区

于浩、刘海强、成艳

浙江省

浙江省

丁钢强、章荣华、黄李春、孟佳、周标、黄恩善、方跃强

杭州市江干区

蒋雪凤、高海明、方叶珍、胡春容、钟小伶

杭州市下城区

周晓红、席胜军、王峥、商晓春、陈国伶、李旭东、方来凤

宁波市江东区

张立军、戎江瑞、蒋长征、胡丽明、杨双喜

金华市金东区

郑寿贵、黄礼兰、王翠蓉、王会存、严瑶琳

桐乡市桐乡县

钱一建、许皓、施坤祥、王春梅、方惠千、姚炜、徐迪波

丽水市松阳县

赵永伟、叶金龙、黄丽燕、洪秉晖、王春红、兰陈花

湖州市安吉县

刘波、郑芝灵、梁志强、徐明

安徽省

安徽省

金少华、王淑芬、徐粒子、朱剑华、鲍军辉、孟灿、陈志飞

巢湖市

王义江、肖东民、叶正文、宋玉华、魏道文、杨志刚、金姗姗、吕少华、苏光明、王迎春、魏瑞芳、周敏、张志宽、董翠翠、王红、马晓林、汤华、张玲、倪琴琴、俞华

合肥市瑶海区

王俊、许阳、胡俊、朱晴晴、刘川玲、任平、方其花、汪婷、季宏霞马慧、黄洋、刘芳宇、黄敏

安庆市迎江区

王学明、陈述平、李贤相、王敏、金育红、陈剑、冯皓、查玮、王祥瑞、刘斌、高伟林、武辛勤、张红梅、丁绮荣、方青、黄德威

安庆市大观区

程立、陈静、张志平、王林

安庆市怀宁县

朱厚定、何家权、何红霞、汪利兵、刘观友、张亚毅、汪小昆、汪媛、王慧、查琰、杨兰兰、李珏、江宜兰、刘芳、凌麟、琚海琴、李道具、吕凤英、王大春

亳州市利辛县

李传涛、武卫东、赵磊、卢洁萍、马雨露、孙保勤、刘琳(女)、闫伟、刘琳(男)、李影、赵梦媛、胡东平、乔晓燕、张颖、李杰、王海青、康伟伟、侯萍银、张硕、苏欣

阜阳市蒙城县

彭鸥、王勇、李银梅、薛柯华、王彬彬、李艳丽、慕孟侠、龙芳红、谭博、王伟、许辉、乔峰、李伟、陈勇、葛琛琛、桂朋、赵玲、李凡、李凤、李杰龙

福建省

福建省

郑奎城、赖善榕、陈丽萍、苏玲、薛春洪、何达、吴慧丹、阳丽君、张振华、林在生

福清市

林茂祥、黄圣兴、陈祖凰、郑德斯、罗镇波、何道逢、施育珍、赖晓燕、张敦明、钟红华、王财福、刘开武、林少华、黄于玲、林星、薛兵、林东、邓国权、何立强、何忠清

厦门市思明区

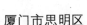

牛建军、荣飚、梁英、白宏、洪华荣、王娟、陈剑锋、黄小金、王宝珍、叶秀恋、施红、曾妍、李恩、林炜、骆和东、黄建炜、李莉、徐雪荣、沈惠燕、黄世杰

福州市仓山区

张晓阳、郑高、徐幽琼、刘小华、王晓旭、何颖荣、谢麺鸿、张秋、邱凤金、汪攀、陈国兴、杨红、陈善林、王代榕、潘素敏、林天坦、陈鑫星、陈勤、陈玲芳、林瑾琼

福州市闽清县

邓邦昌、吴仙忠、刘雅芬、张银川、温联煌、陈诗江、郑燕慈、刘珠华、黄夏钗、黄潘、余玲莺、张剑萍、李志敏、郑祥萍、张凤娇、张莹

漳州市南靖县

黄春兰、简必安、黄小凤、彭汉真、肖振海、吴征峰、肖艺红、吴思全、黄滨、游锦加、林宝财、吴小玲、韩毅锋、成方昇、王惠燕、郭月荫、庄云婧、张新荣、王素卿、吴国梁

江西省

江西省

付俊杰、何加芬、秦俊、王永华、徐岷、刘晓玲、宋迎春、宋孝光

樟树市

皮林敏、邹小平、敖水华、邹珍珍、黄庆、羊晓辉、钟琪

南昌市东湖区

颜兴伟、樊吉义、胡堂秀、徐幼莉

抚州市广昌县

温木贵、崔万庆、唐晓龙、王志珍

上饶市万年县

冯敏、王址炎、蔡丹娜、胡军、张甫生、李小青、蔡燕、盛根英、李小霞、程水娥、应萍、李美华、董思伟、吴少莲、李鸿春、陈国安

宜春市宜丰县

李斌、王建平、周苏、熊斌洪、欧阳文秀、余良

赣州市龙南县

曾政国、钟灵、曾景、廖峻峰、赖永赣、彭旻微、傅秋生、钟雄文

山东省

山东省

周景洋、赵金山、张俊黎、闫静弋、唐慧、吴光健、肖培瑞、于连龙、张天亮、李蔚

潍坊市昌邑市

刘子洪、李出奎、毛兴林、韩大伟、明大勇、张京章、元修泰、孙洪波、姜在东、孙晓峰

烟台市蓬莱市

宁福江、牛田华、张利泉、张强、纪经海、秦宏展、马恒杰、张文华、曲艳、赵冲、葛安民、李波、李振、刘姗姗、吴涛、董鹏、马进海、陈红、张静、张国英、李莹、李金环、巩丽华

济南市历下区

马守温、范莉、张广莉、郑燕、刘萍、邵传静、周敏、王甲芳、陈曦、王立明、李春蕾、陈兢波、张俊涛、焦桂华

青岛市市北区

惠建文、辛乐忠、薛守勇、杨敏、邹健红、张海静、朱志刚、刘侠、王春辉、王康、曹玮琳、孟泉禄、王铁一、宋永宁、宁昌鹏、刘志翔、王霞、田海珍、于文霞、张绍华

莱芜市莱城区

高永生、王金刚、吴莉、孙国锋、狄芳、朱翠莲、许玉荣、亓哲、毕顺霞、王宁、韩东、亓霞、董爱凤、亓金凤、邱伟、卢清春、宋涛、吕慎军

济宁市泗水县

王孟祯、孔祥坤、李锋、姚守金、吴运良、刘蕾、徐艳、张元晴、张建国、颜艳、张玉凤、赵风德、杨洪俊、刘科、董燕、董文军、李东升、王爱敏、朱宁兵、纪炜、冯甲星、冯广丽、张伟

泰安市宁阳县

张尚房、张军、薛兴忠、刘婷婷、于庆国、曹晶、杜秋霞、张汉新、张振、张兆喜、薛跃、赵婷婷、刘静静、崔金朋、崔克阶、王刚、张伟、许笑振、黄士泉、朱星光

滨州市利津县

薄其贵、赵观伟、张沐霞、延进霞、尚英霞、李志彬、张春华、田育秋、许丽丽、陈雪璐、张岩江、李安华、张连庆、李月美、李俊珊、李金波、张彬、张秀英、王霞、刘芳芳

河南省

河南省

张丁、张书芳、付鹏钰、叶冰、周昇昇、詹瑄、钞凤、李杉、苏永恒、张二鹏

洛阳市

杨晓华、李克伟、张玉兰、宋现、郭燕、杨宗义、赵卫

郑州市

郭亚玲、韶声波、郑天柱、董志伟、窦红星、张静清、贺凯新、徐向东、王志涛、沈艳丽、程春荣、董珂

郑州市金水区

王慧敏、陈瑞琴、刘纪军、张威娜、杨军燕、杨彦宾、丁照宇、宋岩、白玮志、付俊生、张洁、冯璐、王豪佳、田玉翡、郑丽红、卢静、王晓峰、王培培、李瑞燕、杨岚

洛阳市吉利区

崔振亚、张兴波、郭建立、张春华、席兵、高静

洛阳市西工区

周梦甲、曹元平、姚孝勋、潘建丽、曲红、沈斌、张建民、张军

濮阳市台前县

李志刚、王瑞卿、麻顺广、孙冬焕、刘广学、李梦河、陆全银、姚如春、陈祥金、侯永昌、仇爱英、刘瑞英、张爱华、姚琪、徐婧、侯宪清、侯平、王洪伦、吕寻斌、邱素萍

商丘市虞城县

张婷、刘运学、王渊祥、宋爱君、贺霞、王咏梅、李灏阳、王庆丽、祁冬梅、霍苑苑、王迎春、席珂、崔艳秋、杨臻、张贝贝、崔奇、史秋峰、张占营、谢梦琪、张野

周口市商水县

徐宝华、师全中、赵磊、李志红、杨雪琴、邵海峰、王丽敏、王艳、朱弘伟、王兵、周俊丽、

张发亮、许丽雅、刘培

南阳市唐河县

邢运生、何昌宇、张付豪、郭庆敏、顾玉娟、龚改玲、王付雅、白雁、刘金富、赵璐、和颖、王燕、方圆、李飒、刘琼、刘宇勇、房培培、刘佳音、张潜毅、仝梅岭

开封市开封县

耿振新、马师、杨家峰、杨红波、张文玉、耿红彬、张玉祥、耿圆圆、崔彩丽、范梦晓、张林静、孟红艳、张丽、郭永慧、田高杰、郭盈志、邢美丽、李雪、李冰、董玉军

平顶山市宝丰县

李月红、郭建慧、何晓辉、郝宝平、郭永亮、张慧娟、吴一凡、程向勋、陈东耀、余新民、王恩宽、赵俊鹏、王淑娜、宋耀丽、郭强、李志红、邢海娜、魏大旭、宋亚涛

湖北省

湖北省

史廷明、龚晨睿、刘爽、程茅伟、刘晓燕、李骏、张弛、易国勤、周学文

鄂州市

杨爱莲、陈敬义、熊伟、秦艺、严松、王守槐、朱雷、陈思、余双、丁建林、刘汉贵、李莎、曹秀珍、赵敏、李君、罗敏、王浩、严绍文、夏超、柏良梅、詹刚、吴礼俊、李隽

武汉市江汉区

孙福生、周方、陈莉、陈再超、卢俊、黄凌云、胡革玲、杨琳、王珊珊、刘凯、涂钟玲、刘汉平、吕东坡、黄金华

襄阳市襄州区

李家洪、杨艳玲、祝贵才、孟红岩、骆敏、陈向云、邓少勇、郭凤梅、晏高峰、李凤琴、马新萍、邵英、窦凤丽、陈诗阳、范丽梅、王建春、石磊、彭珍、罗秀梅、武俊敏、杭连菊、张德让、张海波、卓永弟

武汉市黄陂区

韩墨、夏子波、吴艺军、董爱珍、王兵、宋程华、梅耀玲、甘晋、陈应乾、梁燕平、白长根、杜美芳、董晓琴、姜春才、陈自松、谢静、甘久思、喻腊梅、梅敏、谌智明、胡新明、王勇华、彭林、刘俊松、彭国和、魏沨

十堰市房县

张宗跃、邓发基、赵大义、易新欣、宋贝贝、李洪乔、马跃、刘运秀、朱晓红、徐开琴、杨培凤、李远娥、代菊华、杨鹏、王多为、李广平、刘青青、李奎、吴成群、郭盛成、朱华、田荣、徐耀国、朱经伟、刘清国

宜昌市远安县

谢广明、王刚、刘泽春、王晓华、付祖明、汪杰、姜鄂、余安胜、温燕华、车孝静、徐晓东、向惠莉、黄诗珉、李平、张晓红、沈正红、陈刚、朱雪莉、李燕超、王静、刘德清、李昌军、崔庆虎、徐同武、周善财、刘刚、张庭福、边厚军、罗元宗

孝感市云梦县

蔡明忠、卢旻、张少泉、周浩、帅春仙、潘芳、熊心、陈谦、鄂云、万桂华、杜杰、左晶、李胜东、陈格山、褚友祥、张明玉、王青霞、邹新平、李传凯、周游、周敏、邓倩、张冬武、熊青群、丁红波、黎媚、丁红玲

湖南省

湖南省

黄跃龙、刘加吾、付中喜、陈碧云、李光春、金东辉、刘慧琳、殷黎

长沙市天心区

陈法明、张锡兴、龙建勋、朱彩明，陈艳、付志勇、张华成、谢知、李洋、朱应东、马翅、颜慧敏、肖萌、马元、朱智华、左郑、罗国清、谈柯宏、邓园园、彭媛

长沙市芙蓉区

张运秋、胡辉伍、陈海燕、杨俊峰、王国利、杨福泉、刘娟惠、黄丰华、吴萍、成练、周玲玲、邓敏、何艳红、李茜、郭静、肖叶、刘红秀、廖杰夫

常德市武陵区

涂林立、康兴中、于奎、郑红辉、戴珺、袁璧君、徐虹、李先知、戴晓婉、杨芬、楚国科、龚小惠、王立亚、李慧、李园

岳阳市君山区

李文斌、廖银辉、张赛男、黄涧菲、汪杨、程芳、张宏、彭霞、李红霞、毛洋、钟小燕、李丹、李桁、李拓、许国筹、肖平、周圆圆

湘西土家族苗族自治州保靖县

王建波、胡炎、姚钧、龙艳兵、刘清香、向迎波、吴永凰、金晓丽、胡金铭、彭瑛、彭勇生、彭秀琼、向珊、腾建

株洲市攸县

罗锋、符三乃、欧阳四新、周胜勇、王优桃、邓永成、易巧明、刘欢、李邹武、刘小英、向小春、刘谭莹、刘璇、晏远程、文菲、孙月臣、喻钢建

怀化市靖州苗族侗族自治县

陈几生、蒋秀豪、杨通万、黄民隆、李任华、储昌宇、胡昌才、唐昭柏、周鲜珍、粟凤秀、吴祥莲、王先虹、邱元元、黄慧珍、赵宏、陈晓军、毛志华、王小燕、田召、梁芝

芷江侗族自治县

彭刚德、刘雅、蒋平、李宗文、尹秀菊、吴仁英、刘蓓、雷满花、唐力、张道明、邓长光、李琳、田丽玲、邓艳芳、肖金梅、吴琦卓、刘馨萍、李漠贤

广东省

广东省

闻剑、李世聪、林协勤、谭剑斌、龙朝阳、张永慧

广东省公共卫生研究院

陈子慧、纪桂元、蒋琦、马文军

广州市

何洁仪、余超、张维蔚、张旭、徐建敏、张晶、夏丹、陶霞、曹毅敏、邓志爱、梁雪莹、麦惠霞、刘俊华

珠海市

谭爱军、陈琦、张秋平、孙亚军、陈丹丹、黄多女、张志雄、朱妹芳、吴秀娟、吴水宾、吴兆伦、刘丹、黄进福、黄岳嶙、黄石锋、林俊润、丁虹、肖惠芹、刘苹、杨洁云

佛山市

钟国强、肖兵、廖乐华、高峰、顾春晖、何耀能、何秀榕、雷雨绯、边翔、陈典鹏、叶碧懿、周文浩、周志伟

肇庆市

李建艺、何汉松、蔡健生、郭赐夙、李仲兰、叶坚、陈华、刘昶、何小芬、孙勇、梁敏妮、罗彦亨、廖雅芬、苏乐斌、黎健萍、谭锦权、陈志健、黄智勤、梁志勇、周日辉

南雄市

陈日新、姚为东、刘丽英、谢康林、王金龙、叶光军、邱美英、雷莲、张艳艳、温聪、朱海辉、李雪梅、谭北京、钟辉萍、凌秀芳、王军喜、孔德桂、蔡珊、吴树兰、汪忠豪

深圳市慢性病防治中心

刘小立、杨应周、徐健、卓志鹏、宋金萍、袁雪丽、池洪珊、王俊、尚庆刚、周继昌、谭洪兴、朱李佳、冯里茹、付寒、管有志、林世平、何嘉茵、傅钰、陈钢

深圳市罗湖区慢性病防治院

王瑞、谢奎、卢水兰、王斯妍、郭春江、谢震华、崔平、符科林、戴国才、周慧敏、于淮滨、童鼎

广州市天河区

张宏、李标、陆文捷、黄志玲、王莉娜、李素允、刘丽娟

佛山市禅城区

王玉梅、邵昭明、梁飞琼、易华俊

惠州市博罗县

杨科明、高群威、朱雪文、谢素芳、张月容、陈丽琼、张继东、张旭初、邱贵平、徐红妹、苏雪珍、曾考考、苏玉梅、张巧华、钟伟锋、曾福英、蔡军、游良珍、周碧兰、彭意婷

阳江市阳西县

卢灿、胡业敬、程小芳、陈茂举、谢爱仪、姚关妹、刘振品、梁秀容、苏练、柯李兼、陈娴、冯贵嫦、谢国祥、叶桂思、陈奇帅、陈丽艳、陈结红、陈缓意、姚传冰、李文思

广西壮族自治区

广西壮族自治区

唐振柱、刘展华、蒋玉艳、方志峰、陈玉柱、陆武韬、陈兴乐、周为文、李忠友、李晓鹏

南宁市

林新勤、葛利辉、刘海燕、梁惠宁、施向东、陆丽珍、王孔前、龙兮、赵丽娜、刘凤翔、梁雪坚

北海市

吴德仁、沈智勇、黄坚、谢平、白海涛、陈玲、许翠玲、宋雪琴、茹立、彭莹、苏娟、卢峰、邓积昌、李彩英、叶永梅、钱小燕、韦洁、郭波、胡小婷、韩沪影

桂林市

潘定权、石朝晖、秦友燕、李玲、何柳莹、张明杰、周清喜、黄茜、秦金勇、刘志冰、蒋立立、宾小燕、杨丽、方芳、邓莹莹、周云、韩丹丹、蒋铁翼

靖西市

王福春、黄德胜、谢继杰、韦彬、林鑫、冯学铭、吴俊斌、许朝仁、刘继红、农波、黄振兴、梁宏章

百色市凌云县

蔡立铭、冉光义、陆守龙、陆世格、覃凌峰、罗宗业、罗东、李天泽、刘一萱、王正毅、李文胜、李大明、黄诗琪、张凤玲、岑炳业、杨秀卿、班庆丰、王泽斌、张婷、陈庆祥

南宁市宾阳县

罗宗宾、陈源珍、莫奔强、邓赞民、陈珍、黄海燕、刘水金、黄英哲、覃善玲、吴树勤、李秋兰、戚强、蒙炜、马富诗、陈威、吴国荣、韦洁、韦宇、何作凡、葛兰香

桂林市兴安县

盘兴和、宋卫、王非非、李海燕、石灵华、谭良梅、杨德保、杨丽君、彭峥勇、蒋松言、秦琼、刘艳波、邹玉萍、王家峰、张丽娟、郑桂芳、宋运华、秦素娟、罗金凤、王雄文

北海市合浦县

苏福康、吴寿荣、王引琼、李秀兰、易丽德、吴润梅、杨述明、梁红、张晋浦、陈小芬、严冰、石艳梅、刘立球、罗静、陈志斌、苏广和、廖英、陈成富、刘必庆

海南省

海南省

江苏娟、杨斌、邢坤、吴青珊、张韵虹、邝欣欣、刘姚若、冯礼明、林峰

海口市

魏金梅、林春燕、吴云英、符卫东、秦宁宁、陈垂华、邝辉、吴芳芳、叶海媚、寇彦巧、陈红、袁坚、朱明、关清、魏仕玉、梅玉炜、林丽君、李健、何婷、王庭、李烨、符宁、容敏婷、陈小欣、何春萍、符学师、张亚伟、张志明、林海英、叶桦、黄海

海口市秀英区

欧昌明、吴清扬、王海涛、谢小凌、吴运杰、王吉晓、周昌雅、周笑冰、罗娟、邝华玲、吴秋娟、王丹、冯兴、张友标、阳香英、申娟妮、李燕、刘玉莲、林先全

海口市琼山区

蔡笃书、陈文英、王秋强、曹军、吴坚、王中元、肖思铭、张琮斌、周天敏、邓影、许丽薇、曾繁德、黄小舒、陆乙钧、吴剑雄、向治宇、史春霞、肖海菊、杨丽桦、王敦雄、吴文姬、符晓妹、曾梅、符尊忠、黄世明

海口市琼山区道客社区服务站

陈叶、陈亚香、徐应利、张雪、林丽丽、陈奕琴

海口市琼山区大园社区服务站

陈文儒、李文玲、王和芳、陈英桂、冯晶晶、云春燕、李春霞

海口市琼山区云龙卫生院

符晓、周瑞婷、王裕山、曾春妹、林云青

重庆市

重庆市

罗书全、熊鹰、杨小伶、向新志、陈京蓉、李志锋、许静茹、王正虹、陈静、张洁

江津区

林晓光、刘思扬、张凯、张英、王利、廖楷、冷崇莉、胡贵萍、王渔、庄雯雯

南岸区

康渝、田渝、伏峙浩、王鹏、罗青梅、缪银玲、王效梅、魏泽静、郝翔、丁长蓉

綦江区

金明贵、陈明亮、谢宜羚、李晓旭、罗春亮、矣肖镭、张良、张集琴、覃家燕、李凤彬

奉节县

廖和平、宋西明、周安政、张克燕、黄萍、陈玮、单勇、陈步珍、杨毅、刘兴学、简斌

四川省

四川省

兰真、毛素玲、刘祖阳、颜玲、许毅、刘蒙蒙、张誉、马梦婷、陈文、彭科怀

成都市

梁娴、李明川、李晓辉、毛丹梅、何志凡、曹晋原、王瑶、冯敏、周蓓欣、马辉勇、赖诗韵、徐萍、周自强、朱昆蓉、杨梅、杨晓松、文君、陈超、刘晓辉、周铮

乐山市

邱学朴、王勇胜、王远、王佳、罗应勤、张翼、余曦、谢忠涛、王加莉、韩革、汪冰、赵彬茜、韩祝、李铭、黄妍、谢莉亚、陈霞、李钰、章厚安、牟怀德

华蓥市

李胜春、赵吉春、邹世福、龙世新、滕彩俊、吉雄、李凤霞、邓玉华

雅安市名山区

李江、黄定华、张学斌、庞亚琴、柏同飞、卢华贵、练永国、罗惠、胡启源、陈健、赵耀、冯济尧、高树芬、江莉、高光芬、李继江、周端和、李峰、郑智静、葛晋川

自贡市贡井区

李青志、毕凤安、张菊英、周宗慧、何萍、黄喻梅、王雪莲、代东惠、李林春、汪永进、曹艳、张卫、谭玉仙、林江、叶娟、刘强、商静

广元市旺苍县

周跃金、肖汉平、米家君、齐大勇、张旭虎、赵斌、刘景、黄强、伏良、李静、赵海英、辜菊花

阿坝藏族羌族自治州黑水县

罗尔基、唐晓均、兰卡、唐志、杨佳军、安瑛、何仕有、姜琼玲、占塔木、压木见、茸基、徐琼辉、科玛芝、王异平、何仕有、常英华、泽若满、谢先泽、刘玉娥、匡丽

南充市南部县

邓元辉、刘东、孙建华、梁东、姚先林、李小波、李群英、杨金蓓、杨亚韬、张艳、柴东、朱薇、王小阳、何莉、李小霞、李敏、熊燕、敬丽萍、李邱芳、兰蓓

贵州省

贵州省

何平、汪思顺、赵松华、刘怡娅、陈桂华、李忻、姚鸣、兰子尧

凯里市

黄贵湘、杜中瑜、程妙、孔凡琴、吴琴、乐慧星、吴胜元、谭臻、孙燕萍、王真理

贵阳市云岩区

段齐恺、温建、张江萍、王艳、张威、吴雅冬、刘力允、晏家玲、刘小平、李鹏华、周义仁

贵阳市白云区

袁华、刘一丹、周艳霞、刘俊、王继艳、王刚、崔建华、高立新、秦大智、王顺丽

毕节市黔西县

米涛、刘智明、张玉明、刘忠平、朱德春、李静、杨晓笛、徐静、柳春江、陈恒林

铜仁市德江县

邓应高、田剑波、陈锐、姚燕、陈勇、张玲莉、肖忠敏、全权、吕洪光

黔东南苗族侗族自治州三穗县

吴昭峰、李秀良、张金云、蒋德伟、杨祖炎、周扬四、石敏、李洪富、万昌、陈荣彬、刘相东

云南省

云南省

陆林、赵世文、杨军、万蓉、刘志涛、万青青、张强、李娟娟、阮元、刘辉、赵江、彭敏、胡太芬、王晓雯、余思洋、刘敏、秦光和、徐晓静

个旧市

普毅、孙立、雷金、李保山、张跃辉、廖玲、蒋平洲、吴兴平、李永康、杨建彪、余伟、杨溦、梁雪飞、黄欢、唐春、李纪鑫、许维克

昆明市盘龙区

何丽明、邓明倩、王睿翊、马琳玲、李红梅、石云会、杨纪涛、姚金呈、施艳萍、唐秀娟、李佳、何晓洁、杜开顺、王红

昆明市盘龙区妇幼保健中心

李春阳、喻勋芸、贺江云、谢红群、陈莉、何丽涓

红河哈尼族彝族自治州泸西县

王汝生、孙锐莲、李华昌、朱彦波、魏琳、赵永芝、梁诚、李向勤、毕华、赵云珍、杨艳、李永明、闻琼芝、高岳忠、王建红、高立鹏、陈哲、尚聪林、王家宽、吴卫平、赵云焕

普洱市孟连县

刘华、杨绍红、李纯辉、李建敏、叶罕胆、张其良、罗燕、王永、彭玉产、岩真、李然、叶佤、叶英、冯志刚、张昆、岩依相、陶顺强、叶涛、李扎迫

丽江市宁蒗县

张绪宏、陆雁宁、张龙林、曾忠林、李金友、朱桂兰、林万美、成敏、郎先茂、毛永忠、杨玉惠、彭美芬、杨国才、王爱英、张守菊、祝阿各

昭通市水富县

唐艳霞、杨文秀、梁朝琳、杨宜秀、李华夏、肖明国、董梅、王芳、杨丛芳、陈昌琴、周焕英、罗春芳、李绍江、杨金聪、田琪、李玉龙、李杨、赵君、罗晓燕

文山壮族苗族自治州广南县

庞明江、蒙礼正、李燕琼、王竹、刘加梅、何志安、唐乘舜、黄云娟、陈有杰、岑炳兆、安世慧、罗伟、李明杰、朱华光、颜传菊

西藏自治区

西藏自治区

白国霞、嘎玛仓决、丹措、郭文敏、次旺晋美、李素娟、聂立夏、苟晓琴、次珍、罗布卓玛

拉萨市

唐辉、次仁多吉、平措旺堆

林芝市

杨晓东、李晓菊、海波、龙廷松、曹燕娥、张宪英

拉萨市城关区

次仁旺拉、阿旺晋美、巴桑、拉珍、白吉、德吉

林芝市朗县

索朗央金、何玉萍、邓少平、次仁拉姆、田君、德庆、唐雪梅

陕西省

陕西省

张同军、常锋、王林江、徐增康、孟昭伟、刘建书、赵静珺、陈萍

华阴市

孙军、王晓莹、黄晓鸽、王梓如、钱鑫、庞骅、王朝启、贠桂萍、党晓峰、孙桦、王莹、穆莎、颜彪、张荣、郭红英、杨润、汪玉红

西安市新城区

平洁、袁颖、熊建芳、郑学义、杨阳、韩宗辉、赵蕊、董晨阳、赵林、王泉龙、郭建华、董建莉、吕晓蕾、李丛芳

安康市紫阳县

雷安、龚世友、李桦、伍荣兵、钟卫斌、许金华、秦振明、王玲、刘长松、李圆圆、刘国清、李万海、郑学民、徐德强苏仁玉、徐春、柯丽、方祥、高长友、程同林

延安市安塞县

牛贵侠、刘海利、候树来、闫忠学、李延琦、李天社、杜凯、王振刚、张婷、郭延峰、周卫峰、刘桂荣、纪宏、雷鑫、艾甜甜、李和娜、高美丽、王小梅、拓娜娜、李玉光

咸阳市乾县

侯利孝、王都行、陈琛、李亚峰、黄军党、王正团、张小兵、王鹏军、谢宇、邹军超、李学毅、陈欣、赵快利、马彦涛、徐琳、周颖、康亚庆、韩心怡、王华、赵双战

宝鸡市眉县

王宏、杨彩玲、刘剑飞、马建奇、谭文、安宁、贾利萍、兰志超、康芳侠、廉小妮、杜水泉、王兰、张芳、朱文丽、赵芸、李翠玲、张亚丽、刘建利、孙玉玉、赵兴翰

安康市汉阴县

黄兴平、郭保宏、吴涛、刘厚明、黄露、何云、陈世巧、彭博、肖斌、刘红霞、陈小志、张汉利、李经富、吴丹、徐倩、刘彬休、郭凯、陈善美、朱林、张浩

甘肃省

甘肃省

何健、杨海霞、陈瑞、赵文莉、杨建英、王文龙、蔡美、张清华、康芬艳、韩莹

兰州市

张英、余加琳、贾清、焦艳

兰州市安宁区

李勇、袁帆、李恺祺、岳桂琴、闫莉、鲁继英、赵鑫、尤桂凤、何秀芬、令玲、黄鲜、苏霞、刘玉琴

兰州市城关区

齐跃军、杨海峰、张英、来进韬、刘洁瑞、陈春、漆晓平、陈海燕、宋国贤、张彩虹、张雅瑾、陈福睿、高若华、李杰、鲁明骅、刘燕婷、刘欣辉、李文连、冯杰、魏孔龙、王玉琴、郭莉莉、张敏、杨玉冰、张亚楠

天水市麦积区

文具科、张辉、毛恩科、王佩、何平、张煜、胡明科、郭升卯、刘社太、何鹏先、张天生、赵小良、刘飞鹏、王建福、李忠孝、何军、雷玉龙、董澜、周凤兰、郭永兵、张亚奇、薄向红、田颖、程名晖、吕仲杰、刘星、马佩珠、程东刚、王小平、杨洁

临夏州康乐县

段永刚、张海涛、周亚鹏、刘建科、姬红、马志荣、段燕琴、赵龙、马仲义、张华、张莉、董莉、刘芸香、杨瑞芳、张亚琴、马有礼、张春英、李晓华、庄淑娟、线紫薇、杨灵君、罗正英、雍玉霞、牛文祥、马秀英、吴芳英、马春燕、吴霞

定西市通渭县

姚占国、姜铁军、崔海燕、张铎、姜亚红、白月娟、王立明、刘君、李小光、张亚敏、巩治军、段永德、李维艳、贾颖祯

陇南市成县

任晓明、马国强、任艳红、刘文娟、邱波、任军锐、陈谢会、钟莉、冯二丽、唐琳会、李海林、陈轶枫、李茸茸、权兴平、胡亚娟、李艳芳、李国斌、潘滢、张明、冯力秒、安对强、杨菲、费芳芳、石林平、吴晓芳、李宁宁

青海省

青海省

周敏茹、李溥仁、张晟、马福昌、星吉、车吉、沙琼玥、周素霞、郭淑玲

西宁市

何淑珍、陈抒、李生春、王亚丽、朱海鲁、王金东、李云章、马海滨、赵振川、祁世荣、李志红、郭占清、李虓、孙莉妹、张志芳、张敏、任亚利、崔鹏、耿海杰、黄元、祁志祥、吴黎明、陶宜新

西宁市城西区

石泉霖、冯海建、王玉萍、祁兆斌、张丁鑫乐、祁松奎、陈永志、马震霖、苏燕、祁超、胡海清

海南藏族自治州贵德县

周珉、祁贵海、马晓玲、桑德卓玛、王菊、贺永庆、仲晓春、文化源、杨晓云、王建忠、司太平、陈广海

黄南藏族自治州尖扎县

马克勤、冶海成、辛文清、王清祥、贾翠玲、陈晓莲、王霞、夏吾吉、万玛才让、李生芳

宁夏回族自治区

宁夏回族自治区

赵建华、杨艺、张银娥、舒学军、袁秀娟、曹守勤、马芳、关健、田园、王晓莉

青铜峡市

刘锦平、姚占伏、李晓军、赵仲刚、马丽、李广琴、贾丽萍、王宏玲、史红娟、余兴勤、

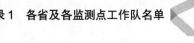

沙萍、朱桂清、刘萍娥、夏艳荣、姜晓丽、张成霞、马巧玲、周进才、朱芳、师莉娟

中卫市

雍东播、宁怀军、李生荣、韩雅雯、冯学红、王晓燕、樊彩霞、张月芬、李悦丰、刘萍、杨新凤、王菲、宋自忠、王占明、雍晓燕、张娣娟、龙文杰、房桂兰、王忠恩、闫泽山、康彦伟、杨磊、郭文平、宋瑜、孟海波

中卫市海原县

杨应彪、李进刚、田兴梅、董尚斌、谢文明、金玉发、何兴明、冯国英、谢文明、冯敏、刘鹏、张武、王志平、张毅、刘平、贾学农、金学芬、马海山、郜俊、马宏武、何海东、薛向阳、梁怀宇、田桂、田梅花、杨洁

新疆维吾尔自治区

新疆维吾尔自治区

马龙、马明辉、地力夏提、亚合甫、符俐萍、倪明建、葩丽泽、王辉、米娜娃、安瓦尔、张俊、阿斯亚、阿西木、祝宇铭

乌鲁木齐市

巴特尔、成翎、吴亚英、刘健、杨浩峰、阿巴百克力、陈超、张凯伦、黄河、刘泓、马玲、伊力努尔、孙磊、罗新、李翔、茹建国、王红、阿不都、王新迪、陈文亮、张为胜、赛力汗、高枫、沙日吐亚、杨阳、李国庆、杨艳梅、李卫东、官蕾、张妍、杨毅、王东菊、陈爽、韩志国、曹琦、李红、木尼热、桑小平、宋霞、王琴、沈晓丽、刘丽、孙磊

克拉玛依市

拜迪努尔

克州

阿不都热依木江

克孜勒苏柯尔克孜自治州阿克陶县

印安红、阿不拉 艾买提、库热西、巴克、艾山江托合提、陈西荣、李剑锋、阿扎提古丽、汗克孜、李俊、依克拉木、吐热不古、艾尔肯、艾拉克孜、茹先姑力、买买提江、阿依木莎、哈尼克孜、阿力木江、热依木古力、买买提图尔荪、阿提姑力、阿不都热依木江、阿斯木古丽、玛依拉、阿提古丽、古丽努尔、米热姑力、阿提古丽、乔力番古力、艾力江、阿依努尔 赛买提、阿丽米热、古拉依木、再努尔、阿帕尔、姑海尔妮萨

附录2

2010—2013年中国居民营养与相关健康状况监测样本点与样本分布情况

省/自治区/直辖市	大城市	中小城市	贫困县	非贫困县
北京	西城区 崇文区	怀柔区		延庆县
天津	河西区	北辰区		静海县
河北	石家庄市新华区	邯郸市邯山区 唐山市迁安市	衡水市武强县 邯郸市涉县	石家庄市井陉县 秦皇岛市昌黎县
山西	太原市迎泽区	晋中市榆次区	临汾市大宁县 忻州市河曲县	长治市襄垣县
内蒙古	呼和浩特市新城区	包头市石拐区	通辽市库伦旗 赤峰市敖汉旗	古巴彦淖尔市五原县
辽宁	沈阳市沈河区 大连市中山区	阜新市太平区		抚顺市抚顺县 丹东市宽甸满族自治县
吉林	长春市朝阳区	吉林市龙潭区		辽源市东丰县
黑龙江	哈尔滨市道外区	牡丹江市宁安市	哈尔滨市延寿县	黑河市孙吴县
上海	长宁区 虹口区	青浦区		崇明县
江苏	南京市秦淮区	泰州市高港区 南京市浦口区 南通市海门市		南京市溧水县 淮安市洪泽县
浙江	杭州市江干区 宁波市江东区	金华市金东区 嘉兴市桐乡市		湖州市安吉县 丽水市松阳县
安徽	合肥市瑶海区	安庆市迎江区	亳州市利辛县	安庆市怀宁县 亳州市蒙城县

续表

省/自治区/直辖市	大城市	中小城市	贫困县	非贫困县
福建	福州市仓山区 厦门市思明区 福州市福清市		福州市闽清县 漳州市南靖县	
江西	南昌市东湖区	宜春市樟树市	抚州市广昌县	九江市武宁县 宜春市宜丰县
山东	济南市历下区 青岛市北区	潍坊市昌邑市 莱芜市莱城区	东营市利津县 济宁市泗水县 泰安市宁阳县	
河南	郑州市金水区	洛阳市吉利区 洛阳市西工区	濮阳市台前县 商丘市虞城县	平顶山市宝丰县 开封市开封县 周口市商水县
湖北	武汉市江汉区	鄂州市华容区 武汉市黄陂区	十堰市房县	宜昌市远安县 孝感市云梦县
湖南	长沙市天心区	岳阳市君山区 常德市武陵区	湘西土家族苗族自治州保靖县	怀化市靖州苗族侗族自治县 株洲市攸县
广东	广州市天河区 深圳市罗湖区	珠海市金湾区 肇庆市端州区 佛山市禅城区		阳江市阳西县 惠州市博罗县
广西	南宁市兴宁区	北海市海城区	百色市凌云县	桂林市兴安县 南宁市宾阳县
海南		海口市秀英区	琼中黎苗族自治县	定安县
重庆	南岸区	江津区	奉节县	綦江县
四川	成都市金牛区	广安市华蓥市 乐山市市中区	阿坝藏族羌族自治州黑水县 广元市旺苍县	雅安市名山县 内江市隆昌县
贵州	贵阳市云岩区	贵阳市白云区	黔东南苗族侗族自治州三穗县	毕节地区黔西县
云南	昆明市盘龙区	红河哈尼族彝族自治州个旧市	普洱市孟连傣族拉祜族佤族自治县 丽江市宁蒗彝族自治县 红河哈尼族彝族自治州泸西县	昭通市水富县

续表

省/自治区/直辖市	大城市	中小城市	贫困县	非贫困县
西藏		拉萨市城关区		林芝地区朗县
陕西	西安市新城区	渭南市华阴市	延安市安塞县 安康市紫阳县	咸阳市乾县
甘肃	兰州市安宁区	天水市麦积区	临夏回族自治州康乐县 定西市通渭县	陇南市徽县
青海		西宁市城西区	黄南藏族自治州尖扎县	海南藏族自治州贵德县
宁夏		吴忠市青铜峡市	中卫市海原县	
新疆	乌鲁木齐市沙依巴克区		克孜勒苏柯尔克孜自治州阿克陶县	

参考文献

1. 中国营养学会. 中国居民膳食指南(2016). 北京：人民卫生出版社，2016.
2. 中国营养学会. 中国学龄儿童膳食指南(2016). 北京：人民卫生出版社，2016.
3. 中国营养学会. 中国居民膳食营养素参考摄入量(2013 版). 北京：科学出版社，2014.
4. 杨月欣，王光亚，潘兴昌. 中国食物成分表. 北京：北京大学医学出版社，2002.
5. WS/T 554—2017，学生餐营养指南. 北京：中华人民共和国国家卫生和计划生育委员会，2017.
6. 常继乐，王宇. 中国居民营养与健康状况监测 2010—2013 年综合报告. 北京：北京大学医学出版社，2016：57-83.
7. WHO. Control of vitamin A deficiency and xerophthalmia. WHO technical report series，1982，672：1-70.
8. Holick MF，Binkley NC，Bischoff-Ferrari HA，et al. Evaluation，treatment，and prevention of vitamin D deficiency：An Endocrine Society Clinical Practice Guideline. J Clin Endocrinol Metab，2011，96：1911-1930.
9. Institute of Medicine. Ross AC，Taylor CL，Yaktine AL，et al. Dietary Reference Intakes for Calcium and Vitamin D. Washington DC，USA：National Academies Press，2011.